AF315722

LIBRAIRIE DE MALLET-BACHELIER,
Quai des Augustins, 55, à Paris.

COURS

DE

MATHÉMATIQUES

A L'USAGE

DES CANDIDATS A L'ÉCOLE CENTRALE DES ARTS ET MANUFACTURES

ET DE TOUS LES ÉLÈVES QUI SE DESTINENT AUX ÉCOLES DU GOUVERNEMENT ;

PAR CHARLES DE COMBEROUSSE,

INGÉNIEUR CIVIL,

Examinateur d'Admission à l'École Centrale des Arts et Manufactures, Répétiteur de Mécanique appliquée à la même École, Professeur de Mathématiques et de Mécanique au Collége Chaptal.

---

3 Volumes in-8° avec figures dans le texte.

Chaque volume se vendra séparément.

TOME PREMIER.

ARITHMÉTIQUE. — ALGÈBRE ÉLÉMENTAIRE.

Prix : 7 fr. 50 c.

TOME DEUXIÈME.

GÉOMÉTRIE PLANE. — GÉOMÉTRIE DANS L'ESPACE.
COMPLÉMENT DE GÉOMÉTRIE.
TRIGONOMÉTRIE. — COMPLÉMENT D'ALGÈBRE.

Prix : 10 fr.

(*Le troisième volume est sous presse.*)

En adressant à **M. Mallet-Bachelier** un mandat de **7 fr. 50 c.** ou de **10 fr.** sur la **Poste**, le 1ᵉʳ ou le 2ᵉ vol. sera envoyé *franco* dans toute la **France**.

PROSPECTUS.

Le but de l'Auteur, en publiant ce *Cours*, a été surtout de venir en aide aux nombreux Candidats qui se destinent à l'École Centrale. Pour eux, en effet, une instruction mathématique trop superficielle est souvent une cause d'insuccès dès leur première année d'études. Ingénieur lui-même, ancien élève de l'École Centrale, l'Auteur a donc cherché, en se conformant au cadre propre à l'institution de cette École et au nouveau *Programme d'admission*, à faire entrer dans son livre toutes les théories générales qu'un Ingénieur doit posséder.

L'ouvrage, divisé en *trois volumes* qui se vendent séparément, renferme les matières suivantes :

Le premier volume, actuellement en vente, contient l'*Arithmétique* et la partie de l'*Algèbre* exigée pour l'admission à l'École Centrale, c'est-à-dire l'*Algèbre élémentaire* jusqu'à la Théorie générale des Équations.

Le second volume, également en vente, contient la *Géométrie élémentaire*, les *deux Trigonométries*, un *Complément de Géométrie* destiné à familiariser les élèves avec la résolution des problèmes, et un *Complément d'Algèbre* renfermant le reste des connaissances exigées sur cette partie pour l'admission à l'École Polytechnique.

Enfin, le troisième volume contiendra la *Géométrie analytique à deux et à trois dimensions*, des Notions étendues de *Géométrie descriptive*, et les *premiers éléments de Physique* et de *Mécanique* exigés pour l'admission à l'École Centrale.

L'Auteur ayant voulu éviter une trop grande spécialisation, son livre, destiné aux candidats à l'École Centrale, peut convenir à la fois aux élèves qui désirent se présenter à l'École Polytechnique ou à l'École Normale. De plus, les trois volumes qui composent l'ouvrage pouvant être acquis séparément, les deux premiers renferment tout ce qui est nécessaire pour l'admission à l'École Militaire, à l'École Navale ou à l'École Forestière.

Il faut se rappeler que l'École Centrale a besoin de parcourir, dès la première année d'études, un ensemble fort vaste, pour pouvoir passer aux applications qui absorbent les deux années suivantes. L'Élève non préparé ou mal préparé a donc toutes les chances contre lui. Il est, par suite, dans l'intérêt de tout Candidat sérieux de voir plus que le Programme : il en a le temps, puisqu'on ne peut aujourd'hui se présenter au concours qu'à l'âge de dix-huit ans. En outre, certaines parties ne devant plus figurer désormais dans les Cours intérieurs de l'École, les Élèves qui les possèdent incomplétement ne doivent avoir aucun espoir de réussite.

Guidé par ces considérations, l'Auteur n'a pas craint de sortir du Programme d'Admission. Il a voulu en même temps écrire un livre spécial et un ouvrage qui pût être utile à un plus grand nombre de personnes. Être clair a été sa préoccupation constante ; il a cherché à élucider chaque Théorie par des exemples appropriés, et il n'a rien négligé de ce qui, en intéressant le lecteur, pouvait lui faire prendre goût aux *Mathématiques*, et dès lors assurer son succès.

Nous avons tout lieu de croire que son œuvre sera appréciée. Les Élèves qui l'étudieront auront l'avantage de parcourir les différentes parties des Mathématiques en restant placés au même point de vue, en suivant la même méthode : ils y gagneront en rapidité et en sûreté d'appréciation.

LIBRAIRIE DE MALLET-BACHELIER,
QUAI DES AUGUSTINS, 55.

ANNUAIRE POUR L'AN 1862, PUBLIÉ PAR LE BUREAU DES LONGI-
TUDES. In-8.. 1 fr.

BARRESWIL et DAVANNE. — **Chimie photographique**, contenant les
éléments de Chimie expliqués par des exemples empruntés à la Photographie; les procédés de Photographie sur glace (collodion humide, sec ou
albuminé), sur papiers, sur plaques; la manière de préparer soi-même,
d'essayer, d'employer tous les réactifs et d'utiliser les résidus, etc.;
3ᵉ édition, entièrement refondue et ornée de 51 figures dans le texte. In-8;
1861.. 7 fr. 5o c.

CONNAISSANCE DES TEMPS ou DES MOUVEMENTS CÉLESTES, à
l'usage des Astronomes et des Navigateurs, pour **L'AN 1863**, publiée
par le Bureau des Longitudes. In-8............................ 5 fr.
 — Avec ADDITIONS, par M. *Delaunay* (de l'Institut.)... 7 fr. 5o c.

FAURE (A.), Membre correspondant de l'Académie des Sciences, Arts et
Belles-Lettres de Caen, de la Société Philomathique de Paris. — **Le Tir à
l'usage des Instituteurs des Enfants du Peuple qui peuvent être
appelés à porter les armes.** In-12; 1861.................... 25 c.

FREYCINET (Charles DE), Ingénieur au Corps impérial des Mines, Chef
de l'Exploitation des Chemins de Fer du Midi. — **Des Pentes écono-
miques en chemins de fer.** *Recherches sur les dépenses des rampes.*
In-8; 1861... 6 fr.

MOIGNO (l'Abbé). — **Leçons de Calcul différentiel et de Calcul inté-
gral**, rédigées d'après les méthodes et les ouvrages publiés ou inédits de
A.-L. Cauchy. Tome IV, *premier fascicule.* — **Calcul des Variations.**
In-8; 1861.. 6 fr.

OGER (F.), Professeur d'Histoire et de Géographie. — **Géographie physique,
militaire, historique, politique, administrative et statistique de
la France**, *rédigée conformément au Programme officiel*; à l'usage des
Candidats à l'École militaire de Saint-Cyr et à l'enseignement géogra-
phique des Lycées. 3ᵉ édition, revue, corrigée et augmentée de la **Géographie industrielle et commerciale**; avec ATLAS de 23 Cartes. In-8;
1861.. 10 fr.

SERRET (J.-A.) Membre de l'Institut. — **Éléments d'Arithmétique**, à
l'usage des candidats au Baccalauréat ès sciences, à l'École spéciale Militaire de Saint-Cyr, à l'École Forestière et à l'École Navale. 3ᵉ édition,
revue et augmentée de la Table des Logarithmes des nombres de 1 à
10 000, calculés avec cinq décimales. (*L'introduction de cet Ouvrage
dans les Écoles publiques est autorisée par décision du Ministre de
l'Instruction publique et des Cultes en date du 22 août 1859.*) In-8;
1861.. 4 fr.

STURM, Membre de l'Institut. — **Cours de Mécanique de l'École Polytechnique**, publié, d'après le vœu de l'auteur, par M. *E. Prouhet*, Répétiteur à l'École Polytechnique. 2 vol. in-8, avec figures dans le texte;
1861.. 12 fr.

VIOLEINE (A.-P.), ancien Chef de Bureau au Ministère des Finances,
Auteur des Tables d'intérêts d'amortissement et des Tables des proba-
bilités sur la vie humaine. — **Guide du Rentier et du Spéculateur.**
In-12; 1861.. 1 fr. 25 c.

PARIS. — IMPRIMERIE DE MALLET-BACHELIER,
Rue de Seine-Saint-Germain, 10, près l'Institut.

SOLUTIONS DÉVELOPPÉES

DE

300 PROBLÈMES.

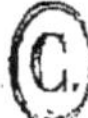

L'Auteur et l'Éditeur de cet Ouvrage se réservent le droit de le traduire ou de le faire traduire en toutes langues. Ils poursuivront, en vertu des Lois, Décrets et Traités internationaux, toute contrefaçon, soit du texte, soit des gravures, ou toute traduction faite au mépris de leurs droits.

Le dépôt légal de cet Ouvrage a été fait à Paris dans le courant de 1865, et toutes les formalités prescrites par les Traités sont remplies dans les divers États avec lesquels la France a conclu des conventions littéraires.

———

Tout exemplaire du présent Ouvrage qui ne porterait pas, comme ci-dessous, la griffe du Libraire-Éditeur, sera réputé contrefait. Les mesures nécessaires seront prises pour atteindre, conformément à la loi, les fabricants et les débitants de ces exemplaires.

PARIS. — IMPRIMERIE DE GAUTHIER-VILLARS,
rue de Seine-Saint-Germain, 10, près l'Institut.

SOLUTIONS DÉVELOPPÉES

DE

300 PROBLÈMES

QUI ONT ÉTÉ PROPOSÉS DANS LES COMPOSITIONS MATHÉMATIQUES
POUR L'ADMISSION

AU GRADE DE BACHELIER ÈS SCIENCES

DANS DIVERSES FACULTÉS DE FRANCE,

PAR

I.-L.-A. LE COINTE, S. J.,

PROFESSEUR A L'ÉCOLE PRÉPARATOIRE SAINTE-MARIE, A TOULOUSE.

Deus scientiarum Dominus est.
(1 *Reg.*, II, 3.)

PARIS,

GAUTHIER-VILLARS, IMPRIMEUR-LIBRAIRE

DE L'ÉCOLE IMPÉRIALE POLYTECHNIQUE, DU BUREAU DES LONGITUDES,

SUCCESSEUR DE MALLET-BACHELIER,

Quai des Augustins, 55.

1865

(L'Auteur et l'Éditeur de cet Ouvrage se réservent le droit de traduction.)

TABLE DES MATIÈRES.

(*) Nous supposons ici qu'on a entre les mains la *Géométrie* de Legendre, avec additions et modifications par M. A. Blanchet, ou celle de MM. Rouché et de Comberousse.

QUATRIÈME PARTIE.

CINQUIÈME PARTIE.

SIXIÈME PARTIE.

AVERTISSEMENT.

En publiant cet Ouvrage, notre but a été d'offrir aux Élèves un recueil de problèmes très-variés se rapportant aux différentes branches des Mathématiques élémentaires, et sur lesquels ils puissent s'exercer utilement pour une sérieuse préparation au Baccalauréat ès Sciences.

Nous avons cru devoir donner les solutions de ces problèmes avec assez de développements pour que les Élèves puissent les étudier eux-mêmes, et les exposer ensuite au tableau, dans les classes, en présence du Professeur, et aussi pour qu'ils apprennent par là à résoudre facilement les autres problèmes du même genre qui doivent leur être proposés fréquemment, en vue de leur préparation.

Dans les solutions des problèmes numériques, nous avons mis les unités de mesure en évidence, en les introduisant dans les équations, afin d'habituer les Élèves à marcher d'une manière plus sûre dans les calculs que nécessitent ces solutions; car nous avons remarqué bien souvent que, faute de prendre cette précaution, ils commettaient des erreurs assez notables.

Comme, dans les solutions des problèmes concernant les Mathématiques élémentaires, il y a certains nombres ou expressions numériques qui se rencontrent fréquemment, nous avons jugé à propos, en vue de faciliter les calculs, de donner, dans l'introduction, près de deux cents nombres usuels calculés avec beaucoup de décimales.

Dans cet Ouvrage, indépendamment des solutions développées des trois cents problèmes spécifiés par son titre, nous traitons aussi un certain nombre d'autres questions relatives aux Mathématiques exigées pour le Baccalauréat ès Sciences, et dont la plupart concernent la théorie des maxima et des minima.

Observation importante.

Lorsque dans un problème il était proposé de calculer une quantité inconnue, à un dixième, ou à un centième, ou à un millième près, etc., nous avons toujours établi la solution comme si cette quantité devait être calculée avec une erreur relative moindre qu'un dixième, ou un centième, ou un millième, etc.

SOLUTIONS DÉVELOPPÉES

DE

300

PROBLÈMES.

INTRODUCTION.

§ I. — *Sur l'emploi des nombres décimaux dans les calculs numériques.*

La théorie algébrique des logarithmes a conduit les géomètres à exprimer les nombres décimaux négatifs sous une forme différente de celle sous laquelle on avait été conduit naturellement à les considérer. Ainsi, par exemple, s'il s'agit du nombre décimal négatif

$$(1) \qquad -7,0526893,$$

comme on a

$$-7,0526893 = -8 + (8 - 7,0526893) = -8 + 0,9473107,$$

on est convenu de pouvoir exprimer ce nombre décimal sous la forme

$$(2) \qquad \overline{8},9473107,$$

laquelle signifie

$$-8 + 0,9473107.$$

Relativement aux deux formes que l'on peut ainsi attribuer à un même nombre décimal négatif, on a la règle suivante :

Un nombre décimal négatif étant exprimé sous l'une ou l'autre des deux formes (1) et (2), pour le réduire à l'autre forme il suffit de remplacer le dernier chiffre décimal significatif par ce qui lui manque pour faire 10, chacun des autres par ce qui lui manque pour faire 9, et d'ajouter à sa partie entière une unité négative ou une unité positive, selon que le nombre décimal en question est donné sous la forme (1) ou sous la forme (2).

Dans le courant de cet ouvrage, nous supposerons ordinairement que les nombres décimaux sont exprimés sous la forme (2), c'est-à-dire sous la forme à partie décimale positive, et nous éviterons ainsi, à l'exemple de plusieurs auteurs, l'emploi des compléments des nombres.

§ II. — *Nombres usuels.*

$$\frac{1}{2} = 0,5, \quad \log(^*)\,\frac{1}{2} = \overline{1},698\ 9700,$$

$$\frac{3}{2} = 1,5, \quad \log\frac{3}{2} = 0,176\ 0913,$$

$$\frac{1}{4} = 0,25, \quad \log\frac{1}{4} = \overline{1},397\ 9400,$$

$$\frac{3}{4} = 0,75, \quad \log\frac{3}{4} = \overline{1},875\ 0613,$$

$$\frac{1}{8} = 0,125, \quad \log\frac{1}{8} = \overline{1},096\ 9100,$$

$$\frac{1}{12} = 0,08333\ 33333\ 33333,$$

$$\log\frac{1}{12} = \overline{2},920\ 8188,$$

$$\sqrt{2} = 1,41421\ 35623\ 73095,$$

$$\sqrt{3} = 1,73205\ 08075\ 68877,$$

$$\sqrt{5} = 2,23606\ 79774\ 99790,$$

$$\sqrt{6} = 2,44948\ 97427\ 83178,$$

$$\sqrt{8} = 2,82842\ 71247\ 46190,$$

$$\sqrt{10} = 3,16227\ 76601\ 68379,$$

(*) Le signe *log* désigne ici un logarithme vulgaire.

$$\sqrt{12} = 3,46410\ 16151\ 37755,$$
$$\sqrt{15} = 3,87298\ 33462\ 07417,$$
$$\sqrt{30} = 5,47722\ 55750\ 51661,$$

$$\log\sqrt{2} = 0,150\ 5150, \qquad \log\sqrt{3} = 0,238\ 5606,$$
$$\log\sqrt{5} = 0,349\ 4850, \qquad \log\sqrt{6} = 0,389\ 0756,$$
$$\log\sqrt{8} = 0,451\ 5450, \qquad \log\sqrt{10} = 0,500\ 0000,$$
$$\log\sqrt{12} = 0,539\ 5906, \qquad \log\sqrt{15} = 0,588\ 0456,$$
$$\log\sqrt{30} = 0,738\ 5606,$$

$$\sqrt{2+\sqrt{2}} = 1,8477\ 5907, \qquad \sqrt{2-\sqrt{2}} = 0,7653\ 6686,$$
$$\frac{1}{2}\sqrt{2+\sqrt{2}} = 0,9238\ 7953, \qquad \frac{1}{2}\sqrt{2-\sqrt{2}} = 0,3826\ 8343,$$

$$\sqrt{2+\sqrt{3}} = 1,9318\ 5165, \qquad \sqrt{2-\sqrt{3}} = 0,5176\ 3809,$$
$$\frac{1}{2}\sqrt{2+\sqrt{3}} = 0,9659\ 2583, \qquad \frac{1}{2}\sqrt{2-\sqrt{3}} = 0,2588\ 1905,$$

$$\frac{1}{2}(\sqrt{5}+1) = 1,6180\ 3399, \qquad \frac{1}{2}(\sqrt{5}-1) = 0,6180\ 3399,$$
$$\frac{1}{4}(\sqrt{5}+1) = 0,8090\ 1699, \qquad \frac{1}{4}(\sqrt{5}-1) = 0,3090\ 1699,$$

$$\sqrt{5+\sqrt{5}} = 2,6899\ 9405, \qquad \sqrt{5-\sqrt{5}} = 1,6625\ 0775,$$
$$\frac{1}{2}\sqrt{5+\sqrt{5}} = 1,3449\ 9702, \qquad \frac{1}{2}\sqrt{5-\sqrt{5}} = 0,8312\ 5388,$$
$$\frac{1}{4}\sqrt{5+\sqrt{5}} = 0,6724\ 9851, \qquad \frac{1}{4}\sqrt{5-\sqrt{5}} = 0,4156\ 2694,$$

$$\sqrt{10+2\sqrt{5}} = 3,8042\ 2607, \qquad \sqrt{10-2\sqrt{5}} = 2,3511\ 4101,$$
$$\frac{1}{2}\sqrt{10+2\sqrt{5}} = 1,9021\ 1303, \qquad \frac{1}{2}\sqrt{10-2\sqrt{5}} = 1,1755\ 7050,$$
$$\frac{1}{4}\sqrt{10+2\sqrt{5}} = 0,9510\ 5652, \qquad \frac{1}{4}\sqrt{10-2\sqrt{5}} = 0,5877\ 8525,$$

$$\sqrt[3]{2} = 1,259\ 92, \quad \sqrt[3]{3} = 1,442\ 25, \quad \sqrt[3]{6} = 1,817\ 12,$$
$$\log\sqrt[3]{2} = 0,100\ 3433, \quad \log\sqrt[3]{3} = 0,159\ 0404,$$
$$\log\sqrt[3]{6} = 0,259\ 3838,$$
$$\pi(^{*}) = 3,14159\ 26535\ 89793\ 24,$$

(*) La lettre π désigne ici le rapport de la circonférence au diamètre.

$$2\pi = 6,28318\,53071\,79586,$$
$$3\pi = 9,42477\,79607\,69380,$$
$$4\pi = 12,56637\,06143\,59173,$$
$$5\pi = 15,70796\,32679\,48966,$$
$$6\pi = 18,84955\,59215\,38759,$$
$$7\pi = 21,99114\,85751\,28553,$$
$$8\pi = 25,13274\,12287\,18346,$$
$$9\pi = 28,27433\,38823\,08139,$$
$$\log\pi = 0,49714\,98726\,94134,$$

$$\log 2\pi = 0,798\,1799, \qquad \log 3\pi = 0,974\,2711,$$
$$\log 4\pi = 1,099\,2099, \qquad \log 5\pi = 1,196\,1199,$$
$$\log 6\pi = 1,275\,3011, \qquad \log 7\pi = 1,342\,2479,$$
$$\log 8\pi = 1,400\,2399, \qquad \log 9\pi = 1,451\,3924,$$

$$\tfrac{1}{2}\pi = 1,57079\,63267\,94897,$$

$$\tfrac{1}{3}\pi = 1,04719\,75511\,96598,$$

$$\tfrac{1}{4}\pi = 0,78589\,81633\,97448,$$

$$\tfrac{1}{5}\pi = 0,62831\,85307\,17959,$$

$$\tfrac{1}{6}\pi = 0,52359\,87755\,98299,$$

$$\tfrac{1}{7}\pi = 0,44879\,89505\,12828,$$

$$\tfrac{1}{8}\pi = 0,39269\,90816\,98724,$$

$$\tfrac{1}{9}\pi = 0,34906\,58503\,98866,$$

$$\tfrac{4}{3}\pi = 4,18879\,02047\,86391,$$

$$\log \tfrac{1}{2}\pi = 0,196\,1199, \qquad \log \tfrac{1}{3}\pi = 0,020\,0286,$$

$$\log \tfrac{1}{4}\pi = \bar{1},895\,0899, \qquad \log \tfrac{1}{5}\pi = \bar{1},798\,1799,$$

$$\log \tfrac{1}{6}\pi = \bar{1},718\,9986, \qquad \log \tfrac{1}{7}\pi = \bar{1},652\,0518,$$

$$\log \tfrac{1}{8}\pi = \overline{1},594\ 0599, \quad \log \tfrac{1}{9}\pi = \overline{1},542\ 9074,$$

$$\log \tfrac{4}{3}\pi = 0,622\ 0886,$$

$$\frac{1}{\pi} = 0,31830\ 98861\ 83791,$$

$$\frac{2}{\pi} = 0,63661\ 97723\ 67581,$$

$$\frac{3}{\pi} = 0,95492\ 96585\ 51372,$$

$$\frac{4}{\pi} = 1,27323\ 95447\ 35163,$$

$$\frac{5}{\pi} = 1,59154\ 94309\ 18953,$$

$$\frac{6}{\pi} = 1,90985\ 93171\ 02744,$$

$$\frac{7}{\pi} = 2,22816\ 92032\ 86535,$$

$$\frac{8}{\pi} = 2,54647\ 90894\ 70325,$$

$$\frac{9}{\pi} = 2,86478\ 89756\ 54116,$$

$$\log \frac{1}{\pi} = \overline{1},502\ 8501, \quad \log \frac{2}{\pi} = \overline{1},803\ 8801,$$

$$\log \frac{3}{\pi} = \overline{1},979\ 9714, \quad \log \frac{4}{\pi} = 0,104\ 9101,$$

$$\log \frac{5}{\pi} = 0,201\ 8201, \quad \log \frac{6}{\pi} = 0,281\ 0014,$$

$$\log \frac{7}{\pi} = 0,347\ 9482, \quad \log \frac{8}{\pi} = 0,405\ 9401,$$

$$\log \frac{9}{\pi} = 0,457\ 0926,$$

$$\frac{\pi}{360} = 0,00872\ 66462\ 59972,$$

$$\frac{360}{\pi} = 114,59155\ 90261\ 64642,$$

$$\log \frac{\pi}{360} = \overline{3},940\,8474, \quad \log \frac{360}{\pi} = 2,059\,1526,$$

$$\pi^2 = 9,86960\,44010\,89359,$$
$$\pi^3 = 31,00627\,66802\,93493,$$

$$\frac{1}{\pi^2} = 0,10132\,11836, \quad \frac{1}{\pi^3} = 0,03225\,15344,$$

$$\log \pi^2 = 0,994\,2997, \quad \log \pi^3 = 1,491\,4496,$$

$$\log \frac{1}{\pi^2} = \overline{1},005\,7003, \quad \log \frac{1}{\pi^3} = \overline{2},508\,5504,$$

$$\sqrt{\pi} = 1,77245\,38509\,05516\,03,$$
$$2\sqrt{\pi} = 3,54490\,77018\,11032,$$
$$3\sqrt{\pi} = 5,31736\,15527\,16548,$$
$$4\sqrt{\pi} = 7,08981\,54036\,22064,$$
$$5\sqrt{\pi} = 8,86226\,92545\,27580,$$
$$6\sqrt{\pi} = 10,63472\,31054\,33096,$$
$$7\sqrt{\pi} = 12,40717\,69563\,38612,$$
$$8\sqrt{\pi} = 14,17963\,08072\,44128,$$
$$9\sqrt{\pi} = 15,95208\,46581\,49644,$$
$$\log \sqrt{\pi} = 0,24857\,49363\,47067,$$

$$\log 2\sqrt{\pi} = 0,549\,6049, \quad \log 3\sqrt{\pi} = 0,725\,6962,$$
$$\log 4\sqrt{\pi} = 0,850\,6349, \quad \log 5\sqrt{\pi} = 0,947\,5449,$$
$$\log 6\sqrt{\pi} = 1,026\,7262, \quad \log 7\sqrt{\pi} = 1,093\,6730,$$
$$\log 8\sqrt{\pi} = 1,151\,6649, \quad \log 9\sqrt{\pi} = 1,202\,8174,$$

$$\sqrt[3]{\pi} = 1,46459\,18814\,91298,$$
$$\log \sqrt[3]{\pi} = 0,16571\,66242\,31378,$$

$$\sqrt[3]{\frac{\pi}{6}} = 0,80599\,59770, \quad \sqrt[3]{\frac{6}{\pi}} = 1,24070\,09818,$$

$$\sqrt[3]{\frac{4}{3}\pi} = 1,61199\,19540, \quad \sqrt[3]{\frac{3}{4\pi}} = 0,62035\,04909,$$

$$\log \sqrt[3]{\frac{\pi}{6}} = \overline{1},906\,3329, \quad \log \sqrt[3]{\frac{6}{\pi}} = 0,093\,6671,$$

$$\log \sqrt[3]{\frac{4}{3}\pi} = 0,207\,3629, \quad \log \sqrt[3]{\frac{3}{4\pi}} = \overline{1},792\,6371.$$

Circonférence du cercle $= 360° = 21600' = 1\,296\,000''$,
$\frac{1}{2}$ circonférence du cercle $= 180° = 10800' = 648\,000''$,
Quadrant du cercle $= \ \ 90° = \ \ 5400' = 324\,000''$,

$$\log 360 = 2,556\,3025, \qquad \log 21600 = 4,334\,4538,$$
$$\log 1\,296\,000 = 6,112\,6050, \qquad \log 180 = 2,255\,2725,$$
$$\log 10800 = 4,033\,4238, \qquad \log 648\,000 = 5,811\,5750,$$
$$\log 90 = 1,954\,2425, \qquad \log 5400 = 3,732\,3938,$$
$$\log 324\,000 = 5,510\,5450.$$

Le rayon d'un cercle étant représenté par l'unité, on a

longueur de l'arc de $1° = 0,01745\,32925$,
longueur de l'arc de $1' = 0,00029\,08882$,
longueur de l'arc de $1'' = 0,00000\,48481$.

Dans un cercle quelconque, on a

arc de longueur égale au rayon $= 57°,29577\,95131$
$= 3437',74677\,07849 = 206\,264'',80624\,70964$
$= 57°\,17'\,44'',80624\,70964$.

Si l'on désigne par g l'intensité de la pesanteur, c'est-à-dire la vitesse acquise, au bout d'une seconde, par un corps qui tombe dans le vide, on a, pour la latitude de Paris,

$$g = 9^{\mathrm{m}},8088,$$

et par suite

$$\frac{1}{\left(\dfrac{g}{1^{\mathrm{m}}}\right)} = 0,101\,949, \qquad \sqrt{\dfrac{g}{1^{\mathrm{m}}}} = 3,131\,900,$$

$$\sqrt{2 \cdot \dfrac{g}{1^{\mathrm{m}}}} = 4,429\,176, \qquad \frac{\pi}{\sqrt{\dfrac{g}{1^{\mathrm{m}}}}} = 1,003\,094,$$

$$\frac{1}{\sqrt{2 \cdot \dfrac{g}{1^{\mathrm{m}}}}} = 0,225\,775,$$

$$\log \frac{g}{1^{\mathrm{m}}} = 0,991\,6159.$$

§ III. — *Sur quelques notations.*

Dans cet ouvrage nous emploierons les notations suivantes :

1^{Mm}	pour signifier	un myriamètre,
1^{Km}	»	un kilomètre,
1^{Hm}	»	un hectomètre,
1^{Dm}	»	un décamètre,
1^{m}	»	un mètre,
1^{dm}	»	un décimètre,
1^{cm}	»	un centimètre,
1^{mm}	»	un millimètre,
1^{Mmq}	»	un myriamètre carré,
1^{Kmq}	»	un kilomètre carré,
1^{Hmq}	»	un hectomètre carré,
1^{Dmq}	»	un décamètre carré,
1^{mq}	»	un mètre carré,
1^{dmq}	»	un décimètre carré,
1^{cmq}	»	un centimètre carré,
1^{mmq}	»	un millimètre carré,
1^{Ha}	»	un hectare,
1^{a}	»	un are,
1^{ca}	»	un centiare,
1^{mc}	»	un mètre cube,
1^{dmc}	»	un décimètre cube,
1^{cmc}	»	un centimètre cube,
1^{mmc}	»	un millimètre cube,
1^{Hl}	»	un hectolitre,
1^{Dl}	»	un décalitre,
1^{l}	»	un litre,
1^{dl}	»	un décilitre,
1^{cl}	»	un centilitre,
1^{Kg}	»	un kilogramme,
1^{Hg}	»	un hectogramme,
1^{Dg}	»	un décagramme,

1^g	pour signifier	un gramme,
1^{dg}	»	un décigramme,
1^{cg}	»	un centigramme,
1^{mg}	»	un milligramme,
1^f	»	un franc,
1^{dr}	»	un angle droit,
$1^h 1' 1''$	»	une heure, une minute, une seconde,
1°	»	un degré,
$\overline{G\,AB}$	»	corde de l'arc AB.

PREMIÈRE PARTIE.

PROBLÈMES RELATIFS A L'ARITHMÉTIQUE ET A L'ALGÈBRE.

I.

Deux arcs A et B d'une même circonférence sont donnés, savoir :

$$A = 85^\circ\, 31'\, 22'',$$
$$B = 30^\circ\, 17'\, 24'',7.$$

On demande de calculer à $0,001$ près le rapport de A à B.

(*Faculté des Sciences de Paris.*)

Solution. — On a

$$A = 307\,882'',$$
$$B = 109\,044'',7,$$

et par conséquent

$$\frac{A}{B} = \frac{307\,8820}{109\,0447} = 2,823.$$

II.

Trouver la fraction génératrice du nombre décimal périodique simple

$$0,472\,472\,472\ldots,$$

en y considérant les valeurs relatives des périodes successives comme les termes d'une progression géométrique décroissante.

(*Fac. des Sc. de Poitiers.*)

Solution. — Si l'on désigne, d'une manière générale, par a_n la valeur relative de la $n^{\text{ième}}$ période, on a

$$a_n = \frac{472}{10^{3n}};$$

et par conséquent

$$0,472\,472\,472\ldots = \frac{472}{10^3} + \frac{472}{10^6} + \frac{472}{10^9} + \ldots$$

$$= \frac{\left(\dfrac{472}{10^3}\right)}{1 - \dfrac{1}{10^3}} = \frac{472}{10^3 - 1} = \frac{472}{999}.$$

La fraction $\dfrac{472}{999}$ est la fraction génératrice demandée.

III.

Déterminer la valeur du produit des termes d'une progression par quotient, connaissant le premier et le dernier de ces termes, et leur nombre.

(Fac. des Sc. de Poitiers.)

Solution. — Désignons par

$$(1) \qquad a_1,\ a_2,\ a_3,\ldots,\ a_{n-1},\ a_n,$$

les termes successifs de la progression, que nous supposons être au nombre de n.

Écrivons cette progression dans l'ordre inverse, c'est-à-dire sous la forme

$$(2) \qquad a_n,\ a_{n-1},\ a_{n-2},\ldots,\ a_2,\ a_1.$$

Si l'on multiplie un terme de la progression (1) par le terme de même rang dans la progression (2), on a le produit de deux termes de la progression (1), situés à égales distances des termes extrêmes de cette progression, et par conséquent ce produit est égal à $a_1 . a_n$.

Il suit de là que le produit de tous les termes des progressions (1) et (2), c'est-à-dire

$$(a_1 a_2 a_3 \ldots a_{n-1} a_n)^2,$$

est égal à

$$(a_1 a_n)^n,$$

et, par conséquent, on a

$$a_1 a_2 a_3 \ldots a_{n-1} a_n = \sqrt{(a_1 a_n)^n}.$$

IV.

On propose de réduire à une seule fraction l'expression suivante :

$$x = \frac{15 + \sqrt{10}}{15 - \sqrt{10}} + \frac{30 - \sqrt{10}}{15 + \sqrt{10}},$$

et ensuite de calculer x à $0,01$ près.

(Fac. des Sc. de Paris.)

Solution. — On a

$$x = \frac{(15 + \sqrt{10})^2}{(15 - \sqrt{10})(15 + \sqrt{10})} + \frac{(30 - \sqrt{10})(15 - \sqrt{10})}{(15 + \sqrt{10})(15 - \sqrt{10})}$$

$$= \frac{(15 + \sqrt{10})^2 + (30 - \sqrt{10})(15 - \sqrt{10})}{(15 - \sqrt{10})(15 + \sqrt{10})}$$

$$= \frac{139 - 3\sqrt{10}}{43} = 3,01.$$

V.

La longueur d'un degré pris sur un certain cercle est de $872^m,21$. Quelle sera la longueur d'un arc de $37° 25' 30''$?

(Fac. des Sc. de Paris.)

Solution. — L'égalité

$$\text{longueur de } 1° = 872^m,21$$

entraîne successivement les suivantes :

$$\text{longueur de } 1' = \frac{872^m,21}{60},$$

$$\text{longueur de } 1'' = \frac{872^m,21}{60.60},$$

$$\text{longueur de } 37° = 872^m,21 . 37 = 32\,271^m,77,$$

$$\text{longueur de } 25' = \frac{872^m,21}{60} . 25 = 363^m,421,$$

$$\text{longueur de } 30'' = \frac{872^m,21}{60.60} . 30 = 7^m,268,$$

et par conséquent

$$\text{longueur de } 37° 25' 30'' = 32\,271^m,77 + 363^m,421 + 7^m,268$$

$$= 32\,642^m,459.$$

VI.

On sait que sur un certain cercle la longueur d'un arc de $97°\,21'\,47''\!,2$ vaut 23 mètres. Quelle sera la longueur du mètre en degrés?

(Fac. des Sc. de Paris.)

Solution. — La longueur du mètre en degrés sera la 23e partie de

$$97°\,21'\,47''\!,2.$$

Pour prendre cette 23e partie, voici comment on procède :

Le 23e de $97°$ est de $4°$ pour $92°$, et il reste $5°$ qui valent $300'$; le 23e de $300' + 21'$, c'est-à-dire de $321'$, est de $13'$ pour $299'$, et il reste $22'$ qui valent $1320''$; enfin le 23e de $1320'' + 47''\!,2$, c'est-à-dire de $1367''\!,2$, est environ de $59''\!,4$.

La longueur du mètre en degrés est donc

$$4°\,13'\,59''\!,4.$$

VII.

50 ouvriers travaillant $5\frac{1}{2}$ heures par jour, pendant 18 jours, ont élevé un mur dont les dimensions sont les suivantes : hauteur 3 mètres, longueur 215 mètres, épaisseur $0^m,50$. On demande combien il faudrait de jours à 33 ouvriers, travaillant 10 heures par jour, pour élever un mur qui ait 4 mètres de hauteur, 210 mètres de longueur et $0^m,15$ d'épaisseur.

(Fac. des Sc. de Paris.)

Solution. — En employant la méthode de réduction à l'unité, on dira :

Puisque 50 ouvriers travaillant $5^h\frac{1}{2}$ par jour pendant 18 jours ont élevé un mur ayant 3^m de hauteur, 215^m de longueur, et $0^m,50$ d'épaisseur,

1 ouvrier travaillant $5^h\frac{1}{2}$ par jour mettra 18.50 jours pour élever le même mur;

33 ouvriers travaillant $5^h \frac{1}{2}$ par jour mettront $\dfrac{18.50}{33}$ jours pour élever le même mur ;

33 ouvriers travaillant 1^h par jour mettront $\dfrac{18.50.5,5}{33}$ jours pour élever le même mur ;

33 ouvriers travaillant 10^h par jour mettront $\dfrac{18.50.5,5}{33.10}$ jours pour élever le même mur ;

33 ouvriers travaillant 10^h par jour mettront $\dfrac{18.50.5,5}{33.10.3}$ jours pour élever un mur ayant 1^m de hauteur, 215^m de longueur, et $0^m,50$ d'épaisseur ;

33 ouvr. travaillant 10^h par jour mettront $\dfrac{18.50.5,5.4}{33.10.3}$ jours pour élever un mur ayant 4^m de hauteur, 215^m de longueur, et $0^m,50$ d'épaisseur ;

33 ouvr. travaillant 10^h par jour mettront $\dfrac{18.50.5,5.4}{33.10.3.215}$ jours pour élever un mur ayant 4^m de hauteur, 1^m de longueur, et $0^m,50$ d'épaisseur ;

33 ouvriers travaillant 10^h par jour mettront

$$\dfrac{18.50.5,5.4.210}{33.10.3.215} \text{ jours}$$

pour élever un mur ayant 4^m de hauteur, 210^m de longueur, et $0^m,50$ d'épaisseur ;

33 ouvriers travaillant 10^h par jour mettront

$$\dfrac{18.50.5,5.4.210}{33.10.3.215.0,50} \text{ jours}$$

pour élever un mur ayant 4^m de hauteur, 210^m de longueur, et 1^m d'épaisseur ;

Enfin, 33 ouvriers travaillant 10^h par jour mettront

$$\dfrac{18.50.5,5.4.210.0,15}{33.10.3.215.0,50} \text{(*)} \; (= 5^j \, 8^h \text{ environ}) \text{ jours}$$

pour élever un mur ayant 4^m de hauteur, 210^m de longueur, et $0^m,15$ d'épaisseur.

(*) Pour transformer cette fraction, première expression de la solution,

VIII.

La France compte 36 millions d'habitants. Quelle est la fraction du nombre de garçons de 20 à 21 ans appelés sous les armes, dans une conscription de 80 000 hommes? ou combien sur 100?

La moyenne des individus de 20 à 21 ans est 522,5 sur un total de 32 581, et sur 33 individus on compte 17 garçons.

(Fac. des Sc. de Poitiers.)

Solution. — De ce que la moyenne des individus de 20 à 21 ans est 522,5 sur un total de 32 581, il suit que sur toute la population de la France, le nombre total des individus de cette même catégorie est égal à

$$\frac{522,5 \cdot 36\,000\,000}{32\,581}.$$

De plus, comme sur 33 individus on compte 17 garçons, sur un nombre d'individus égal à

$$\frac{522,5 \cdot 36\,000\,000}{32\,581}$$

on doit en compter

$$\frac{522,5 \cdot 36\,000\,000 \cdot 17}{32\,581 \cdot 33}.$$

Enfin, comme sur ce dernier nombre de garçons on en appelle 80 000 sous les armes, il en résulte que sur 100 on en appelle

$$\frac{80\,000 \cdot 100}{\left(\dfrac{522,5 \cdot 36\,000\,000 \cdot 17}{32\,581 \cdot 33}\right)},$$

c'est-à-dire 26,89.

IX.

On propose de calculer au moyen des logarithmes l'in-

en sa valeur 5 jours 8 heures, il faut avoir soin, avant tout autre calcul, d'en opérer la simplification, en supprimant les facteurs communs à son numérateur et à son dénominateur.

connue x donnée par la formule suivante :

$$x = \frac{31,071 \times 21,372 \times 7,259}{0,515 \times 0,719 \times 0,021}.$$

(Fac. des Sc. de Paris.)

Solution. — On a

$$\log x = \begin{cases} \log 31,071 = 1,4923552 \\ + \log 21,372 = 1,3298452 \\ + \log \ 7,259 = 0,8608768 \\ - \log \ 0,515 = 0,2881928 \\ - \log \ 0,719 = 0,1432711 \\ - \log \ 0,021 = 1,6777807 \end{cases}$$

$$\log x = 5,7923218$$
$$x = 619900,2.$$

X.

Effectuer la division

$$\frac{32\,x^5 + 243}{2\,x + 3}.$$

(Fac. des Sc. de Paris.)

Solution. — A et B étant deux nombres quelconques, on sait, d'après la division algébrique, que le binôme $A^5 + B^5$ est divisible par $A + B$, et que le quotient de cette division est

$$A^4 - A^3.B + A^2.B^2 - A.B^3 + B^4.$$

D'après cela, si l'on observe que dans la division proposée on a

$$32\,x^5 = (2x)^5, \quad 243 = 3^5,$$

il vient

$$\frac{32\,x^5 + 243}{2\,x + 3} = (2x)^4 - (2x)^3.3 + (2x)^2.3^2 - (2x).3^3 + 3^4$$
$$= 16\,x^4 - 24\,x^3 + 36\,x^2 - 54\,x + 81.$$

XI.

Quelqu'un donne à trois personnes $\frac{1}{4}$, $\frac{1}{7}$ et $\frac{2}{11}$ de sa fortune ; il lui reste encore 26 200 francs. Quelle était sa fortune totale ?

(Fac. des Sc. de Poitiers.)

Solution. — Si l'on désigne par x cette fortune exprimée au moyen du franc comme unité, on a l'équation

$$x - \left(\frac{x}{4} + \frac{x}{7} + \frac{2x}{11} \right) = 26\,200^f$$

de laquelle on tire

$$x = 61\,600^f.$$

On pourrait établir la solution de ce problème sous une forme purement arithmétique, comme il suit :

On a

$$\frac{1}{4} + \frac{1}{7} + \frac{2}{11} = \frac{177}{308},$$

$$1 - \frac{177}{308} = \frac{131}{308},$$

et par conséquent les $\dfrac{131}{308}$ de la fortune font 26 200 francs.

Cette conclusion entraîne évidemment les suivantes :

$$\frac{1}{308} \text{ de la fortune} = \frac{26\,200^f}{131} = 200^f,$$

et 308 fois $\dfrac{1}{308}$ de la fortune ou la fortune entière

$$= 200^f . 308 = 61\,600 \text{ francs.}$$

XII.

Déterminer le nombre x pour lequel les deux températures

$$x \text{ degrés centigrades,}$$
$$x \text{ degrés Fahrenheit,}$$

sont égales.

(Fac. des Sc. de Nancy.)

Solution. — D'après ce qui est enseigné en Physique, on sait que la température de x degrés centigrades est la même que la température de $\left(\dfrac{9}{5} x + 32 \right)$ degrés Fahrenheit, et par conséquent, pour déterminer le nombre x de

2

la question proposée, on a l'équation

$$\frac{9}{5}x + 32 = x,$$

d'où l'on tire

$$x = -40.$$

XIII.

Sans changer la somme des deux nombres 371 et 434, les altérer chacun de façon que leur rapport soit celui de 3 à 4.

(Fac. des Sc. de Poitiers.)

Solution. — *Première méthode.* — Désignons respectivement par a et b les deux nombres 371 et 434 altérés conformément à l'énoncé du problème.

Comme il doit y avoir égalité entre les deux rapports $\frac{a}{b}$ et $\frac{3}{4}$, les deux nombres a et b (entiers ou fractionnaires) doivent être égaux respectivement aux produits des deux nombres 3 et 4 par un même nombre entier ou fractionnaire k, et par conséquent leur somme 805 (c'est-à-dire $371 + 434$) doit aussi être égale au nombre 7 (somme de 3 et 4) multiplié par ce même nombre k.

Or,

$$805 = 7 \cdot 115,$$

donc

$$a = 3 \cdot 115 = 345,$$

et

$$b = 4 \cdot 115 = 460.$$

Deuxième méthode. — Désignons par x le nombre positif ou négatif qu'il faut ajouter à 371 pour lui faire subir l'altération exigée par l'énoncé du problème.

Comme la somme des deux nombres ne doit pas changer, le nombre 434 doit être altéré, de telle sorte qu'il devienne égal à $434 - x$.

D'après cela, l'équation du problème est

$$\frac{371 + x}{434 - x} = \frac{3}{4},$$

d'où l'on tire

$$x = -26.$$

Scolie.—On aurait pu observer, dès le commencement, que l'on avait

$$\frac{371}{434} > \frac{3}{4},$$

et que, par conséquent, l'énoncé du problème supposait une diminution opérée sur 371.

XIV.

Deux stations A et B sont distantes de 225 kilomètres. En A, les 100 kilogrammes de charbon coûtent $3^f,75$; en B, $4^f,25$. Quel est le point de la ligne AB où le charbon revient au même prix, qu'on le tire de A ou de B?

Les 100 kilogrammes de charbon se payent 8 centimes par kilomètre.

(Fac. des Sc. de Poitiers.)

Solution. — Désignons par C le point cherché, et par x la distance AC.

100 kilogrammes de charbon pris à la station A et transportés au point C, coûteront

$$3^f,75 + 0^f,08 \cdot \frac{x}{1^{Km}},$$

et cette même quantité de charbon, prise à la station B et transportée à ce même point C, coûtera

$$4^f,25 + 0^f,08 \left(225 - \frac{x}{1^{Km}}\right).$$

D'après cela, l'équation du problème est

$$3,75 + 0,08 \cdot \frac{x}{1^{Km}} = 4,25 + 0,08 \left(225 - \frac{x}{1^{Km}}\right),$$

et l'on en tire

$$\frac{x}{1^{Km}} = \frac{1850}{16} = 115,625,$$

ou, ce qui revient au même,

$$x = 115^{Km},625.$$

2.

XV.

De 6 ans à 64, la vie probable est donnée (approximativement) par l'équation

$$(1) \qquad y = 59^{\text{ans}} - \frac{3}{4}\, x,$$

x représentant l'âge, et y la vie probable. A quel âge est-on arrivé à la moitié de la vie probable?

(Fac. des Sc. de Poitiers.)

Solution. — La *vie probable* y d'une personne dont l'âge est désigné par x, est le temps que *probablement* elle vivra encore, et sa détermination est fondée sur ce qu'il doit y avoir également à parier pour ou contre que cette personne atteindra l'âge $x + y$.

Cette définition de la vie probable étant donnée, pour résoudre le problème, il suffit, dans l'équation (1), de poser $y = 2x$, de sorte que l'on a

$$2x = 59^{\text{ans}} - \frac{3}{4}\, x,$$

d'où

$$x = 21^{\text{ans}}\, \frac{5}{11},$$

et par conséquent c'est à l'âge de 21 ans $\frac{5}{11}$ $\left(\text{environ } 21 \text{ ans } \frac{1}{2}\right)$ qu'on est arrivé à la moitié de la vie probable, c'est-à-dire qu'à cet âge il est probable que l'on vivra encore environ 43 ans.

Note. — Pour qu'un nombre y rapporté à l'année comme unité de temps soit la vie probable d'une personne dont l'âge est désigné par x, il faut que dans la contrée habitée par cette personne, le nombre des habitants ayant $x + y$ pour âge, soit moitié du nombre de ceux dont l'âge est x.

Car, du moment que parmi les habitants qui ont x pour

âge, il n'y en a que la moitié qui arrive à l'âge $x + y$, il y a également à parier pour ou contre que chacun de ces habitants atteindra ce dernier âge.

XVI.

Le premier terme d'une progression arithmétique est $\frac{1}{2}$ et sa raison est $\frac{1}{3}$: combien de termes faut-il prendre pour que leur somme soit égale à 48 ?

(*Fac. des Sc. de Toulouse.*)

Solution. — Soit x le nombre des termes qu'il faut prendre.

Le terme de rang x dans la progression est égal à

$$\frac{1}{2} + \frac{1}{3}(x - 1),$$

et par suite, on a

$$48 = \frac{1}{2}\left[\frac{1}{2} + \frac{1}{2} + \frac{1}{3}(x - 1)\right],$$

c'est-à-dire

$$96 = \frac{2}{3} + \frac{x}{3},$$

d'où l'on déduit

$$x = 286.$$

XVII.

Partager $88° 27'$ en 3 parties proportionnelles aux nombres 3,2 ; 5,6 et 8,5.

(*Fac. des Sc. de Paris.*)

Solution. — Désignons par x, y, z les trois parties demandées.

On a

$$\frac{x}{3,2} = \frac{y}{5,6} = \frac{z}{8,5} = \frac{x + y + z}{3,2 + 5,6 + 8,5}$$
$$= \frac{88° 27' 33''}{17,3} = \frac{318420''}{17,3},$$

d'où l'on tire

$$x = \frac{318420''.3,2}{17,3} = 58\,898'',497 = 16°\,21'\,38'',497,$$

$$y = \frac{318420''.5,6}{17,3} = 103\,072'',37 = 28°\,37'\,52'',37,$$

$$z = \frac{318420''.8,5}{17,3} = 156\,449'',133 = 43°\,28'\,29'',133.$$

XVIII.

Partager la distance $817^{\mathrm{m}},25$ en trois parties proportionnelles à trois arcs donnés, dont le premier est de $12°85'$, le deuxième de $15°\,20'$, et le troisième de $19°\,11'$.

(Fac. des Sc. de Paris.)

Solution. — Désignons par x, y, z les trois parties demandées.

L'énoncé du problème explique que l'on doit avoir

$$\frac{\left(\dfrac{x}{1^{\mathrm{m}}}\right)}{\left(\dfrac{12°\,85'}{1'}\right)} = \frac{\left(\dfrac{y}{1^{\mathrm{m}}}\right)}{\left(\dfrac{15°\,20'}{1'}\right)} = \frac{\left(\dfrac{z}{1^{\mathrm{m}}}\right)}{\left(\dfrac{19°\,20'}{1'}\right)},$$

et comme on a

$$12°85^{\mathrm{c}} = 805',\quad 15°\,20' = 920',\quad 19°\,11' = 1151',$$

ces équations reviennent aux suivantes :

$$\frac{\left(\dfrac{x}{1^{\mathrm{m}}}\right)}{805} = \frac{\left(\dfrac{y}{1^{\mathrm{m}}}\right)}{920} = \frac{\left(\dfrac{z}{1^{\mathrm{m}}}\right)}{1151}.$$

D'après une propriété des proportions, chacun de ces trois derniers rapports est égal au suivant

$$\frac{\left(\dfrac{x+y+z}{1^{\mathrm{m}}}\right)}{805+920+1151},$$

c'est-à-dire à

$$\frac{817,25}{2876},$$

et par conséquent on a

$$\frac{x}{1^{m}} = \frac{817,25.805}{2876} = 228,750,$$

$$\frac{y}{1^{m}} = \frac{817,25.920}{2876} = 261,429,$$

$$\frac{z}{1^{m}} = \frac{817,25.1151}{2876} = 327,071,$$

c'est-à-dire

$$x = 228^{m},750, \quad y = 261^{m},429, \quad z = 327^{m},071.$$

XIX.

Deux frères ont 20 actions dans une certaine entreprise. L'un possède 11 de ces actions partagées entre 16 personnes, l'autre en a 9 pour 13 coassociés. Deux actions se vendent au même prix. Quelle est la plus avantageuse part à acheter ?

(Fac. des Sc. de Poitiers.)

Solution. — Désignons par x la part de chacune des 16 premières personnes, par y celle de chacune des 13 autres coassociés, et par V la valeur d'une action.

On a

$$x = V \cdot \frac{11}{16},$$

$$y = V \cdot \frac{9}{13},$$

ou, ce qui revient au même,

$$x = V \cdot \frac{11.13}{16.13} = V \cdot \frac{143}{16.13},$$

$$y = V \cdot \frac{9.16}{16.13} = V \cdot \frac{144}{16.13},$$

et par conséquent

$$y > x.$$

La part la plus avantageuse à acheter est donc celle de chacune des 13 personnes entre lesquelles les 9 actions ont été partagées.

Scolie. — On a

$$y - x = \mathrm{V} \cdot \frac{1}{16,13} = \mathrm{V} \cdot \frac{1}{208}.$$

XX.

On demande pendant combien de temps un capital de 3245 francs doit être placé à $5\frac{1}{2}$ pour 100 par an pour produire $108^\mathrm{f},50$ d'intérêt.

(Fac. des Sc. de Paris.)

Solution. — Désignons par x le temps demandé.

L'intérêt du capital 3245 francs, placé pendant ce temps x, est égal à

$$3245^\mathrm{f} \cdot \frac{5,50 \cdot \left(\dfrac{x}{1^\mathrm{an}}\right)}{100},$$

et par conséquent l'équation du problème est

$$3245 \cdot \frac{5,50 \cdot \left(\dfrac{x}{1^\mathrm{an}}\right)}{100} = 108,50.$$

Cette équation donne

$$x = 7^\mathrm{mois} \, 8^\mathrm{jours}.$$

XXI.

Des obligations au porteur, de 1000 francs chacune, rapportent 50 francs par an. On prend ces obligations à 1045 francs. A quel taux l'argent est-il placé?

Résoudre par logarithmes.

(Fac. des Sc. de Poitiers.)

Solution. — Désignons par x le taux demandé.

Dans l'intervalle d'une année, la somme 1045 francs devant rapporter 50 francs, 1 franc rapportera $\dfrac{50^\mathrm{f}}{1045}$, et par conséquent 100 francs rapporteront $\dfrac{50^\mathrm{f} \cdot 100}{1045}$, c'est-à-dire qu'on a

$$x = \frac{5000^f}{1045} = \frac{1000^f}{209},$$

$$\log \frac{x}{1^f} = \begin{cases} \log 1000 = 3 \\ - \log 209 = \overline{3},6798537, \end{cases}$$

$$\log \frac{x}{1^f} = 0,6798537,$$

$$\frac{x}{1^f} = 4,78,$$

$$x = 4^f,78.$$

XXII.

Une personne doit 5000 francs; elle remet à son créancier un billet de 4200 francs payable dans quatre mois : le taux d'escompte est de 6 pour 100. Combien doit-elle ajouter d'argent pour acquitter la dette?

(Fac. des Sc. de Paris.)

Solution. — Désignons par X la somme demandée, et par A la valeur actuelle du billet de 4200 francs (nous supposerons ici que l'escompte de ce billet est pris en dehors).

On a

$$X = 5000^f - A,$$

$$A = 4200^f \left(1 - \frac{1}{100} \cdot \frac{4}{12} \cdot 6 \right) = 4116^f,$$

et, par conséquent,

$$X = 5000^f - 4116^f = 884^f.$$

XXIII.

Une personne emprunte 1000 francs, qu'elle s'engage à rembourser en quatre payements successifs faits à deux mois d'intervalle les uns des autres, à partir du sixième mois qui suivra l'emprunt. Les trois premiers payements seront de 300 francs chacun, et le quatrième sera de 100 francs. En supposant que le prêteur prélève d'avance l'intérêt de la somme prêtée, eu égard aux remboursements successifs, quelle somme remettra-t-il à son débiteur? Le taux de l'intérêt est supposé de $5\frac{1}{2}$ pour 100.

(Fac. des Sc. de Paris.)

Solution. — Désignons par x la somme demandée.

D'après l'énoncé de la question, le remboursement des 1000 francs est complétement effectué dans l'intervalle d'une année, et dans cet intervalle le prêteur jouit, sur le remboursement, d'une première somme de 300 francs pendant six mois, d'une seconde somme de 300 francs pendant quatre mois, et d'une troisième somme de 300 francs pendant deux mois.

Il suit de là que, si l'on désigne par I l'intérêt de 1000 francs pendant un an, et par I′ la somme des intérêts de 300 francs pendant six mois, quatre mois et deux mois, ce qui revient à l'intérêt de cette somme pendant un an $(= 6$ mois $+ 4$ mois $+ 2$ mois$)$, on a

$$x = 1000^f - (I - I'),$$

et, comme

$$I = 5^f,50.10 = 55^f,$$
$$I' = 5^f,50.3 = 16^f,50,$$

il vient

$$x = 1000^f - (55^f - 16^f,50) = 961^f,50.$$

XXIV.

Une somme de $3682^f,48$ placée à intérêts composés pendant huit ans a augmenté de $1546^f,73$; on demande quel était le taux de l'intérêt?

(Fac. des Sc. de Paris.)

Solution. — Désignons par x ce taux, c'est-à-dire l'intérêt de 100 francs par an.

On a

$$3682,48 . \left(1 + \frac{x}{100^f}\right)^8 = 3682,48 + 1546,73,$$

c'est-à-dire

$$3682,48 \cdot \left(1 + \frac{x}{100^f}\right)^8 = 5229,21,$$

et par suite, en appliquant les logarithmes, il vient

$$8 \cdot \log\left(1 + \frac{100^f}{x}\right) = \left\{ \begin{array}{l} \log 5229,21 = 3,7184361 \\ -\log 3682,48 = \overline{4},4338596 \end{array}\right.$$

$$8 \cdot \log\left(1 + \frac{x}{100^f}\right) = 0,1522957$$

$$\log\left(1 + \frac{x}{100^f}\right) = 0,0190370$$

$$1 + \frac{x}{100^f} = 1,0448,$$

$$x = 4^f,48.$$

XXV.

Au bout de combien de temps un capital de 1000 francs, placé à 5 pour 100 et à intérêts composés, est-il doublé (*) ?

(Fac. des Sc. de Poitiers.)

Solution. — Désignons par x le nombre d'années et par y le nombre de jours dont se compose le temps demandé.

On sait que dans les questions d'intérêt, l'année est ordinairement considérée comme étant composée de 360 jours, c'est-à-dire de 12 mois, chacun de 30 jours, de sorte que les y jours sont la fraction $\frac{y}{360}$ de l'année.

Une somme de 1000 francs placée à 5 pour 100, et à intérêts composés pendant x années, devient

$$1000^f \cdot \left(1 + \frac{5}{100}\right)^x,$$

et cette dernière somme, placée pendant y jours, rapporte

$$1000^f \cdot \left(1 + \frac{5}{100}\right)^x \cdot \frac{5}{100} \cdot \frac{y}{360}.$$

(*) Relativement à cette question, la Faculté des Sciences de Poitiers avait prescrit d'indiquer le nombre d'années et de *jours* dont se compose le temps demandé.

D'après cela, l'équation du problème est

$$1000\left(1+\frac{5}{100}\right)^{x}+1000.\left(1+\frac{5}{100}\right)^{x}\cdot\frac{5}{100}\cdot\frac{y}{360}=2000,$$

ou, ce qui revient au même,

$$(1)\qquad\left(1+\frac{5}{100}\right)^{x}\left(1+\frac{5}{100}\cdot\frac{y}{360}\right)=2,$$

et cette seule équation va nous suffire pour déterminer x et y, comme on va le voir.

On en tire

$$(2)\qquad\left(1+\frac{5}{100}\right)^{x}<2,$$

et comme $\frac{y}{360}$ est <1, on en tire aussi

$$(3)\qquad\left(1+\frac{5}{100}\right)^{x+1}>2.$$

Les inégalités (2) et (3) donnent

$$x.\log\left(1+\frac{5}{100}\right)<\log 2,$$

$$(x+1).\log\left(1+\frac{5}{100}\right)>\log 2,$$

c'est-à-dire

$$x<\frac{\log 2}{\log\left(1+\frac{5}{100}\right)}<x+1,$$

d'où il suit que x est le plus grand nombre entier contenu dans la quantité

$$\frac{\log 2}{\log\left(1+\frac{5}{100}\right)},$$

laquelle égale

$$\frac{0,3010300}{0,0211893},$$

et conséquemment on obtient

$$x=14.$$

Maintenant, cherchons y.

L'équation (1) donne

$$\log\left(1 + \frac{5}{100}\cdot\frac{y}{360}\right) + 14\log\left(1 + \frac{5}{100}\right) = \log 2,$$

d'où l'on tire

$$\log\left(1 + \frac{5}{100}\cdot\frac{y}{360}\right) = \log 2 - 14\log\left(1 + \frac{5}{100}\right),$$

et comme on a

$$\frac{\log 2}{\log\left(1 + \frac{5}{100}\right)} = \frac{0,3010300}{0,0211893} = 14 + \frac{0,0043798}{0,0211893},$$

il vient

$$\log 2 - 14\log\left(1 + \frac{5}{100}\right) = 0,0043798,$$

c'est-à-dire

$$\log\left(1 + \frac{5}{100}\cdot\frac{y}{360}\right) = 0,0043798.$$

Cette dernière équation donne successivement

$$1 + \frac{5}{100}\cdot\frac{y}{360} = 1,010136,$$

$$\frac{5}{100}\cdot\frac{y}{360} = 0,010136,$$

$$\frac{y}{72} = 1,0136,$$

$$y = 73.$$

Ainsi une somme de 1000 francs, placée à intérêts composés et au taux de 5 pour 100, se trouve doublée au bout de 14 ans et 73 jours, c'est-à-dire au bout de 14 ans 2 mois et 13 jours.

Scolie. — Il est à remarquer que l'équation (1) s'est trouvée indépendante de la somme de 1000 francs, et par conséquent on serait arrivé à cette même équation si, dans l'énoncé du problème, on avait mis toute autre somme à la place du capital qui s'y trouve indiqué.

Il suit de là qu'un capital quelconque placé à intérêts composés et au taux de 5 pour 100, se trouve toujours doublé après 14 ans 2 mois et 13 jours.

XXVI.

Une personne emprunte une certaine somme dont elle s'acquittera par trois payements égaux de 9261 francs, le premier après un an, le second après deux ans, et le troisième après trois ans. On demande quelle est la somme empruntée. Le taux de l'intérêt est supposé de $4\frac{1}{2}$ pour 100 par an.

(Fac. des Sc. de Paris.)

Solution. — Désignons par X la somme empruntée, et respectivement par a_1, a_2, a_3 les valeurs actuelles des annuités payées à le fin de la première, de la seconde et de la troisième année.

On a

$$X = a_1 + a_2 + a_3,$$

$$a_1 = \frac{9261^f}{\left(1 + \dfrac{4,5}{100}\right)^1},$$

$$a_2 = \frac{9261^f}{\left(1 + \dfrac{4,5}{100}\right)^2},$$

$$a_3 = \frac{9261^f}{\left(1 + \dfrac{4,5}{100}\right)^3},$$

et par conséquent

$$X = \frac{9261^f}{\left(1 + \dfrac{4,5}{100}\right)^1} + \frac{9261^f}{\left(1 + \dfrac{4,5}{100}\right)^2} + \frac{9261^f}{\left(1 + \dfrac{4,5}{100}\right)^3},$$

$$= \frac{9261^f \left[\left(1 + \dfrac{4,5}{100}\right)^3 - 1\right]}{\dfrac{4,5}{100}\left(1 + \dfrac{4,5}{100}\right)^3} = 25458^f,15.$$

XXVII.

Un particulier, pendant trente ans, a placé annuellement, chez un banquier, une somme de 3oo francs qui se capitalise avec les intérêts à 4 pour 100. Combien lui devra le banquier un an après le versement de la dernière annuité?

(Fac. des Sc. de Poitiers.)

Solution. — Désignons, d'une manière générale, par A_n ce que le banquier devra pour valeur de la $n^{ième}$ annuité de 300 francs, à l'époque indiquée par l'énoncé de la question, c'est-à-dire un an après le versement de la dernière des trente annuités.

On a

$$A_{30} = 300^f . (1,04)^1$$
$$A_{29} = 300^f . (1,04)^2$$
$$\dots\dots\dots\dots\dots\dots$$
$$A_2 = 300^f . (1,04)^{29}$$
$$A_1 = 300^f . (1,04)^{30},$$

et, par suite, en représentant, pour abréger, la somme

$$A_1 + A_2 + \dots + A_{29} + A_{30}$$

par S, il vient

$$S = 300^f [(1,04)^1 + (1,04)^2 + \dots + (1,04)^{30}],$$

c'est-à-dire

$$S = 300^f \frac{(1,04)^{31} - (1,04)^1}{0,04} = 17498^f,25.$$

XXVIII.

Une personne place au commencement de chaque année, pendant n années consécutives, à partir du moment présent, une somme s, à la condition que la banque lui payera une annuité a au commencement de chacune des $2n$ années qui suivront ces n premières. Trouver la valeur de l'annuité, pour que le marché soit équitable, lorsqu'on tient compte des intérêts composés.

De plus, quel doit être le nombre n d'années pour que l'annuité soit au moins égale à la somme placée chaque année?

(Fac. des Sc. de Paris.)

Solution. — Désignons par S la somme due à la personne en question après les n premières années, par A la valeur de l'annuité a immédiatement après ces n premières années, et enfin par r le rapport de 100 francs à son intérêt pendant un an.

On a

$$S = s\left[\left(1+\frac{1}{r}\right)^n + \left(1+\frac{1}{r}\right)^{n-1} + \ldots + \left(1+\frac{1}{r}\right)^2 + \left(1+\frac{1}{r}\right)\right]$$

$$= s.r.\left(1+\frac{1}{r}\right)\left[\left(1+\frac{1}{r}\right)^n - 1\right],$$

$$A = a.r.\frac{\left(1+\frac{1}{r}\right)^{2n}-1}{\left(1+\frac{1}{r}\right)^{2n-1}},$$

et comme, pour l'équité du marché, on doit avoir $S = A$, il vient

$$s.r.\left(1+\frac{1}{r}\right)\left[\left(1+\frac{1}{r}\right)^n - 1\right] = a.r.\frac{\left(1+\frac{1}{r}\right)^{2n}-1}{\left(1+\frac{1}{r}\right)^{2n-1}},$$

c'est-à-dire

$$s.\left(1+\frac{1}{r}\right) = a.\frac{\left(1+\frac{1}{r}\right)^n + 1}{\left(1+\frac{1}{r}\right)^{2n-1}},$$

d'où l'on déduit

$$a = s.\frac{\left(1+\frac{1}{r}\right)^{2n}}{\left(1+\frac{1}{r}\right)^n + 1}.$$

Maintenant, cherchons quelle valeur doit avoir n pour que l'on ait $a \geqq s$, c'est-à-dire

$$\left(1+\frac{1}{r}\right)^{2n} \geqq \left(1+\frac{1}{r}\right)^n + 1.$$

Pour résoudre cette seconde partie de la question proposée, représentons, pour abréger, la quantité $\left(1+\frac{1}{r}\right)^n$

par z. Alors la relation précédente devient

$$z^2 \overset{>}{=} z + 1,$$

ou, ce qui revient au même,

$$z^2 - z - 1 \overset{>}{=} 0,$$

et, comme on a

$$z^2 - z - 1 = \left(z - \frac{1 + \sqrt{5}}{2}\right)\left(z + \frac{\sqrt{5} - 1}{2}\right),$$

on voit tout de suite qu'une valeur positive de z ne peut rendre le trinôme $z^2 - z - 1$ plus grand ou égal à zéro, qu'autant que cette valeur est au moins égale à $\frac{1}{2}\left(1 + \sqrt{5}\right)$.

D'après cela, la valeur de n demandée est fournie par la relation

$$\left(1 + \frac{1}{r}\right)^n \overset{>}{=} \frac{1 + \sqrt{5}}{2}$$

qui donne

$$n . \log\left(1 + \frac{1}{r}\right) \overset{>}{=} \log \frac{1 + \sqrt{5}}{2},$$

et, par suite,

$$n \overset{>}{=} \frac{\log \dfrac{1 + \sqrt{5}}{2}}{\log\left(1 + \dfrac{1}{r}\right)}.$$

XXIX.

On propose d'inscrire quatre moyennes proportionnelles géométriques entre 32 et 243. Ces deux nombres sont les cinquièmes puissances de 2 et de 3.

(Fac. des Sc. de Paris.)

Solution. — Désignons par x, y, z et u les quatre moyennes demandées.

On a

$$243 = 32 . \left(\frac{x}{32}\right)^5,$$

d'où

$$\left(\frac{x}{32}\right)^{5} = \frac{243}{32} = \frac{3^{5}}{2^{5}},$$

c'est-à-dire

$$\frac{x}{32} = \frac{3}{2},$$

et par conséquent

$$x = 48.$$

La valeur de x étant obtenue, il vient

$$y = x \cdot \frac{3}{2} = 72,$$

$$z = y \cdot \frac{3}{2} = 108,$$

$$u = z \cdot \frac{3}{2} = 162.$$

XXX.

Inscrire trois moyennes géométriques entre 1 et 10, et trois moyennes arithmétiques entre 0 et 1. Ces calculs devront être faits sans logarithmes, et les approximations doivent se faire à 0,01 près.

(*Fac. des Sc. de Paris.*)

Solution. — x, y, z étant les trois moyennes géométriques, et x', y', z' les trois moyennes arithmétiques demandées, désignons par r la raison de la progression géométrique

$$1, \quad x, \quad y, \quad z, \quad 10,$$

et par r' celle de la progression arithmétique

$$0, \quad x', \quad y', \quad z', \quad 1.$$

On a

$$r = \sqrt[4]{\frac{10}{1}} = \sqrt[4]{10},$$

$$r' = \frac{1 - 0}{4} = \frac{1}{4},$$

et, par suite,

$$x = 1 \cdot r = \sqrt[4]{10} = 1,78,$$
$$y = 1 \cdot r^2 = \sqrt{10} = 3,16,$$
$$z = 1 \cdot r^3 = \sqrt[4]{10^3} = 5,62,$$
$$x' = 0 + r' = \frac{1}{4} = 0,25,$$
$$y' = 0 + 2r' = \frac{1}{2} = 0,50,$$
$$z' = 0 + 3r' = 3 \cdot \frac{1}{4} = 0,75.$$

XXXI.

André dit à Simon : J'ai deux fois l'âge que vous aviez quand j'avais l'âge que vous avez, et quand vous aurez l'âge que j'ai, la somme de nos deux âges sera 63 ans. Quel est l'âge actuel d'André et quel est aussi celui de Simon?

(Fac. des Sc. de Paris.)

Solution. — Désignons par x l'âge actuel d'André et par y celui de Simon.

On a d'abord
$$x > y.$$
Quand André avait l'âge y, Simon avait l'âge
$$y - (x - y) \quad \text{ou} \quad 2y - x.$$
On a donc, d'après l'énoncé de la question,
$$(1) \qquad x = 2(2y - x).$$
Quand Simon aura l'âge x, l'âge d'André sera
$$x + (x - y) \quad \text{ou} \quad 2x - y.$$
On a donc encore, d'après l'énoncé de la question,
$$(2) \qquad x + (2x - y) = 63^{\text{ans}}.$$
Résolvant le système des équations (1) et (2), on obtient
$$x = 28^{\text{ans}}, \quad y = 21^{\text{ans}}.$$

XXXII.

1° Si l'on désigne par a, b des nombres quelconques positifs ou négatifs, et respectivement par A, B, C les trois

3.

quantités
$$a^2 + b^2, \quad a^2 - b^2, \quad 2ab,$$
on a l'égalité
$$A^2 = B^2 + C^2.$$

Démonstration. — Car on a
$$(a^2 + b^2)^2 = a^4 + b^4 + 2a^2b^2 = a^4 + b^4 - 2a^2b^2 + 4a^2b^2$$
$$= (a^2 - b^2)^2 + (2ab)^2.$$

Donc, etc.

2° Si l'on désigne par A, B, C trois nombres positifs satisfaisant à la relation
$$A^2 = B^2 + C^2,$$
il existe deux autres nombres positifs a et b, tels, qu'on a les égalités

(1) $A = a^2 + b^2,$

(2) $B = a^2 - b^2,$

         $C = 2ab.$

Démonstration. — Car, pour que les égalités (1) et (2) soient vérifiées, il suffit de prendre
$$a = \sqrt{\frac{A+B}{2}}, \quad b = \sqrt{\frac{A-B}{2}},$$
et, par suite, il vient
$$ab = \sqrt{\frac{(A+B)(A-B)}{4}} = \sqrt{\frac{A^2 - B^2}{4}} = \frac{C}{2},$$
c'est-à-dire
$$C = 2ab.$$

Donc, etc.

XXXIII.

Trois hommes, Pierre, Paul et André, vont à la foire avec leurs femmes. Les noms de ces trois femmes sont Catherine, Marthe et Suzanne.

Chacune de ces six personnes achète un certain nombre d'objets qu'elle paye chacun un nombre de francs égal au nombre des objets qu'elle achète.

Pierre achète 23 objets de plus que Marthe, et Paul

11 de plus que Catherine. Chaque mari a dépensé 63 francs de plus que sa femme.

On demande quelle est la femme de Pierre, celle de Paul et celle d'André?

Solution. —Soit x le nombre des objets achetés par l'un des hommes, y celui des objets achetés par sa femme.

On a

$$x^2 - y^2 = 63,$$

ou, ce qui revient au même,

$$(x + y)(x - y) = 63.$$

Or, on a

$$63 = 63.1 = 21.3 = 9.7;$$

par conséquent on peut poser

$$\begin{cases} x + y = 63, \\ x - y = 1, \end{cases} \text{ ou bien } \begin{cases} x + y = 21, \\ x - y = 3, \end{cases} \text{ ou bien } \begin{cases} x + y = 9, \\ x - y = 7, \end{cases}$$

d'où l'on tire les solutions suivantes :

$$\begin{cases} x = 32, \\ y = 31, \end{cases} \quad \begin{cases} x = 12, \\ y = 9, \end{cases} \quad \begin{cases} x = 8, \\ y = 1. \end{cases}$$

Maintenant, Pierre a acheté 23 objets de plus que Marthe, et Paul 11 de plus que Catherine; donc

Pierre en a acheté.....		32
Marthe »	......	9
Paul »	......	12
Catherine »	......	1

Il suit de là que la solution $x = 32$, $y = 31$ concerne Pierre et Suzanne; que la solution $x = 12$, $y = 9$ concerne Paul et Marthe; et enfin que la solution $x = 8$, $y = 1$ concerne André et Catherine.

Donc

Pierre a pour femme......		Suzanne,
Paul »	......	Marthe,
André »	......	Catherine.

XXXIV.

Résoudre le système des deux équations

$$\frac{5x-2}{4-3y}=\frac{1}{2},$$

$$\frac{3x+5}{y-1}=\frac{2}{3}.$$

(Fac. des Sc. de Paris.)

Solution. — On a pour valeurs des inconnues :

$$x=-\frac{35}{47},$$

$$y=\frac{242}{47}.$$

XXXV.

Résoudre le système des trois équations

$$2x-3y-z=1,$$
$$3x+2y-2z=13,$$
$$5x-4y-2z=11.$$

(Fac. des Sc. de Paris.)

Solution. — On a pour valeurs des inconnues :

$$x=5,$$
$$y=2,$$
$$z=3.$$

XXXVI.

Résoudre le système des équations

$$7x-5y-4z+44=0,$$
$$3x-8y+2z+11=0,$$
$$9x+2y-6z+23=0.$$

(Fac. des Sc. de Toulouse.)

Solution. — On a pour valeurs des inconnues :

$$x=3,$$
$$y=5,$$
$$z=10.$$

XXXVII.

Résoudre le système des trois équations

$$5x - 2y + 3z = 12,$$
$$4x + 3y + 7z = 19,$$
$$7x + 4y + 8z = 21.$$

(*Fac. des Sc. de Paris.*)

Solution. — On a

$$x = -\frac{1}{69},$$
$$y = -\frac{82}{69},$$
$$z = \frac{223}{69}.$$

XXXVIII.

Étant donné un trinôme

$$ax^2 + bx + c,$$

déterminer : $1°$ les valeurs de x qui le rendent nul ; $2°$ le signe du résultat de la substitution d'un nombre quelconque n à la place de x ; $3°$ la valeur de x qui rend ce trinôme maximum ou minimum.

Appliquer cette théorie au cas où $a = -2$, $b = 3,9$, $c = 3,38$.

(*Fac. des Sc. de Grenoble.*)

Solution. — $1°$ Dans tous les traités d'Algèbre, on établit qu'il y a deux valeurs de x (et seulement deux), x' et x'', qui annulent le trinôme $ax^2 + bx + c$, et que l'on a

$$x' = \frac{-b + \sqrt{b^2 - 4ac}}{2a},$$
$$x'' = \frac{-b - \sqrt{b^2 - 4ac}}{2a}.$$

Ces deux valeurs sont égales lorsque la quantité $b^2 - 4ac$ est nulle.

2° Dans ces mêmes traités, on établit la relation
$$ax^2 + bx + c = a\,(x - x')\,(x - x'')$$
qui conduit immédiatement aux deux conséquences suivantes :

Le trinôme $an^2 + bn + c$ est de même signe que a, toutes les fois que les deux facteurs $n - x'$, $n - x''$ sont de même signe, c'est-à-dire toutes les fois que le nombre n n'est pas à la fois inférieur à l'une des racines x', x'', et supérieur à l'autre.

Dans tous les autres cas, ce même trinôme est de signe contraire à a.

Lorsque les deux racines x' et x'' sont imaginaires, on sait que le trinôme $ax^2 + bx + c$ peut s'écrire sous la forme
$$a\left[\left(x + \frac{b}{2a}\right)^2 + k^2\right],$$
k^2 désignant un nombre positif, et par suite on voit que, dans ce cas, le trinôme $an^2 + bn + c$ est toujours de même signe que a.

3° Si l'on cherche le maximum ou le minimum du trinôme $ax^2 + bx + c$ par la méthode ordinaire donnée dans tous les traités élémentaires d'Algèbre, on trouve que la quantité
$$\frac{4ac - b^2}{4a}$$
est une valeur maximum ou minimum de ce trinôme, selon que a est $<$ ou $>$ 0, et que la valeur de x correspondante est
$$x = -\frac{b}{2a}.$$

On peut arriver à ces mêmes conclusions en remarquant que l'on a identiquement
$$ax^2 + bx + c = a\left[\left(x + \frac{b}{2a}\right)^2 + \frac{4ac - b^2}{4a^2}\right].$$

Application. — Lorsque
$$a = -2, \quad b = 3,9, \quad c = 3,38,$$

on a
$$x' = -0,65,$$
$$x'' = 2,6,$$
et
$$\frac{4ac - b^2}{4a} = 7,1825;$$

ce nombre $7,1825$ est une valeur maximum du trinôme
$$-2x^2 + 3,9x + 3,38,$$
et la valeur de x correspondante est
$$x = 0,975.$$

XXXIX.

On propose de résoudre l'équation suivante :
$$\frac{x - a}{b} - 1 = \frac{b + x}{x}.$$

(Fac. des Sc. de Paris.)

Solution.—Cette équation se transforme en la suivante
$$x^2 - (a + 2b)x - b^2 = 0,$$
de laquelle on tire
$$x = \frac{1}{2}\left[a + 2b \pm \sqrt{(a + 2b)^2 + 4b^2}\right],$$
ou, ce qui revient au même,
$$x = \frac{1}{2}\left(a + 2b \pm \sqrt{a^2 + 4ab + 8b^2}\right).$$

XL.

Deux mobiles partent en même temps de deux points A et B, et marchent sur la droite AB dans un même sens, A poursuivant B; le premier parcourt 1 mètre dans la première minute, 3 mètres dans la deuxième, 5 mètres dans la troisième, et ainsi de suite, de sorte que la vitesse croisse en progression arithmétique. Le second parcourt 3 mètres dans la première minute, 4 mètres dans la deuxième, 5 mètres dans la troisième, et ainsi de suite. On demande après combien de minutes le mobile A atteindra le mobile B, sachant que cette rencontre a lieu après un nombre exact de minutes, et que la distance AB est de 75 mètres.

(Fac. des Sc. de Paris.)

Solution. — Désignons par x ce nombre de minutes, et respectivement par S, S' les sommes des x premiers termes de chacune des deux progressions arithmétiques

$$1,\ 3,\ 5,\ 7,\ldots,$$
$$3,\ 4,\ 5,\ 6,\ldots.$$

La distance parcourue par le premier mobile, depuis A jusqu'à la rencontre, est égale à

$$1^{m}.S,$$

et la distance parcourue par le second mobile, depuis B jusqu'à cette même rencontre, est égale à

$$1^{m}.S',$$

d'où il suit que l'on a

$$S - S' = 75,$$

et comme

$$S = x^2,$$
$$S' = \frac{1}{2}(5 + x)\,x = \frac{1}{2}(x^2 + 5x),$$

il vient

$$x^2 - \frac{1}{2}(x^2 + 5x) = 75,$$

ou, ce qui revient au même,

$$x^2 - 5x - 150 = 0,$$

d'où l'on tire

$$x = \frac{5 + \sqrt{25 + 600}}{2} = \frac{30}{2} = 15.$$

XLI.

Dans une progression arithmétique on donne le dernier terme l, la raison r, et la somme S des termes. Calculer le premier terme et le nombre des termes de la progression.

(Fac. des Sc. de Toulouse.)

Solution. — Désignons par x le premier terme de la progression, et par y le nombre des termes de cette progression.

On a les deux équations

$$S = \frac{l + x}{2} \cdot y,$$
$$l = x + r(y - 1),$$

ou, ce qui revient au même,

$$2\frac{S}{y} = l + x,$$
$$r(y - 1) = l - x,$$

et ajoutant ces deux dernières équations membre à membre, il vient

$$2\frac{S}{y} + r(y - 1) = 2l,$$

c'est-à-dire

$$ry^2 - (r + 2l)y + 2S = 0,$$

d'où l'on déduit

$$y = \frac{r + 2l \pm \sqrt{(r + 2l)^2 - 8rS}}{2r}.$$

Cela posé :

1° Si la quantité $(r + 2l)^2 - 8rS$ est > 0, on a deux valeurs pour y, et ces deux valeurs sont positives.

Dans ce cas, pour que le problème soit possible, il faut que l'une, au moins, de ces deux valeurs que nous représenterons par y' et y'' $(y' > y'')$, soit un nombre entier.

De plus, comme on a

$$y' + y'' = \frac{r + 2l}{r} = 1 + \frac{2l}{r},$$

on voit que les deux nombres y' et y'' ne peuvent être tous deux entiers que si $2l$ est multiple de r, et lorsque cette circonstance a lieu, du moment que l'un d'eux est entier, l'autre l'est aussi.

Si l'on désigne par x' et x'' les valeurs de x qui correspondent respectivement aux valeurs y' et y'' de y, l'équation

$$l = x + r(y - 1)$$

donne

$$x' = l - r(y' - 1),$$
$$x'' = l - r(y'' - 1).$$

2° Si la quantité $(r + 2l)^2 - 8rS$ est $= 0$, on n'a qu'une seule valeur pour y,

$$y = \frac{r + 2l}{2r},$$

et, dans ce cas, pour que le problème soit possible, il faut que $r + 2l$ soit multiple de $2r$.

L'équation

$$l = x + r(y - 1)$$

donne alors pour valeur de x correspondante à la valeur précédente de y,

$$x = \frac{r}{2}.$$

3° Si la quantité $(r + 2l)^2 - 8rS$ est < 0, on n'a que des valeurs imaginaires pour y. Le problème est alors impossible.

Application. — On donne

$$l = 2 + \frac{5}{6}, \quad r = \frac{1}{3}, \quad \text{et} \quad S = 13 + \frac{1}{3}.$$

Dans ce cas, on a

$$(r + 2l)^2 - 8rS > 0,$$

et de plus, comme $2l$ est multiple de r, le problème peut avoir deux solutions, et c'est effectivement ce qui a lieu, car on obtient

$$y' = 10, \qquad y'' = 8,$$
$$x' = -\frac{1}{6}, \qquad x'' = \frac{1}{2}.$$

XLII.

Partager 590 en deux parties dont le produit soit égal à 80 464.

(Fac. des Sc. de Paris.)

Solution. — Comme la somme des deux nombres cherchés est 590, et que leur produit est 80 464, ces deux nombres sont les racines de l'équation du second degré

$$X^2 - 590\,X + 80\,464 = 0,$$

et l'on sait que ces racines sont

$$\frac{590}{2} + \sqrt{\left(\frac{590}{2}\right)^2 - 80464},$$

$$\frac{590}{2} - \sqrt{\left(\frac{590}{2}\right)^2 - 80464},$$

c'est-à-dire 376 et 214.

XLIII.

Partager le nombre 85 en parties formant une progression arithmétique, dont le premier terme soit 7, et la raison $\frac{1}{3}$. On déterminera le nombre des termes et le dernier.

(Fac. des Sc. de Toulouse.)

Solution. — Désignons par x le nombre des termes et par y le dernier terme de la progression.

Les équations du problème sont

$$y = 7 + \frac{1}{3}(x - 1),$$

$$85 = \frac{7 + y}{2}\,x,$$

ou, ce qui revient au même,

$$3y - x = 20,$$
$$xy + 7x = 170.$$

Si on élimine x entre ces deux équations, on obtient l'équation du second degré

$$3y^2 + y - 310 = 0,$$

de laquelle on tire

$$y = 10,$$

et par suite, il vient

$$x = 3 . 10 - 20 = 10.$$

L'équation précédente en y a une seconde racine, mais comme elle est négative, il n'y a pas lieu d'en tenir compte; car, d'après l'énoncé de la question, tous les termes de la progression sont évidemment positifs. D'ailleurs cette seconde valeur de y donnerait pour x une valeur négative, laquelle ne saurait être admise pour solution.

XLIV.

Les rapports direct et inverse de deux nombres donnent pour somme 2,05; ces nombres eux-mêmes donnent pour somme 63. On demande la valeur de ces deux nombres.

(Fac. des Sc. de Paris.)

Solution. — Soit x l'un des deux nombres, l'autre est $63 - x$, et par suite l'équation du problème est

$$\frac{x}{63 - x} + \frac{63 - x}{x} = 2,05.$$

Il n'y a plus qu'à résoudre cette équation qui se ramène à la forme ordinaire des équations du second degré.

Voilà le mode de solution qui s'offre le plus naturellement; mais en voici un autre qui nous paraît beaucoup plus élégant :

Soit x le plus petit des deux nombres.

On a

$$\frac{x}{63 - x} < \frac{63 - x}{x},$$

$$\frac{x}{63 - x} \cdot \frac{63 - x}{x} = 1,$$

et par conséquent la quantité $\dfrac{x}{63 - x}$ est la plus petite des deux racines de l'équation

$$X^2 - 2,05\,X + 1 = 0.$$

Cette plus petite racine étant égale à 0,8, on a donc

$$\frac{x}{63 - x} = \frac{8}{10},$$

d'où

$$\frac{x}{63} = \frac{8}{8+10},$$

$$x = \frac{63.8}{18} = 7.4 = 28.$$

Les deux nombres demandés sont donc 28 et 35.

XLV.

Résoudre le système des deux équations

(1)
$$x + y = \frac{21}{8},$$

(2)
$$\frac{x}{y} - \frac{y}{x} = \frac{35}{6}.$$

(Fac. des Sc. de Paris.)

Solution. — Comme on a

$$\frac{x}{y} \cdot \left(-\frac{y}{x}\right) = -1,$$

et que l'équation (2) peut s'écrire sous la forme

$$\frac{x}{y} + \left(-\frac{y}{x}\right) = \frac{35}{6},$$

il en résulte que $\frac{x}{y}$ et $-\frac{y}{x}$ sont les deux racines de l'équation du second degré

$$X^2 - \frac{35}{6} X - 1 = 0,$$

c'est-à-dire que l'on a

$$\frac{x}{y} = \frac{35}{12} + \sqrt{\left(\frac{35}{12}\right)^2 + 1} = 6,$$

ou bien

$$\frac{x}{y} = \frac{35}{12} - \sqrt{\left(\frac{35}{12}\right)^2 + 1} = -\frac{1}{6}.$$

La première valeur de $\frac{x}{y}$, savoir

$$\frac{x}{y} = 6,$$

donne

$$\frac{x}{6} = \frac{y}{1} = \frac{x+y}{7},$$

et, par suite, à cause de l'équation (1),

$$\frac{x}{6} = \frac{y}{1} = \frac{21}{8.7} = \frac{3}{8};$$

d'où l'on tire

$$x = \frac{3.6}{8} = \frac{9}{4}, \quad y = \frac{3}{8}.$$

La deuxième valeur de $\frac{x}{y}$, savoir

$$\frac{x}{y} = -\frac{1}{6},$$

donne

$$\frac{x}{-1} = \frac{y}{6} = \frac{x+y}{5},$$

et, par suite, à cause de l'équation (1),

$$\frac{x}{-1} = \frac{y}{6} = \frac{21}{8.5} = \frac{21}{40},$$

d'où l'on tire

$$x = -\frac{21}{40}, \quad y = \frac{21.6}{40} = \frac{63}{20}.$$

XLVI.

Résoudre le système des deux équations

$$5y^2 + 3x^2 = 30\,752,$$
$$9y - 5x = 424.$$

(Fac. des Sc. de Paris.)

Solution. — De la seconde équation on tire

$$y = \frac{424 + 5x}{9},$$

et portant cette valeur de y, en fonction de x, dans la première, il vient

$$5\left(\frac{424 + 5x}{9}\right)^2 + 3x^2 = 30\,752,$$

c'est-à-dire

$$23x^2 + 1325x - 99\,502 = 0.$$

Si l'on désigne par x' et x'' les deux valeurs de x fournies par cette dernière équation, et par y' et y'' les deux valeurs correspondantes de y, on a

$$x' = 43, \quad y' = \frac{424 + 5x'}{9} = 71,$$

$$x'' = -100,609, \quad y'' = \frac{424 + 5x''}{9} = -8,783.$$

Le système des deux équations proposées admet donc deux solutions.

XLVII.

On donne les deux équations
$$x^2 - y^2 = 2,297,$$
$$xy = 3,247.$$

On demande de calculer à $0,001$ près les valeurs des inconnues x et y.

(Fac. des Sc. de Paris.)

Solution. — La seconde équation donne
$$x^2 y^2 = (3,247)^2,$$
ou, ce qui revient au même,
$$x^2 \cdot (-y^2) = -(3,247)^2,$$
et comme la première peut s'écrire sous la forme
$$x^2 + (-y^2) = 2,297,$$
il en résulte que x^2 et $-y^2$ sont les deux racines de l'équation du second degré
$$X^2 - 2,297\,X - (3,247)^2 = 0.$$

D'après cela, on a
$$x^2 = \frac{2,297 + \sqrt{(2,297)^2 + 4 \cdot (3,247)^2}}{2} = 4,592634,$$

$$-y^2 = \frac{2,297 - \sqrt{(2,297)^2 + 4 \cdot (3,247)^2}}{2} = -2,295634,$$

et, par suite, il vient
$$x = \pm 2,143,$$
$$y = \pm 1,515.$$

Comme, d'après la seconde des équations données, le produit xy est positif, les deux facteurs x et y de ce produit doivent être de même signe, et par conséquent le système des équations proposées n'admet que les deux solutions suivantes :

$$1^{re}\ solution.\ \begin{cases} x = 2,143, \\ y = 1,515. \end{cases} \qquad 2^e\ solution.\ \begin{cases} x = -2,143, \\ y = -1,515. \end{cases}$$

XLVIII.

Résoudre le système des deux équations

$$(1) \qquad 2x^2 + 3y^2 = 37,$$
$$(2) \qquad 3xy = 5.$$

On calculera les valeurs des inconnues à 0,001 près.

(Fac. des Sc. de Paris.)

Solution. — L'équation (2) donne

$$xy = \frac{5}{3},$$

et, par suite,

$$2x^2 . 3y^2 = 2.3.\left(\frac{5}{3}\right)^2 = \frac{50}{3},$$

d'où il résulte, en ayant égard à l'équation (1), que $2x^2$ et $3y^2$ sont les racines de l'équation du second degré

$$X^2 - 37\,X + \frac{50}{3} = 0.$$

D'après cela, on a donc

$$2x^2 = \frac{37}{2} + \sqrt{\frac{37^2}{4} - \frac{50}{3}},$$
$$3y^2 = \frac{37}{2} - \sqrt{\frac{37^2}{4} - \frac{50}{3}},$$

c'est-à-dire

$$x = \pm 4,274,$$
$$y = \pm 0,3899,$$

ou bien

$$2x^2 = \frac{37}{2} - \sqrt{\frac{37^2}{4} - \frac{50}{3}},$$
$$3y^2 = \frac{37}{2} + \sqrt{\frac{37^2}{4} - \frac{50}{3}},$$

c'est-à-dire

$$x = \pm 0,3899,$$
$$y = \pm 4,274,$$

et comme, d'après l'équation (2), le produit xy doit être positif, les doubles signes des valeurs de x et y sont coordonnés, ce qui revient à dire que les signes supérieurs doivent être pris ensemble et les signes inférieurs aussi.

XLIX.

Résoudre le système des deux équations

$$xy^2 = 18,$$
$$x + y^2 = 11.$$

(Fac. des Sc. de Paris.)

Solution. — x et y^2 sont les deux racines de l'équation du second degré

$$X^2 - 11X + 18 = 0,$$

d'où il suit que l'on a

$$x = \frac{11 + \sqrt{11^2 - 4.18}}{2} = \frac{11 + 7}{2} = 9,$$

et

$$y^2 = \frac{11 - \sqrt{11^2 - 4.18}}{2} = \frac{11 - 7}{2} = 2,$$

c'est-à-dire

$$y = \pm\sqrt{2},$$

ou bien

$$x = \frac{11 - \sqrt{11^2 - 4.18}}{2} = 2,$$

et

$$y^2 = \frac{11 + \sqrt{11^2 - 4.18}}{2} = 9,$$

c'est-à-dire

$$y = \pm 3.$$

4.

L.

La somme de deux nombres est 23 ; la somme de leurs carrés est 277 : quels sont ces nombres ?

(Fac. des Sc. de Paris et de Poitiers.)

Solution. — Désignons par x et y les deux nombres. Les équations du problème sont

$$(1) \qquad x + y = 23,$$
$$(2) \qquad x^2 + y^2 = 277.$$

Pour résoudre le système de ces deux équations on peut faire usage de différentes méthodes ; nous nous bornerons à indiquer les suivantes :

Première méthode. — L'équation (1) donne

$$y = 23 - x,$$

et, portant cette valeur de y dans l'équation (2), on obtient

$$x^2 + (23 - x)^2 = 277,$$

c'est-à-dire, toutes réductions faites,

$$(3) \qquad x^2 - 23x + 126 = 0.$$

Si, au lieu de chercher d'abord l'équation qui donne x, on avait cherché celle qui donne y, on serait évidemment arrivé à l'équation

$$y^2 - 23y + 126 = 0,$$

puisque les inconnues x et y entrent de la même manière dans chacune des deux équations du problème, de sorte que les racines de l'équation (3), savoir les nombres 14 et 9, sont les deux nombres cherchés.

Deuxième méthode. — L'équation (1) donne

$$(x + y)^2 = 23^2 = 529,$$

c'est-à-dire

$$x^2 + y^2 + 2xy = 529,$$

et, par suite, à cause de l'équation (2),

$$xy = \frac{529 - 277}{2} = 126.$$

D'après cela, les nombres x et y sont les racines de

l'équation
$$X^2 - 23X + 126 = 0,$$
qui n'est autre que l'équation (3) obtenue précédemment.

Troisième méthode. — Posons
$$(4) \qquad\qquad x - y = t.$$

Les équations (1) et (4) donnent
$$x = \frac{23 + t}{2}, \quad y = \frac{23 - t}{2},$$
et, par suite,
$$x^2 + y^2 = \frac{1}{4}\left[(23 + t)^2 + (23 - t)^2\right] = \frac{1}{2}(23^2 + t^2).$$

D'après cela, et à cause de l'équation (2), on a
$$t^2 + 23^2 = 277 \cdot 2,$$
et par conséquent
$$t^2 = 25,$$
$$t = \pm 5.$$

En prenant $t = 5$, il vient
$$x = 14 \quad \text{et} \quad y = 9.$$

La valeur $t = -5$ donnerait les deux mêmes nombres.

Cette méthode de résolution est préférable aux deux premières, en ce qu'elle ne conduit pas à la résolution d'une équation complète du second degré.

LI.

La somme de deux nombres est 100; la différence de leurs carrés est 1000. Trouver ces deux nombres.

(Fac. des Sc. de Paris.)

Solution. — Désignons par x et y les deux nombres
$$x > y.$$

Les équations du problème sont
$$(1) \qquad\qquad x + y = 100,$$
$$(2) \qquad\qquad x^2 - y^2 = 1000.$$

Pour résoudre le système de ces équations, nous indiquerons les deux méthodes suivantes :

Première méthode. — L'équation (1) donne

$$y = 100 - x,$$

et, portant cette valeur de y dans l'équation (2), on obtient

$$x^2 - (100 - x)^2 = 1000,$$

c'est-à-dire, toutes réductions faites,

$$x = 55;$$

par suite, on a

$$y = 45.$$

Deuxième méthode. — Les équations (1) et (2) donnent

$$\frac{x^2 - y^2}{x + y} = \frac{1000}{100},$$

c'est-à-dire

$$x - y = 10,$$

et, par suite, il vient

$$x = \frac{x + y}{2} + \frac{x - y}{2} = \frac{100 + 10}{2} = 55,$$
$$y = 55 - 10 = 45.$$

Dans cette méthode on pourrait calculer y avant x, car on a

$$y = \frac{x + y}{2} - \frac{x - y}{2} = \frac{100 - 10}{2} = 45,$$

et on trouverait ensuite

$$x = 45 + 10 = 55.$$

LII.

La différence de deux nombres est 6 ; celle de leurs carrés est 480. Trouver ces deux nombres.

(Fac. des Sc. de Paris.)

Solution. — Désignons par x et y les deux nombres, $x > y$.

Les équations du problème sont

$$(1) \qquad x - y = 6,$$
$$(2) \qquad x^2 - y^2 = 480.$$

Pour résoudre le système de ces deux équations, nous indiquerons les deux méthodes suivantes :

Première méthode. — L'équation (1) donne
$$y = x - 6,$$
et, portant cette valeur de y dans l'équation (2), on obtient
$$x^2 - (x - 6)^2 = 480,$$
c'est-à-dire, toutes réductions faites,
$$x = 43;$$
par suite, on a
$$y = 37.$$

Deuxième méthode. — Les équations (1) et (2) donnent
$$\frac{x^2 - y^2}{x - y} = \frac{480}{6},$$
c'est-à-dire
$$x + y = 80,$$
et, par suite, il vient
$$x = \frac{x + y}{2} + \frac{x - y}{2} = \frac{80 + 6}{2} = 43,$$
$$y = 43 - 6 = 37.$$

Dans cette méthode on pourrait calculer y avant x, car on a
$$y = \frac{x + y}{2} - \frac{x - y}{2} = \frac{80 - 6}{2} = 37,$$
et on trouverait ensuite
$$x = 37 + 6.$$

LIII.

La somme de deux nombres est 31; la somme de leurs cubes est 8029. Trouver ces deux nombres.

(Fac. des Sc. de Paris.)

Solution. — Désignons par x et y les deux nombres. Les équations du problème sont
$$(1) \qquad x + y = 31,$$
$$(2) \qquad x^3 + y^3 = 8029.$$

Pour résoudre le système de ces deux équations on peut faire usage de différentes méthodes; nous nous bornerons à indiquer les suivantes :

Première méthode. — L'équation (1) donne

$$y = 31 - x;$$

et portant cette valeur de y dans l'équation (2), on obtient

$$x^3 + (31 - x)^3 = 8029,$$

c'est-à-dire, toutes réductions faites,

$$(3) \qquad x^2 - 31\,x + 234 = 0.$$

Si, au lieu de chercher d'abord l'équation qui donne x, on avait cherché celle qui donne y, on serait évidemment arrivé à l'équation

$$y^2 - 31\,y + 234 = 0,$$

puisque les inconnues x et y entrent de la même manière dans chacune des deux équations du problème, de sorte que les racines de l'équation (3), savoir les nombres 18 et 13, sont les deux nombres cherchés.

Deuxième méthode. — Les équations (1) et (2) donnent

$$(x + y)^2 = 31^2,$$
$$\frac{x^3 + y^3}{x + y} = \frac{8029}{31},$$

c'est-à-dire

$$x^2 + 2\,xy + y^2 = 961,$$
$$x^2 + xy + y^2 = 259,$$

et, retranchant ces deux dernières équations membre à membre, il vient

$$3\,xy = 702,$$
$$xy = 234.$$

D'après cela, les nombres x et y sont les racines de l'équation (3) obtenue précédemment.

Dans cette méthode, on aurait pu parvenir à l'équation $xy = 234$, de cette autre manière :

On a

$$(x + y)^3 = 31^3,$$

c'est-à-dire

$$x^3 + y^3 + 3\,x^2 y + 3\,xy^2 = 29791,$$

et comme

$$x^3 + y^3 = 8029,$$
$$3x^2y + 3.xy^2 = 3xy(x + y) = 93xy,$$

il vient

$$93xy = 29791 - 8029,$$
$$xy = 234.$$

Troisième méthode. — Posons

$$(4) \qquad\qquad x - y = t.$$

Les équations (1) et (4) donnent

$$x = \frac{31 + t}{2}, \quad y = \frac{31 - t}{2},$$

et, par suite,

$$x^3 + y^3 = \frac{1}{8}\left[(31 + t)^3 + (31 - t)^3\right] = \frac{1}{4}(31^3 + 3.31\, t^2).$$

D'après cela, et à cause de l'équation (2), on a

$$3.31\, t^2 + 31^3 = 8029.4,$$

c'est-à-dire

$$3t^2 + 31^2 = 1036,$$

et par conséquent

$$t^2 = 25,$$
$$t = \pm 5.$$

En prenant $t = 5$, il vient

$$x = 18 \quad \text{et} \quad y = 13.$$

La valeur $t = -5$ donnerait les deux mêmes nombres.

Cette méthode de résolution est préférable aux deux premières en ce qu'elle ne conduit pas à la résolution d'une équation complète du second degré.

LIV.

On donne la différence des cubes de deux nombres entiers consécutifs. On demande ces nombres.

(Fac. des Sc. de Paris.)

Solution. — Désignons par x le plus petit des deux nombres, et par a la différence donnée des deux cubes.

L'équation du problème est

$$(x+1)^3 - x^3 = a,$$

c'est-à-dire

$$(1) \qquad 3x^2 + 3x = a - 1.$$

On tire de cette équation

$$x = \frac{-3 + \sqrt{12a - 3}}{6},$$

et, par suite,

$$x + 1 = \frac{3 + \sqrt{12a - 3}}{6}.$$

On peut éviter la résolution de l'équation (1), en observant que cette équation peut s'écrire sous la forme

$$x(x+1) = \frac{a-1}{3},$$

et que, par conséquent, il suffit de décomposer le nombre entier $\frac{a-1}{3}$ en un produit de deux facteurs différents entre eux d'une unité. Cette décomposition peut être effectuée très-facilement dans bien des cas.

LV.

La différence de deux nombres est 7; la différence de leurs cubes est 4501. Trouver ces deux nombres.

(Fac. des Sc. de Paris.)

Solution. — Désignons par x et y les deux nombres $x > y$.

Les équations du problème sont

$$(1) \qquad x - y = 7,$$
$$(2) \qquad x^3 - y^3 = 4501.$$

Pour résoudre le système de ces deux équations on peut faire usage de différentes méthodes ; nous nous bornerons à indiquer les suivantes :

Première méthode. — L'équation (1) donne

$$y = x - 7,$$

et portant cette valeur de y dans l'équation (2), on ob-

tient
$$x^3 - (x - 7)^3 = 4501,$$
c'est-à-dire, toutes réductions faites,
$$(3) \qquad x^2 - 7x - 198 = 0,$$
d'où
$$x = 18,$$
et, par suite,
$$y = 11.$$

Si l'on voulait tenir compte de la seconde racine de l'équation (3), on aurait la solution négative
$$x = -11,$$
$$y = -18.$$

Deuxième méthode. — Les équations (1) et (2) donnent
$$(x - y)^2 = 7^2,$$
$$\frac{x^3 - y^3}{x - y} = \frac{4501}{7},$$
c'est-à-dire
$$x^2 - 2xy + y^2 = 49,$$
$$x^2 + xy + y^2 = 643,$$
et, retranchant ces deux dernières équations membre à membre, il vient
$$3xy = 594,$$
$$xy = 198.$$

D'après cela, les deux nombres x et $-y$ sont les racines de l'équation du second degré
$$X^2 - 7X - 198 = 0,$$
d'où
$$x = 18, \quad -y = -11,$$
ou bien
$$x = -11, \quad -y = 18,$$
et par conséquent on a les deux solutions déjà obtenues
$$\begin{cases} x = 18, \\ y = 11, \end{cases} \quad \text{et} \quad \begin{cases} x = -11, \\ y = -18. \end{cases}$$

Dans cette méthode, on aurait pu parvenir à l'équation $xy = 198$, de cette autre manière :

On a
$$(x - y)^3 = 7^3,$$
c'est-à-dire
$$x^3 - y^3 - 3x^2y + 3xy^2 = 343,$$
et comme
$$x^3 - y^3 = 4501,$$
$$- 3x^2y + 3xy^2 = - 3xy(x - y) = - 21xy,$$
il vient
$$21xy = 4501 - 343,$$
$$xy = 198.$$

Troisième méthode. — Posons
$$(4) \qquad\qquad x + y = t.$$
Les équations (1) et (4) donnent
$$x = \frac{t + 7}{2}, \quad y = \frac{t - 7}{2},$$
et, par suite,
$$x^3 - y^3 = \frac{1}{8}[(t + 7)^3 - (t - 7)^3] = \frac{1}{4}(7^3 + 3 \cdot 7\, t^2).$$

D'après cela, on a
$$3 \cdot 7\, t^2 + 7^3 = 4501 \cdot 4,$$
c'est-à-dire
$$3t^2 + 7^2 = 2572,$$
et par conséquent
$$t^2 = 841,$$
$$t = \pm 29.$$
En prenant $t = 29$, il vient
$$x = 18 \quad \text{et} \quad y = 11.$$
En prenant $t = - 29$, il vient
$$x = - 11 \quad \text{et} \quad y = - 18.$$

Cette dernière méthode est préférable aux deux premières, en ce qu'elle ne conduit pas à la résolution d'une équation complète du second degré.

LVI.

Trouver quatre nombres en proportion géométrique, connaissant la somme des extrêmes (21), la somme des moyens (19), et la somme des carrés des quatre termes (442).

(*Fac. des Sc. de Poitiers.*)

Solution. — Si l'on désigne respectivement par

$$x, \quad y, \quad z, \quad u,$$

le premier, le second, le troisième et le quatrième terme de la proportion, les équations du problème sont

(1) $$x + u = 21,$$
(2) $$y + z = 19,$$
(3) $$xu = yz,$$
(4) $$x^2 + y^2 + z^2 + u^2 = 442.$$

Les équations (1) et (2) donnent

$$x^2 + 2xu + u^2 = 21^2 = 441,$$
$$y^2 + 2yz + z^2 = 19^2 = 361,$$

et, ajoutant ces deux dernières équations membre à membre, il vient

$$x^2 + y^2 + z^2 + u^2 + 2(xu + yz) = 802,$$

c'est-à-dire, à cause des équations (3) et (4),

$$4xu = 802 - 442 = 360,$$
$$xu = 90.$$

D'après cela, si l'on forme les deux équations du second degré

$$X^2 - 21X + 90 = 0,$$
$$Y^2 - 19Y + 90 = 0,$$

les deux nombres x et u sont les racines de la première, et les deux nombres y et z sont celles de la seconde.

On a donc

$$x = 15, \quad u = 6,$$
$$y = 10, \quad z = 9.$$

LVII.

Calculer les quatre termes d'une proportion par quotient, sachant : 1° que le premier terme surpasse le deuxième de 4 ; 2° que le troisième terme surpasse le quatrième de 3; 3° que la somme des carrés des quatre termes est égale à 62,5.

(Fac. des Sc. de Paris.)

Solution. — Désignons par x, y, z, u les quatre termes de la proportion.

Les équations du problème sont

$$(1) \qquad \frac{x}{y} = \frac{z}{u},$$

$$(2) \qquad x - y = 4,$$

$$(3) \qquad z - u = 3,$$

$$(4) \qquad x^2 + y^2 + z^2 + u^2 = 62,5.$$

Résolvons ce système d'équations.

L'équation (1) donne

$$\frac{x-y}{z-u} = \frac{x}{z} = \frac{y}{u},$$

et, par suite, à cause des équations (2) et (3), il vient

$$\frac{x}{z} = \frac{4}{3}, \qquad \frac{y}{u} = \frac{4}{3},$$

d'où

$$(5) \qquad \frac{xy}{zu} = \left(\frac{4}{3}\right)^2 = \frac{16}{9}.$$

De plus, les mêmes équations (2) et (3) donnent

$$(x - y)^2 + (z - u)^2 = 4^2 + 3^2 = 25,$$

c'est-à-dire

$$x^2 + y^2 + z^2 + u^2 - 2(xy + zu) = 25,$$

et, par suite, à cause de l'équation (4), il vient

$$(6) \qquad xy + zu = 18,75.$$

Maintenant, des équations (5) et (6) on déduit

$$\frac{xy}{16} = \frac{zu}{9} = \frac{xy + zu}{25} = \frac{18,75}{25} = 0,75,$$

c'est-à-dire

$$(7) \qquad xy = 16.0,75 = 12,$$

$$(8) \qquad zu = 9.0,75 = 6,75,$$

Les équations (2) et (7) indiquent que x et $-y$ sont les deux racines de l'équation du second degré

$$X^2 - 4X - 12 = 0,$$

et les équations (3) et (8) indiquent que z et $-u$ sont les deux racines de l'équation du second degré

$$Z^2 - 3Z - 6,75 = 0.$$

D'après cela, on a donc finalement

$$x = 6 \quad \text{avec} \quad y = 2,$$

ou bien

$$x = -2 \quad \text{avec} \quad y = -6$$

et

$$z = \frac{9}{2} = 4,5 \quad \text{avec} \quad u = \frac{3}{2} = 1,5,$$

ou bien

$$z = -\frac{3}{2} = -1,5 \quad \text{avec} \quad u = -\frac{9}{2} = -4,5.$$

Le problème proposé a ainsi quatre solutions, comme on devait s'y attendre.

LVIII.

A et B étant deux nombres tels, que le carré du premier est plus grand que le second, si l'on désigne par C la racine carrée de la différence $A^2 - B$, on a

$$\sqrt{A + \sqrt{B}} = \sqrt{\frac{A + C}{2}} + \sqrt{\frac{A - C}{2}},$$

et

$$\sqrt{A - \sqrt{B}} = \sqrt{\frac{A + C}{2}} - \sqrt{\frac{A - C}{2}}.$$

Première démonstration. — L'égalité

$$\sqrt{A^2 - B} = C$$

donne successivement

$$A^2 - B = C^2,$$

$$B = A^2 - C^2 = (A + C)(A - C),$$

$$\sqrt{B} = 2\sqrt{\frac{A + C}{2} \cdot \frac{A - C}{2}} = 2\sqrt{\frac{A + C}{2}} \cdot \sqrt{\frac{A - C}{2}},$$

et comme

$$A = \frac{A + C}{2} + \frac{A - C}{2},$$

il vient

$$A + \sqrt{B} = \frac{A + C}{2} + \frac{A - C}{2} + 2\sqrt{\frac{A + C}{2}} \cdot \sqrt{\frac{A - C}{2}}$$

$$= \left(\sqrt{\frac{A + C}{2}} + \sqrt{\frac{A - C}{2}} \right)^2,$$

$$A - \sqrt{B} = \frac{A + C}{2} + \frac{A - C}{2} - 2\sqrt{\frac{A + C}{2}} \cdot \sqrt{\frac{A - C}{2}}$$

$$= \left(\sqrt{\frac{A + C}{2}} - \sqrt{\frac{A - C}{2}} \right)^2.$$

Donc, etc.

Deuxième démonstration. — On a

$$\left(\sqrt{\frac{A + C}{2}} + \sqrt{\frac{A - C}{2}} \right)^2$$

$$= \frac{A + C}{2} + \frac{A - C}{2} + 2\sqrt{\frac{A + C}{2}}\sqrt{\frac{A - C}{2}}$$

$$= A + \sqrt{(A + C)(A - C)} = A + \sqrt{A^2 - C^2} = A + \sqrt{B},$$

et

$$\left(\sqrt{\frac{A + C}{2}} - \sqrt{\frac{A - C}{2}} \right)^2$$

$$= \frac{A + C}{2} + \frac{A - C}{2} - 2\sqrt{\frac{A + C}{2}}\sqrt{\frac{A - C}{2}}$$

$$= A - \sqrt{(A + C)(A - C)} = A - \sqrt{A^2 - C^2} = A - \sqrt{B};$$

donc, etc.

LIX.

Résoudre le système des deux équations

$$x^2 + y^2 = a,$$
$$\log x + \log y = b,$$

a et b étant deux nombres donnés, et la caractéristique log désignant un logarithme vulgaire.

(Fac. des Sc. de Poitiers.)

Solution. — Comme on a

$$\log x + \log y = \log xy,$$

la seconde des équations données revient à

$$\log xy = b,$$

et, par suite, elle fait connaître la valeur de xy. Désignons-la par c (*).

Le système des équations proposées revient donc au suivant :

$$(1) \qquad x^2 + y^2 = a,$$
$$(2) \qquad xy = c.$$

Pour résoudre ce système d'équations, nous allons indiquer deux méthodes différentes.

Première méthode. — Nous supposerons, ce qui est évidemment permis, $x \geqq y$.

Les équations (1) et (2) donnent

$$(x + y)^2 \, (= x^2 + y^2 + 2xy) = a + 2c,$$
$$(x - y)^2 \, (= x^2 + y^2 - 2xy) = a - 2c,$$

et, par conséquent,

$$x + y = \sqrt{a + 2c},$$
$$x - y = \sqrt{a - 2c},$$

d'où l'on tire

$$x = \frac{1}{2}\left(\sqrt{a + 2c} + \sqrt{a - 2c}\right),$$
$$y = \frac{1}{2}\left(\sqrt{a + 2c} - \sqrt{a - 2c}\right).$$

Deuxième méthode. — L'équation (2) donne

$$x^2 y^2 = c^2,$$

et, par conséquent, x^2 et y^2 sont les deux racines de l'équation du second degré

$$X^2 - aX + c^2 = 0.$$

D'après cela, en supposant comme précédemment $x \geqq y$, on a

$$x^2 = \frac{a}{2} + \sqrt{\frac{a^2}{4} - c^2},$$
$$y^2 = \frac{a}{2} - \sqrt{\frac{a^2}{4} - c^2},$$

(*) D'après la théorie exponentielle des logarithmes, on a

$$c = 10^b.$$

et, par suite,

$$x = \sqrt{\frac{a}{2} + \sqrt{\frac{a^2}{4} - c^2}},$$

$$y = \sqrt{\frac{a}{2} - \sqrt{\frac{a^2}{4} - c^2}},$$

ou, ce qui revient au même (*voyez* LVIII),

$$x = \frac{1}{2}\left(\sqrt{a + 2c} + \sqrt{a - 2c}\right),$$

$$y = \frac{1}{2}\left(\sqrt{a + 2c} - \sqrt{a - 2c}\right).$$

LX.

Résoudre l'équation

$$(1) \qquad \sqrt{1 + \sqrt{x^4 - x^2}} = x - 1.$$

Vérifier et interpréter les différentes racines.

(*Fac. des Sc. de Nancy.*)

Solution. — On a

$$1 + \sqrt{x^4 - x^2} = (x - 1)^2,$$

$$(2) \qquad \sqrt{x^4 - x^2} = x^2 - 2x,$$

$$x^4 - x^2 = (x^2 - 2x)^2,$$

c'est-à-dire

$$(3) \qquad x^4 - x^2 = x^4 - 4x^3 + 4x^2.$$

Cette équation admet d'abord pour racine $x = \pm\infty$ (*)
(*voir* la Note placée ci-après), et comme elle se réduit à

$$4x^3 - 5x^2 = 0,$$

on voit qu'elle admet encore pour racines

$$x = 0 \quad \text{et} \quad x = \frac{5}{4}.$$

La double valeur $x = \pm\infty$ satisfait à l'équation proposée : pour s'en convaincre, il suffit de diviser les deux membres de cette équation par x, et de la mettre sous la forme

$$\sqrt{\frac{1}{x^2} + \sqrt{1 - \frac{1}{x^2}}} = 1 - \frac{1}{x}.$$

(*) On sait que le signe ∞ sert à désigner l'*infini*.

Quant aux deux autres valeurs de x, on reconnaît tout de suite, par la simple substitution, qu'elles ne satisfont pas à l'équation (1), et qu'elles vérifient respectivement les équations

$$- \sqrt{1 + \sqrt{x^4 - x^2}} = x - 1,$$
$$\sqrt{1 - \sqrt{x^4 - x^2}} = x - 1.$$

D'où vient cela?

Pour se rendre compte de ce fait, il faut remarquer que si A et B désignent les deux membres d'une équation, l'équation $A^2 = B^2$ admet non-seulement les solutions de l'équation $A = B$, mais encore celles de l'équation $A = -B$, car la différence $A^2 - B^2$, étant égale à $(A - B)(A + B)$, est annulée, soit lorsque $A = B$, soit lorsque $A = -B$.

D'après cela, dans la question précédente, l'équation (2) admet les solutions des équations

$$(4) \qquad \sqrt{1 + \sqrt{x^4 - x^2}} = x - 1,$$
$$(5) \qquad - \sqrt{1 + \sqrt{x^4 - x^2}} = x - 1,$$

et l'équation (3) admet les solutions de l'équation (2) et de l'équation

$$- \sqrt{x^4 - x^2} = x^2 - 2x,$$

laquelle peut être remplacée par la suivante

$$(6) \qquad 1 - \sqrt{x^4 - x^2} = (x - 1)^2;$$

d'où il suit que l'équation (3) admet les solutions des équations (4), (5) et (6).

D'après ce qui précède, on voit que l'équation proposée n'admet aucune solution finie.

Note. — Lorsque dans un problème d'Algèbre on arrive, pour déterminer une inconnue x, à une équation telle que

$$A x^4 + B x^3 + C x^2 + D x + E = A x^4 + B' x^3 + C' x^2 + D' x + E',$$

dans laquelle A, B, C, D, E, B', C', D', E' sont des nombres quelconques positifs, nuls ou négatifs, A différant

5.

de zéro, cette équation est vérifiée par la double valeur infinie de x, $x = \pm\infty$.

Car elle peut s'écrire sous la forme

$$A + \frac{B}{x} + \frac{C}{x^2} + \frac{D}{x^3} + \frac{E}{x^4} = A + \frac{B'}{x} + \frac{C'}{x^2} + \frac{D'}{x^3} + \frac{E'}{x^4},$$

et l'on voit alors que si l'on donne à x des valeurs toutes positives ou toutes négatives, de plus en plus grandes en valeur absolue, les deux membres de cette équation tendent tous deux vers la même limite A. Voilà pourquoi on est convenu de dire que l'équation est vérifiée par $x = +\infty$ et par $x = -\infty$.

Ces solutions infinies ont quelquefois une très-grande importance lorsqu'elles concernent des équations provenant de questions de Géométrie.

DEUXIÈME PARTIE.
PROBLÈMES RELATIFS A LA GÉOMÉTRIE.

I.

Étant donné un angle ASB, on demande de mener par un point O une droite qui retranche des côtés de l'angle à partir du sommet deux segments égaux Sa, Sb.

(Fac. des Sc. de Paris.)

Solution. — Traçons la bissectrice SD de l'angle donné, et par le point O menons la droite EF perpendiculaire sur cette bissectrice.

Cette perpendiculaire est la droite demandée.

Car, en désignant respectivement par a, b, c les points où elle coupe les droites SA, SB, SD, les triangles aSc, bSc sont égaux comme ayant un côté égal adjacent à deux angles égaux chacun à chacun, savoir : le côté Sc commun, les angles en S égaux par construction, et les angles en c égaux comme droits, et par conséquent on a

$$Sa = Sb.$$

Pour que le problème soit possible, il faut, comme on le voit tout de suite, que si l'on mène par le sommet S de l'angle ASB une perpendiculaire MN sur SD, le point O soit, avec les droites SA, SB, d'un même côté de cette perpendiculaire MN.

II.

Démontrer que quand plusieurs cordes AB, CD, EF,... d'un cercle, prolongées suffisamment, concourent en un même point S, leurs milieux I, K, L,... sont sur la circonférence d'un autre cercle.

(Fac. des Sc. de Paris.)

Démonstration. — Soit O le centre du cercle auquel appartiennent les cordes AB, CD, EF,....

Traçons les droites OI, OK, OL,..., OS.

D'après une proposition connue du second livre de la *Géométrie* de Legendre, les angles OIS, OKS, OLS,..., sont droits, et par conséquent la circonférence décrite sur la distance OS comme diamètre passe nécessairement par les points I, K, L,....

Donc, etc.

III.

Étant donné un triangle ABC, on mène les bissectrices des suppléments des deux angles A et B, lesquelles se rencontrent en un point D : on demande de prouver que la droite qui joint ce point au centre du cercle inscrit dans le triangle passe par le sommet du troisième angle C du triangle.

(Fac. des Sc. de Paris.)

Démonstration. — Désignons respectivement par p, q, r les distances du point D aux trois droites AB, AC, BC, et par O le centre du cercle inscrit au triangle ABC.

Les droites AD et BD étant respectivement les bissectrices des suppléments des angles A et B de ce triangle, on a

$$p = q, \quad p = r,$$

et par conséquent

$$q = r,$$

c'est-à-dire que le point D est également distant des deux droites AC et BC.

De plus, si l'on observe que ce point est nécessairement situé dans l'intérieur de l'angle C du triangle ABC, on est en droit de conclure qu'il appartient à la bissectrice de cet angle, et comme on sait qu'il en est de même du point O, il en résulte que la droite passant par ces deux points passe aussi par le sommet C.

Donc, etc.

Scolie. — La démonstration précédente montre que la droite OD est la bissectrice de l'angle C du triangle ABC.

IV.

On a une circonférence et deux tangentes AM, AN (M et N points de contacts respectifs de ces deux tangentes) issues du même point A ; on prend un point P sur l'arc convexe compris entre les deux tangentes ; par ce point on mène une troisième tangente BC qui rencontre les deux premières respectivement aux points B et C. Il faut démontrer que, quel que soit le point ainsi choisi, la somme des trois côtés du triangle ABC formé par les trois tangentes est constante.

(Fac. des Sc. de Paris.)

Démonstration. — On sait que l'on a

$$BP = BM,$$
$$CP = CN,$$

et par conséquent

$$AB + AC + BC = AB + AC + BM + CN = AM + AN = 2\,AM.$$

Donc, etc.

V.

Étant données deux droites parallèles AB et CD, on

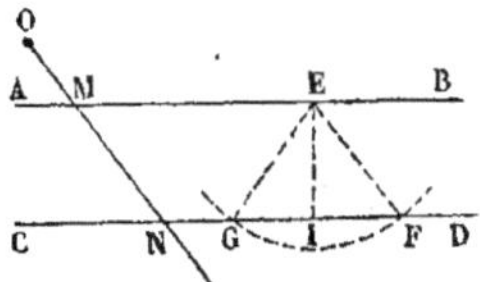

demande de mener par un point donné O une droite ayant une partie MN comprise entre ces deux parallèles et égale à 8 mètres.

(Fac. des Sc. de Paris.)

Solution. — Supposons qu'une droite OM menée par le point O satisfasse au problème.

Prenons sur la droite AB un point quelconque E, et de ce point menons une parallèle à OM. Soit F le point où cette parallèle coupe CD.

On a

$$EF = MN = 8 \text{ mètres},$$

et par conséquent le point F appartient à la circonférence décrite du point E comme centre, avec un rayon égal à 8 mètres.

D'après cela, si, ayant décrit cette circonférence, on désigne par F et G les deux points où elle coupe généralement la droite CD, toute droite OM satisfaisant au problème est nécessairement parallèle à l'une des deux droites allant du point E aux deux points F et G.

Réciproquement, si par le point O on mène une parallèle à l'une de ces deux droites, cette parallèle, par suite de la propriété géométrique citée précédemment en note, satisfait au problème.

Ce problème peut avoir deux solutions, la droite menée parallèlement à EF et celle menée parallèlement à EG. Pour que cette double solution existe, il faut qu'en abaissant, du point E, la perpendiculaire EI sur la droite CD, on ait $EI < 8$ mètres.

Lorsque la perpendiculaire $EI = 8$ mètres, les deux droites EF, EG coïncident toutes deux avec cette perpendiculaire, et, dans ce cas, le problème n'a qu'une seule solution, savoir : la perpendiculaire abaissée du point O sur la droite AB.

Enfin, lorsqu'on a $EI < 8$ mètres, le problème n'est susceptible d'aucune solution, ce qui est évident *à priori.*

VI.

Quand deux circonférences se coupent en deux points P et Q, si par le premier point P on mène une droite

PAA′ qui les rencontre en A et A′, on demande de prouver que l'angle AQA′, formé par les deux cordes AQ, A′Q, est toujours de même grandeur, quelle que soit la direction de la ligne PAA′.

(*Fac. des Sc. de Paris.*)

Démonstration. — Par le point P menons les deux

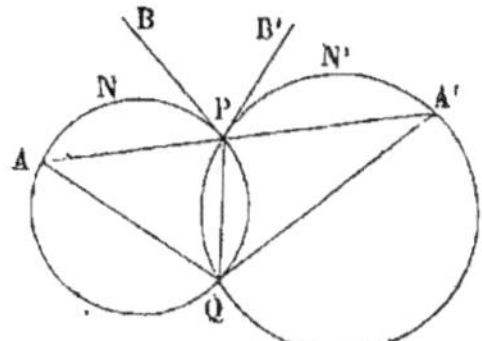

tangentes PB, PB′ aux deux circonférences, et joignons le point P au point Q.

Les angles AQP, APB sont égaux, comme ayant tous deux pour mesure la moitié de l'arc ANP, et les angles A′QP, A′PB′ sont aussi égaux, comme ayant tous deux pour mesure la moitié de l'arc A′N′P.

On a donc

$$\text{angle AQP} + \text{angle A′QP} = \text{angle APB} + \text{angle A′PB′}$$
$$= 2^{\text{dr}} - \text{angle BPB′},$$

c'est-à-dire

$$\text{angle AQA′} = 2^{\text{dr}} - \text{angle BPB′}.$$

Or, l'angle BPB′ est constant quelle que soit la direction de la ligne PAA′. Donc, etc.

VII.

Prouver que, dans tout triangle rectangle : 1° le diamètre du cercle circonscrit est égal à l'hypoténuse; 2° le diamètre du cercle inscrit est égal à l'excès de la somme des deux côtés de l'angle droit sur l'hypoténuse.

(*Fac. des Sc. de Paris.*)

Démonstration. — Soient A, B, C les trois sommets

d'un triangle rectangle quelconque, A le sommet de l'angle droit.

1° Traçons la perpendiculaire OD sur le milieu du côté AB, et soit O le point où cette perpendiculaire rencontre l'hypoténuse BC.

Joignons ce point au sommet A.

On a

$$OA = OB,$$

c'est-à-dire

$$\text{angle } B = \text{angle } BAO,$$

et comme

$$\text{angle } B + \text{angle } C = 1^{dr},$$
$$\text{angle } BAO + \text{angle } CAO = 1^{dr},$$

il vient

$$\text{angle } C = \text{angle } CAO,$$

c'est-à-dire

$$OA = OC.$$

Le point O étant également distant des trois sommets du triangle ABC, il en résulte que ce point est le centre du cercle circonscrit à ce triangle. Donc, etc.

Cette première partie de la question peut se démontrer de plusieurs autres manières.

2° Soit I le centre du cercle inscrit au triangle.

De ce point abaissons respectivement sur les côtés BC, AC, AB les perpendiculaires IE, IF, IG.

On a

$$BE = BG,$$
$$CE = CF,$$
$$AF = AG = IF,$$

et par conséquent

$$AB + AC - BC = AF + AG = 2\,IF.$$

Donc, etc.

VIII.

On donne deux triangles ABC, A′B′C′ (A, B, C sont les trois sommets du premier, et A′, B′, C′ ceux du second), tels qu'on a

$$AB = A'B', \quad AC = A'C',$$
$$\text{angle } B = \text{angle } B' > 90° ;$$

démontrer que ces deux triangles sont égaux.

Démonstration. — Si le second triangle n'était pas égal au premier, il en résulterait que le problème suivant : « Construire un triangle ABC, connaissant deux de ses côtés, AB et AC, et l'angle $B > 90°$ opposé au côté AC, » aurait deux solutions, ce que l'on sait être impossible (*Géométrie* de Legendre, 9ᵉ édit. Blanchet, liv. II, probl. XI).

Donc, etc.

IX.

Mener à l'extrémité d'une droite qu'on ne peut pas prolonger, une perpendiculaire à cette droite.

(Fac. des Sc. de Paris.)

Solution. — Supposons que la droite AB ne puisse être

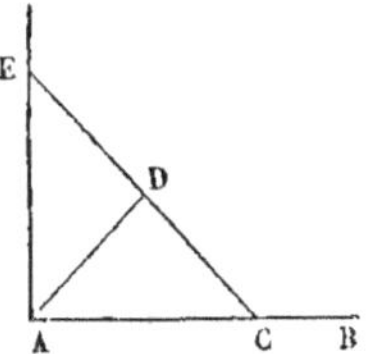

prolongée au delà du point A, et que par ce point il s'agisse de lui mener une perpendiculaire.

Pour cela, prenons un point quelconque C sur AB, et des points A et C, comme centres, avec un rayon plus grand que la moitié de AC, décrivons deux arcs de cercle qui se coupent, comme l'on sait, en un point D extérieur à cette droite AB.

Traçons la droite CD, prolongeons-la, dans le sens de C vers D, d'une longueur DE égale à elle-même, et joignons le point A au point E.

La droite AE est perpendiculaire sur AB, car le point D est également distant des trois sommets du triangle ACE, et par conséquent l'angle CAE est inscrit dans la demi-circonférence décrite sur la droite CE comme diamètre et du même côté de cette droite que le point A, ce qui signifie que cet angle est droit.

Note. — Lorsque, dans un triangle ACE, le point D milieu de l'un de ses côtés, par exemple CE, est également distant des trois sommets A, C, E, on peut démontrer, en s'aidant seulement du premier livre de la *Géométrie* de Legendre, que l'angle A de ce triangle est droit.

Pour cela menons la droite AD, et considérons les deux triangles ADC, ADE. Ces deux triangles sont isocèles puisque, par hypothèse, les trois distances AD, CD, DE sont égales, et par conséquent on a

$$\text{angle CAD} = \text{angle ACD},$$
$$\text{angle DAE} = \text{angle AED},$$

d'où l'on conclut que l'angle CAE, somme des deux angles CAD et DAE, est égal à la moitié de la somme des trois angles du triangle ACE. Donc, etc.

X.

Des sommets A, B, C d'un triangle, décrire trois cercles tangents deux à deux, et exprimer les rayons x, y, z de ces cercles en fonction des trois côtés a, b, c du triangle.

(Fac. des Sc. de Poitiers.)

Solution. — Soit O le centre du cercle inscrit au triangle ABC. De ce point, abaissons respectivement sur les côtés BC, AC, AB de ce triangle les perpendiculaires OD, OE, OF, et traçons les droites OA, OB, OC. On sait que ces trois dernières droites sont respectivement bissectrices des angles A, B, C du triangle considéré.

Les triangles rectangles OAE, OBD, OCD sont respectivement égaux aux triangles rectangles OAF, OBF, OCE, de sorte qu'on a

$$AE = AF, \quad BD = BF, \quad CD = CE,$$

et par suite les trois circonférences décrites des points A, B, C, avec les rayons respectifs AE, BD, CD, sont tangentes deux à deux. Ce sont donc les trois circonférences demandées.

Cherchons, maintenant, l'expression de chacun des rayons AE, BD, CD en fonction des trois côtés BC, AC, AB du triangle. Nous désignerons ces six longueurs respectivement par les lettres x, y, z, a, b, c.

On a les équations

$$y + z = a,$$
$$x + z = b,$$
$$x + y = c,$$

qui, ajoutées membre à membre, donnent

$$x + y + z = \frac{1}{2}(a + b + c).$$

De cette dernière équation considérée successivement avec chacune des trois premières, on tire

$$x = \frac{1}{2}(a + b + c) - a = \frac{1}{2}(b + c - a),$$

$$y = \frac{1}{2}(a + b + c) - b = \frac{1}{2}(a + c - b),$$

$$z = \frac{1}{2}(a + b + c) - c = \frac{1}{2}(a + b - c).$$

XI.

Démontrer que lorsque dans un triangle rectangle un angle aigu est double de l'autre (ce dernier angle est alors égal à 3o degrés), l'hypoténuse est double du côté opposé à ce dernier angle.

Démonstration. — A, B, C étant les trois sommets du triangle, supposons que A soit le sommet de l'angle droit, et B celui de l'angle de 3o degrés.

Prenons le point O milieu de l'hypoténuse BC, et traçons la droite OA.

Comme on sait que l'on a

$$OA = OC,$$

il vient

$$\text{angle } OAC = \text{angle } C = 90^\circ - 30^\circ = 60^\circ.$$

et par conséquent le triangle ACO est équilatéral, c'est-à-dire que

$$AC = OC = \frac{BC}{2}.$$

Donc, etc.

XII.

Démontrer que lorsque, dans un triangle rectangle, l'hypoténuse est double de l'un des côtés de l'angle droit, l'angle opposé à ce côté est moitié de l'autre angle aigu, c'est-à-dire qu'il est égal à 30 degrés.

Démonstration. — A, B, C étant les trois sommets du triangle, supposons que A soit le sommet de l'angle droit et que l'hypoténuse BC soit double du côté AC.

Prenons le point O milieu de cette hypoténuse, et traçons la droite OA.

Comme on sait que l'on a

$$OA = OC,$$

et que, par hypothèse,

$$AC = OC,$$

le triangle ACO est équilatéral, ce qui donne

$$\text{angle } C = 60^\circ,$$

et, par suite,

$$\text{angle } B = 90^\circ - 60^\circ = 30^\circ.$$

Donc, etc.

Scolie. — Cette propriété géométrique est la réciproque de la précédente (XI).

XIII.

Trouver le centre d'une circonférence qui doit être tangente à une droite AB en un point C, et passer par un point D situé en dehors de cette droite.

(Fac. des Sc. de Paris.)

Solution. — Au point C élevons une perpendiculaire CC′ sur la droite AB, et ayant joint ce point au point D, par une ligne droite, traçons la droite FF′ perpendiculaire sur le milieu de cette ligne de jonction CD.

Les deux droites CC′, FF′, étant respectivement perpendiculaires à deux droites non parallèles, se couperont, et si l'on désigne par O leur point de rencontre, ce point O sera le centre de la circonférence cherchée.

Car, appartenant à la perpendiculaire FF′ élevée sur le milieu de la droite CD, il est également distant des deux points C et D, et, de plus, la droite AB se trouvant perpendiculaire à l'extrémité de la distance OC, serait par conséquent tangente à la circonférence que l'on décrirait de ce point O, comme centre, avec cette distance pour rayon.

XIV.

On joint un point quelconque pris dans l'intérieur d'un parallélogramme aux quatre sommets. Démontrer qu'il existe un rapport constant entre la surface du parallélogramme et la somme des surfaces de deux triangles opposés.

(Fac. des Sc. de Paris.)

Démonstration — A, B, C, D étant les quatre sommets d'un parallélogramme, de telle sorte que AB et CD soient deux côtés opposés de ce quadrilatère, supposons qu'un point O ayant été pris quelconque dans son intérieur, on ait mené les droites OA, OB, OC, OD.

Désignons respectivement par T et T′ les surfaces des

triangles OAB et OCD, et par S la surface du parallélo-gramme.

Il s'agit de démontrer que le rapport

$$\frac{T + T'}{S}$$

est toujours le même, quelle que soit la position du point O dans l'intérieur du parallélogramme. Pour cela, par ce point O, traçons une droite perpendiculaire aux deux parallèles AB et CD, et désignons respectivement par E, F les points où cette perpendiculaire coupe ces deux paral-lèles.

On a

$$T = \frac{1}{2}\, AB . OE,$$

$$T' = \frac{1}{2}\, CD . OF = \frac{1}{2}\, AB . OF,$$

et par conséquent

$$T + T' = \frac{1}{2}\, AB\, (OE + OF) = \frac{1}{2}\, AB . EF = \frac{1}{2}\, S,$$

ou, ce qui revient au même,

$$\frac{T + T'}{S} = \frac{1}{2}.$$

Donc, etc.

XV.

On a un trapèze ABCD et un point I sur sa base su-périeure CD ; on demande de mener par ce point une droite IG qui partage ce trapèze en deux autres équiva-lents entre eux.

Application : $AB = 6^m$, $CD = 4^m,5o$, $DI = 1^m,3o$.

(Fac. des Sc. de Paris.)

Solution. — Désignons par x la distance AG (G est le point où la droite IG rencontre la base inférieure AB du trapèze), et par H la hauteur du trapèze.

On a
$$\text{surf. ABCD} = \frac{\text{AB} + \text{CD}}{2} \cdot \text{H},$$
$$\text{surf. ADIG} = \frac{x + \text{DI}}{2} \cdot \text{H},$$
et, comme on doit avoir
$$\text{surf. ABCD} = 2 \text{ surf. ADIG},$$
l'équation du problème est
$$\text{AB} + \text{CD} = 2\,(x + \text{DI}),$$
d'où l'on déduit
$$x = \frac{\text{AB} + \text{CD}}{2} - \text{DI}.$$

Cette valeur de x détermine complétement la position du point G, et par suite celle de la droite IG.

Dans le cas particulier où l'on a
$$\text{AB} = 6^{\text{m}}, \quad \text{CD} = 4^{\text{m}},5\text{o}, \quad \text{DI} = 1^{\text{m}},3\text{o},$$
la formule précédente donne
$$x = 3^{\text{m}},95.$$

XVI.

On a un quadrilatère et on connaît les distances de ses quatre sommets à un axe donné dans son plan. On joint les milieux de deux côtés opposés par une droite nommée *médiane*. Montrer que la distance du milieu de la médiane à l'axe est la moyenne arithmétique entre les quatre distances connues des sommets à cet axe.

(Fac. des Sc. de Poitiers.)

Démonstration. — A, B, C, D étant les sommets du quadrilatère, de telle sorte que AB et CD soient deux côtés opposés, désignons respectivement par E, F les milieux de ces deux côtés, par O le point milieu de la droite joignant ces deux points, et respectivement par m, n, p, q, r, s, t les distances des points A, B, C, D, E, F, O à l'axe considéré dans le plan du quadrilatère.

On sait que, dans tout trapèze, si par le milieu de l'un

des côtés opposés non parallèles on mène une parallèle aux deux bases, la partie de cette parallèle comprise dans le trapèze est égale à la demi-somme de ces deux bases.

De plus, il est évident que cette propriété ne cesse pas d'avoir lieu, lors même que les deux côtés opposés non parallèles du trapèze deviennent parallèles, c'est-à-dire lors même que le trapèze se change en un parallélogramme.

D'après cela, on voit immédiatement que l'on a

$$r = \frac{m+n}{2}, \quad s = \frac{p+q}{2},$$

$$t = \frac{r+s}{2},$$

et par conséquent

$$t = \frac{m+n+p+q}{4}.$$

XVII.

Prouver que, dans un trapèze, le triangle qui a pour base un des deux côtés opposés non parallèles, et pour sommet le milieu de l'autre, a sa surface égale à la moitié de celle du trapèze.

(Fac. des Sc. de Paris et de Poitiers.)

Démonstration. — Soit ABCD un trapèze quelconque ayant pour bases les deux côtés opposés AB et CD.

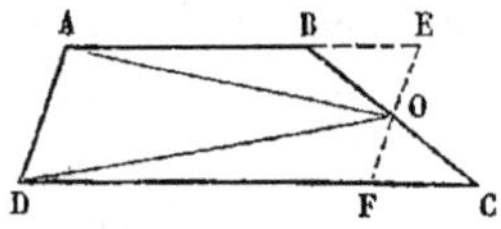

Prenons le point O milieu du côté BC, et traçons les droites AO et DO.

Il s'agit de prouver que la surface du triangle ADO est moitié de celle du trapèze.

Pour cela, par le point O menons la droite EF parallèle à AD, et soient E, F les points où elle coupe les

droites AB et CD, la plus petite de ces deux droites étant
prolongée suffisamment.

Les deux triangles BOE, COF sont égaux comme ayant
un côté égal adjacent à deux angles égaux, chacun à chacun, savoir : BO = CO, l'angle OBE = l'angle OCF
comme alternes-internes par rapport aux parallèles AB
et CD coupées par la sécante BC, et les angles BOE, COF
sont égaux comme opposés par le sommet.

Ces deux triangles étant égaux, il en résulte que le
parallélogramme AEFD est équivalent au trapèze ABCD.

Or, le triangle ADO peut être considéré comme ayant
même base AD et même hauteur (la perpendiculaire abaissée du point O sur la droite AD) que ce parallélogramme AEFD, et par conséquent on a

$$\text{surf. ADO} = \frac{1}{2} \text{ surf. AEFD.}$$

Donc

$$\text{surf. ADO} = \frac{1}{2} \text{ surf. ABCD.}$$

XVIII.

Étant donné un trapèze ABCD dont les deux bases parallèles AB et CD sont respectivement égales à 5 mètres
et 3 mètres, on demande par quel point I de la diagonale AC passe la droite EF parallèle au côté AD, qui
divise le trapèze en deux parties AEFD et EBCF dont le
rapport est celui de 2 à 3.

(Fac. des Sc. de Paris.)

Solution. — Désignons par h la hauteur du trapèze.
On a

$$\text{surf. AEFD} = \text{AE} . h,$$

$$\text{surf. EBCF} = \frac{\text{BE} + \text{CF}}{2} . h = \frac{(\text{AB} - \text{AE}) + (\text{CD} - \text{DF})}{2} . h$$

$$= \left(\frac{\text{AB} + \text{CD}}{2} - \text{AE} \right) h,$$

6.

et comme, par hypothèse,

$$\frac{\text{surf. AEFD}}{\text{surf. EBCF}} = \frac{2}{3},$$

il vient

$$\frac{AE}{\dfrac{AB + CD}{2} - AE} = \frac{2}{3},$$

d'où l'on tire

$$(1) \qquad\qquad AE = \frac{1}{5}(AB + CD).$$

Maintenant les deux triangles semblables **AEI**, **ACD** donnent

$$\frac{AI}{AC} = \frac{AE}{CD},$$

c'est-à-dire

$$AI = \frac{AE}{CD} \cdot AC,$$

et par conséquent, à cause de l'égalité (1), on obtient enfin

$$AI = \frac{1}{5} \cdot \frac{AB + CD}{CD} \cdot AC.$$

Cette dernière relation donne, conformément aux données de la question,

$$AI = \frac{8}{15} \cdot AC.$$

XIX.

Étant donné un trapèze **ABCD** dont les bases parallèles AB et CD sont égales respectivement à 15 mètres et 8 mètres, on demande de mener par le sommet C une droite qui divise la surface du trapèze en deux parties dont l'une soit le tiers de l'autre.

(Fac. des Sc. de Paris.)

Solution. — Désignons par O le point où la droite qu'il s'agit de mener par le sommet C doit rencontrer le côté AB, et par x la distance AO.

Si dans le trapèze on trace la diagonale AC, les deux

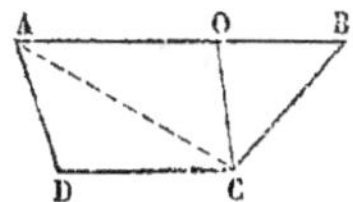

triangles ABC, ACD donnent les relations

$$\frac{\text{surf. ABC}}{\text{surf. ACD}} = \frac{\text{AB}}{\text{CD}} = \frac{15}{8} < 3,$$

et comme on a

$$\text{surf. BOC} \leqq \text{surf. ABC},$$
$$\text{surf. AOCD} \geqq \text{surf. ACD},$$

il vient, *à fortiori,*

$$\frac{\text{surf. BOC}}{\text{surf. AOCD}} < 3.$$

Il suit de là que l'énoncé du problème exprime que l'on doit avoir

$$\frac{\text{surf. AOCD}}{\text{surf. BOC}} = 3.$$

Maintenant, si l'on représente par h la hauteur du trapèze, on a

$$\text{surf. AOCD} = 1^{mq} \cdot \frac{\left(\dfrac{x}{1^m}\right) + 8}{2} \cdot \frac{h}{1^m},$$

$$\text{surf. BOC} = 1^{mq} \cdot \frac{15 - \left(\dfrac{x}{1^m}\right)}{2} \cdot \frac{h}{1^m},$$

et, par conséquent, l'équation du problème est

$$\frac{\left(\dfrac{x}{1^m}\right) + 8}{15 - \left(\dfrac{x}{1^m}\right)} = 3.$$

De cette équation on tire

$$\frac{x}{1^m} = 9,25,$$

ou, ce qui revient au même,

$$x = 9^m,25.$$

XX.

L'une des bases AB d'un trapèze ABCD a pour valeur 10 mètres, sa hauteur 4 mètres, sa surface 32 mètres carrés; à une distance de 1 mètre de la base donnée on lui mène une parallèle EF : on demande la longueur de la partie de cette droite comprise dans l'intérieur du trapèze.

(Fac. des Sc. de Paris.)

Solution. — Désignons par x cette longueur, et par a la base CD qui n'est pas connue.

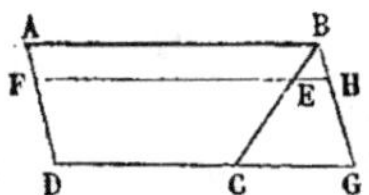

On a d'abord

$$\frac{10 + \left(\dfrac{a}{1^{m}}\right)}{2} \cdot 4 = 32,$$

d'où il suit

$$\frac{a}{1^{m}} = 6,$$

et, par conséquent,

$$CD < AB.$$

Cela posé, par le point B menons la droite BG parallèle au côté AD du trapèze, et soient G et H les points où cette parallèle rencontre respectivement les droites CD et EF prolongées.

On a

$$\frac{CG}{EH}\left(= \frac{AB - CD}{AB - EF}\right) = \frac{BC}{BE} = \frac{4}{1},$$

et, par conséquent,

$$\frac{10 - 6}{10 - \left(\dfrac{x}{1^{m}}\right)} = 4,$$

d'où l'on tire

$$\frac{x}{1^{\mathrm{m}}} = 9,$$

ou, ce qui revient au même,

$$x = 9^{\mathrm{m}}.$$

XXI.

Une surface rectangulaire contient 6400 mètres carrés ; son périmètre est de 400 mètres : calculer les côtés.

(Fac. des Sc. de Poitiers.)

Solution. — Désignons par x et y $(x > y)$ ces côtés. On a

$$2(x + y) = 400^{\mathrm{m}},$$
$$xy = 6400^{\mathrm{mq}},$$

et, par conséquent, les deux rapports $\frac{x}{1^{\mathrm{m}}}$, $\frac{y}{1^{\mathrm{m}}}$ sont les racines de l'équation

$$X^2 - 200X + 6400 = 0.$$

On a donc

$$\frac{x}{1^{\mathrm{m}}} = 100 + \sqrt{10\,000 - 6400} = 160,$$

$$\frac{y}{1^{\mathrm{m}}} = 100 - \sqrt{10\,000 - 6400} = 40,$$

c'est-à-dire

$$x = 160^{\mathrm{m}},$$
$$y = 40^{\mathrm{m}}.$$

XXII.

Dans le trapèze ABCD, la grande base AB $= 18$ mètres ; les angles A et B sont égaux chacun à 45 degrés, et chacun des côtés opposés non parallèles AD, BC est égal à 7 mètres. Évaluer : 1° l'aire du trapèze ; 2° celle du triangle ABE que l'on forme en prolongeant les côtés AD, BC.

(Fac. des Sc. de Toulouse

Solution. — Désignons par S la surface du trapèze, et par S′ celle du triangle ABE.

Des points C et E abaissons les perpendiculaires CF, EG sur la droite AB.

Comme l'angle B est égal à 45 degrés, les deux triangles BCF, BEG sont isocèles, ce qui donne

$$BF = CF = \frac{BC}{\sqrt{2}} = \frac{BC}{2}\sqrt{2},$$

$$EG = BG.$$

De plus, comme les angles A et B sont égaux, la droite EG divise chacune des deux bases du trapèze en deux parties égales, et, par conséquent, on a

$$BG = \frac{AB}{2},$$

$$CD = 2\,FG = 2\,(BG - BF) = AB - 2\,BF = AB - BC\sqrt{2}.$$

D'après cela, il vient

$$S\left(= \frac{AB + CD}{2} \cdot CF\right) = \frac{2\,AB - BC\sqrt{2}}{2} \cdot \frac{BC}{2}\sqrt{2}$$

$$= \frac{AB\sqrt{2} - BC}{2} \cdot BC,$$

$$S'\left(= \frac{AB}{2} \cdot EG\right) = \frac{\overline{AB}^2}{4},$$

et, par suite, conformément aux données de la question,

$$\frac{S}{1^{mq}} = \frac{18\sqrt{2} - 7}{2} \cdot 7 = 63\sqrt{2} - 24,5 = 64,595455,$$

$$\frac{S'}{1^{mq}} = \frac{18^2}{4} = 9^2 = 81,$$

c'est-à-dire que l'on a

$$S = 64^{mq},595455,$$

$$S' = 81^{mq}.$$

XXIII.

Partager une ligne dont la longueur est $17^m,25$ en deux parties telles, que la somme des carrés construits sur chacune d'elles soit égale au carré construit sur une autre ligne dont la longueur est de $14^m,50$.

(Fac. des Sc. de Bordeaux.)

Solution. — Si l'on désigne par x et y les deux parties demandées, on a

$$\frac{x}{1^m} + \frac{y}{1^m} = 17,25,$$

$$\left(\frac{x}{1^m}\right)^2 + \left(\frac{y}{1^m}\right)^2 = (14,50)^2 = 210,25,$$

et pour résoudre ce système d'équations, nous renverrons à la question n° L (1re Partie), où diverses méthodes ont été indiquées à cet égard.

Les valeurs de x et de y qui satisfont à la question proposée sont

$$x = 14^m,169,$$
$$y = 3^m,081.$$

XXIV.

Étant donnés les trois côtés a, b, c d'un triangle ABC, faire connaître l'expression de la surface de ce triangle.

Dans le cas où l'on aurait

$$a = 120^m,$$
$$b = 135^m,15,$$
$$c = 140^m,35,$$

calculer l'aire du triangle en ares et centiares à l'aide des Tables de logarithmes.

(Fac. des Sc. de Nancy.)

Solution. — Si l'on désigne par S la surface du triangle ABC, et par $2p$ son périmètre, c'est-à-dire la somme $a + b + c$, on a

$$(1) \qquad S = \sqrt{p(p-a)(p-b)(p-c)}.$$

Première démonstration de cette formule.

Le point O étant le centre du cercle inscrit au triangle ABC, abaissons de ce point les perpendiculaires OD, OE,

OF sur les trois côtés BC, AC, AB, puis traçons les droites AO, BO, CO, et du point B abaissons BG perpendiculaire

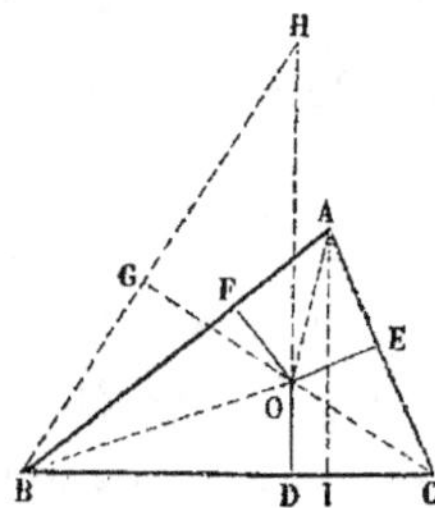

sur CO. Prolongeons les deux droites BG et OD jusqu'à leur rencontre en H, et désignons, selon l'usage, par A, B, C les trois angles du triangle ABC qui ont respectivement pour sommets les points A, B, C.

On sait que les trois côtés BC, AC et AB sont respectivement et ordinairement désignés par les lettres a, b, c.

Cela posé, on a

$$\text{angle BOG} = \frac{B}{2} + \frac{C}{2}, \quad \text{angle BOG} + \text{angle OBG} = 1^{dr},$$

d'où

$$\text{angle OBG} = 1^{dr} - \left(\frac{B}{2} + \frac{C}{2} \right) = \frac{A}{2} = \text{angle OAF},$$

et par conséquent les triangles AOF et BOG sont semblables, ce qui donne

$$\frac{AF}{OF} = \frac{BG}{OG},$$

ou, ce qui revient au même,

$$(2) \qquad \frac{AF}{OD} = \frac{BG}{OG}.$$

Maintenant, les triangles rectangles évidemment semblables BCG et OHG donnent

$$\frac{BG}{OG} = \frac{BC}{OH},$$

et, par suite, à cause de l'égalité (2), il vient

$$\frac{AF}{OD} = \frac{BC}{OH} = \frac{BC}{DH - OD} = \frac{AF + BC}{DH},$$

d'où l'on tire

$$AF.DH = (AF + BC)OD,$$

ou bien

$$(3) \qquad AF.DH = p.OD,$$

car les égalités connues

$$(4) \qquad \left\{ \begin{aligned} AF &= AE \\ BD &= BF \\ CD &= CE \end{aligned} \right.$$

montrent que l'on a $AF + BC = p$.

De plus, les triangles rectangles évidemment semblables BDH et ODC donnent

$$\frac{DH}{BD} = \frac{CD}{OD},$$

d'où l'on tire

$$DH.OD = BD.CD,$$

et par conséquent

$$AF.DH.OD = AF.BD.CD,$$

ou bien, à cause de l'égalité (3),

$$p.\overline{OD}^2 = AF.BD.CD,$$

ou bien encore

$$(5) \qquad (p.OD)^2 = p.AF.BD.CD.$$

Enfin, comme on sait que l'on a (*Géométrie* de Legendre, 9ᵉ édit. Blanchet, liv. III, prop. **XXXIV**, *scolie*),

$$p.OD = S,$$

et que les égalités (4) donnent

$$AF = p - a, \quad BD = p - b, \quad CD = p - c,$$

la relation (5) n'est autre que la formule (1) qu'il s'agissait de démontrer.

Cette démonstration, peut-être ignorée de la plupart des géomètres, a été donnée par Euler (*Novi Comment. Petrop.*, t. I, p. 54-55; ann. 1747-1748).

Deuxième démonstration de la même formule.

Du point A abaissons la perpendiculaire AI sur le côté BC. On a

$$S = \frac{1}{2} a \cdot AI.$$

Nous allons maintenant calculer la longueur AI au moyen des trois côtés a, b, c du triangle.

D'après un théorème de Géométrie élémentaire, on a la relation

$$b^2 = a^2 + c^2 - 2a \cdot BI,$$

d'où l'on tire

$$BI = \frac{a^2 + c^2 - b^2}{2a},$$

et, par suite, le triangle rectangle ABI donne

$$\overline{AI}^2 = c^2 - \overline{BI}^2 = c^2 - \frac{(a^2 + c^2 - b^2)^2}{4a^2}$$

$$= \frac{(2ac)^2 - (a^2 + c^2 - b^2)^2}{4a^2}$$

$$= \frac{(2ac + a^2 + c^2 - b^2)(2ac - a^2 - c^2 + b^2)}{4a^2}$$

$$= \frac{\left[(a + c)^2 - b^2\right]\left[b^2 - (a - c)^2\right]}{4a^2}$$

$$= \frac{(a + b + c)(a + c - b)(a + b - c)(b + c - a)}{4a^2}.$$

De plus, si l'on observe que l'égalité

$$a + b + c = 2p$$

donne

$$a + c - b = 2(p - b),$$
$$a + b - c = 2(p - c),$$
$$b + c - a = 2(p - a),$$

il vient

$$\overline{AI}^2 = 4 \cdot \frac{p(p - a)(p - b)(p - c)}{a^2},$$

et comme

$$S^2 = \frac{1}{4}\, a^2 . \overline{AI}^{\,2},$$

on a finalement

$$S^2 = p(p-a)(p-b)(p-c).$$

Les autres démonstrations que l'on donne ordinairement de la formule (1) et qui sont basées sur les rapports
trigonométriques étant très-répandues, nous nous abstien-
drons de les reproduire ici (*).

On a

$$p = 197^m,75,$$
$$p - a = 77^m,75,$$
$$p - b = 62^m,60,$$
$$p - c = 57^m,40,$$

et, par suite,

$$\log \frac{p}{1^m} = 2,2961165$$

$$\log \frac{p-a}{1^m} = 1,8907004$$

$$\log \frac{p-b}{1^m} = 1,7965743$$

$$\log \frac{p-c}{1^m} = 1,7589119$$

$$2\log \frac{S}{1^{mq}} = 7,7423031$$

$$\log \frac{S}{1^{mq}} = 3,8711515$$

$$\frac{S}{1^{mq}} = 7433$$

$$S = 74^a,33.$$

(*) *Voyez* nos *Leçons sur la Théorie des fonctions circulaires et la Trigo-*
nométrie, p. 274.

XXV.

Connaissant un côté, le périmètre et la surface d'un triangle, déterminer les deux autres côtés de ce triangle.

(*Fac. des Sc. de Toulouse.*)

Solution. —Désignons par a le côté connu, par x et y les deux autres côtés, par $2p$ le périmètre et par S la surface du triangle.

On a

$$S^2 = p(p-a)(p-x)(p-y),$$

d'où

$$(p-x)(p-y) = \frac{S^2}{p(p-a)},$$

et comme

$$(p-x)+(p-y) = 2p-(x+y) = a,$$

il en résulte que $p-x$ et $p-y$ sont les deux racines de l'équation du second degré

$$X^2 - aX + \frac{S^2}{p(p-a)} = 0.$$

On a donc

$$p-x = \frac{a}{2} + \sqrt{\frac{a^2}{4} - \frac{S^2}{p(p-a)}},$$

$$p-y = \frac{a}{2} - \sqrt{\frac{a^2}{4} - \frac{S^2}{p(p-a)}},$$

et, par suite,

$$x = p - \frac{a}{2} - \sqrt{\frac{a^2}{4} - \frac{S^2}{p(p-a)}},$$

$$y = p - \frac{a}{2} + \sqrt{\frac{a^2}{4} - \frac{S^2}{p(p-a)}}.$$

XXVI.

Évaluer la surface d'un triangle, sachant que le périmètre est égal à 18 mètres, qu'un côté a est égal à la demi-somme des deux autres côtés b et c, et que le rectangle construit sur ces deux derniers côtés, l'un comme base, l'autre comme hauteur, a une surface égale à 32 mètres carrés.

(Fac. des Sc. de Toulouse.)

Solution. — On a les équations

$$(1) \qquad \frac{a}{1^m} + \frac{b}{1^m} + \frac{c}{1^m} = 18,$$

$$(2) \qquad 2a = b + c,$$

$$(3) \qquad \frac{b}{1^m} \cdot \frac{c}{1^m} = 32,$$

et, en désignant par S la surface du triangle, on a aussi la formule

$$(4) \qquad \left(\frac{S}{1^{mq}}\right)^2 = 9 \left(9 - \frac{a}{1^m}\right)\left(9 - \frac{b}{1^m}\right)\left(9 - \frac{c}{1^m}\right).$$

Cela posé, des équations (1) et (2) on tire

$$3\,\frac{a}{1^m} = 18,$$

$$\frac{a}{1^m} = 6,$$

et, par suite,

$$\frac{b}{1^m} + \frac{c}{1^m} = 12.$$

Cette dernière équation, jointe à l'équation (3), montre que $\frac{b}{1^m}$ et $\frac{c}{1^m}$ sont les deux racines de l'équation du second degré

$$X^2 - 12X + 32 = 0,$$

et, par conséquent, on a

$$\frac{b}{1^m} = 8, \qquad \frac{c}{1^m} = 4.$$

Les valeurs des rapports $\frac{a}{1^m}$, $\frac{b}{1^m}$, $\frac{c}{1^m}$ étant obtenues, la formule (4) donne

$$\left(\frac{S}{1^{mq}}\right)^2 = 9.3.1.5 = 135,$$

et, par suite,

$$\frac{S}{1^{mq}} = 11,618950,$$

ou, ce qui revient au même,

$$S = 11^{mq},618950.$$

XXVII.

On donne les trois côtés du triangle ABC :

$$AB = 143^m,25, \quad AC = 208^m,33, \quad BC = 315^m,48.$$

On demande de calculer à un centimètre près la longueur de la perpendiculaire AD abaissée du sommet A sur le côté opposé BC.

(*Fac. des Sc. de Paris.*)

Solution. — Désignons par S la surface du triangle ABC, et par $2p$ son périmètre.

On sait que l'on a les deux expressions suivantes de S :

$$S = \frac{1}{2} BC.AD,$$

$$S = \sqrt{p(p-AB)(p-AC)(p-BC)},$$

et par conséquent l'équation du problème est

$$\frac{1}{2} BC.AD = \sqrt{p(p-AB)(p-AC)(p-BC)},$$

d'où l'on tire

$$AD = \frac{\sqrt{p(p-AB)(p-AC)(p-BC)}}{\frac{1}{2}BC}.$$

Conformément aux données de la question, on a

$$p = 333^m,53, \quad p-AB = 190^m,28, \quad p-AC = 125^m,20$$

$$p-BC = 18^m,05 \quad \frac{1}{2}BC = 157^m,74,$$

et, par suite, la formule précédente donne

$$\log\left(\frac{AD}{1^m}\right) = \left\{\begin{array}{l} \dfrac{1}{2}\log 333,53 = 1,26156745 \\[1.2em] + \dfrac{1}{2}\log 190,28 = 1,13969655 \\[1.2em] + \dfrac{1}{2}\log 125,20 = 1,04880215 \\[1.2em] + \dfrac{1}{2}\log\ \ 18,05 = 0,62823860 \\[1.2em] -\ \ \ \ \log 157,74 = \overline{3},80205820 \end{array}\right.$$

$$\log\left(\frac{AD}{1^m}\right) = 1,88036295$$

$$\frac{AD}{1^m} = 75,92,$$

$$AD = 75^m,92.$$

XXVIII.

Mener par le centre C d'un cercle une oblique CD sur la tangente en un point A, telle, que la partie DE, comprise entre la circonférence et la tangente, soit la moitié de la distance du point D au point de contact A.

(Fac. des Sc. de Paris.)

Solution. — Menons le rayon AC.

Le triangle rectangle ACD donne

$$\overline{AD}^2 = \overline{CD}^2 - \overline{AC}^2 = (CD + AC)(CD - AC) = (2AC + DE).DE,$$

et par conséquent

$$4\overline{AD}^2 = (4AC + 2DE).2DE.$$

Maintenant, comme on doit avoir $2DE = AD$, il vient

$$4\overline{AD}^2 = (4AC + AD).AD,$$

c'est-à-dire

$$4AD = 4AC + AD,$$

d'où l'on déduit

$$AD = \frac{4}{3}AC.$$

XXIX.

L'hypoténuse d'un triangle rectangle est de $32^m,526$; le rapport des côtés de l'angle droit est $2,317$. On demande de calculer chacun de ces côtés à moins de $0,001$ près.

(Fac. des Sc. de Paris.)

Solution. — Désignons par x et y ces deux côtés $(x > y)$.

On a les deux équations

$$x^2 + y^2 = 1^{mq}(32,526)^2,$$

et

$$\frac{x}{y} = 2,317.$$

De cette dernière on tire

$$x = y \cdot 2,317,$$

et portant cette valeur de x dans la première, il vient

$$y^2[1 + (2,317)^2] = 1^{mq} \cdot (32,526)^2,$$

d'où l'on déduit

$$y = 1^m \cdot \frac{32,526}{\sqrt{1 + (2,317)^2}} = 12^m,88,$$

et, par suite,

$$x = 1^m \cdot \frac{32,526 \cdot 2,317}{\sqrt{1 + (2,317)^2}} = 29^m,87.$$

XXX.

Trouver un triangle rectangle dont les trois côtés soient mesurés par trois nombres entiers consécutifs.

(Fac. des Sc. de Paris.)

Solution. — Désignons par x le nombre entier qui doit mesurer le plus grand côté de l'angle droit. Les deux autres du triangle seront alors mesurés par les nombres $x + 1$ et $x - 1$.

On a l'équation

$$(x + 1)^2 = x^2 + (x - 1)^2,$$

c'est-à-dire

$$x(x - 4) = 0,$$

et, par conséquent, la valeur de x est $x = 4$.

Les côtés du triangle demandé sont donc mesurés par les trois nombres 3, 4 et 5, et ce triangle est possible puisqu'on a

$$5 < 3 + 4.$$

Scolie. — La surface du triangle rectangle qui vient d'être déterminé est mesurée par le nombre $\dfrac{3.4}{2}$, c'est-à-dire par 6.

XXXI.

On donne un triangle ABC dont les côtés ont les valeurs suivantes :

$$BC = 6^m, \quad AB = 5^m, \quad AC = 2^m.$$

On mène la bissectrice AI de l'angle **A**, et l'on demande de calculer : 1° les surfaces des deux triangles ABI et ACI, 2° la longueur de la parallèle IM à AC terminée au côté AB en M.

(Fac. des Sc. de Paris.)

Solution. — 1° Désignons respectivement par X, Y et S les surfaces des triangles ABI, ACI et ABC.

Le point I appartenant à la bissectrice de l'angle **A**, est également distant des deux côtés AB, AC de cet angle, et par conséquent on a

$$\frac{X}{Y} = \frac{AB}{AC} = \frac{5}{2},$$

d'où l'on tire

$$\frac{X}{X + Y} = \frac{5}{7}, \quad \frac{Y}{X + Y} = \frac{2}{7},$$

ou, ce qui revient au même,

$$(1) \qquad \frac{X}{S} = \frac{5}{7}, \quad \frac{Y}{S} = \frac{2}{7}.$$

Maintenant comme le demi-périmètre du triangle ABC est égal à $6^m,5$ on sait que l'on a

$$\frac{S}{1^{mq}} = \sqrt{6,5\,(6,5-6)\,(6,5-5)\,(6,5-2)},$$

c'est-à-dire

$$\frac{S}{1^{mq}} = \frac{3}{4}\,\sqrt{39},$$

et, par suite, les équations (1) peuvent être remplacées par les suivantes :

$$\frac{\left(\dfrac{X}{1^{mq}}\right)}{\dfrac{3}{4}\,\sqrt{39}} = \frac{5}{7}, \qquad \frac{\left(\dfrac{Y}{1^{mq}}\right)}{\dfrac{3}{4}\,\sqrt{39}} = \frac{2}{7},$$

d'où l'on déduit

$$\frac{X}{1^{mq}} = \frac{15}{28}\,\sqrt{39} = 3,3456,$$

$$\frac{Y}{1^{mq}} = \frac{3}{14}\,\sqrt{39} = 1,3382,$$

c'est-à-dire

$$X = 3^{mq},3456, \quad Y = 1^{mq},3382.$$

2° On a

$$\frac{IM}{AC} = \frac{BI}{BC},$$

$$\frac{BI}{AB} = \frac{CI}{AC} = \frac{BI+CI}{AB+AC} = \frac{BC}{AB+AC},$$

d'où l'on tire

$$IM = \frac{AC}{BC}\cdot BI,$$

$$BI = \frac{AB.BC}{AB+AC},$$

et par conséquent

$$IM = \frac{AB.AC}{AB+AC}.$$

Cette dernière formule donne, conformément aux

données de la question,

$$\frac{\text{IM}}{\text{I}^m} = \frac{5 \cdot 2}{5 + 2} = \frac{10}{7} = 1,429,$$

c'est-à-dire

$$\text{IM} = 1^m,429.$$

XXXII.

Les trois côtés d'un triangle ABC étant respectivement
$$\text{AB} = 1551^m, \quad \text{AC} = 2068^m, \quad \text{BC} = 2585^m,$$
trouver la grandeur de la droite AD qui joint le sommet A au milieu de la base BC.

(Fac. des Sc. de Paris.)

Solution. — D'après la proposition XIV du IIIe livre de la *Géométrie* de Legendre (9e édition Blanchet), on a l'égalité

$$\overline{\text{AB}}^2 + \overline{\text{AC}}^2 = 2\,\overline{\text{AD}}^2 + 2\left(\frac{\text{BC}}{2}\right)^2,$$

de laquelle on tire

$$\overline{\text{AD}}^2 = \frac{2\left(\overline{\text{AB}}^2 + \overline{\text{AC}}^2\right) - \overline{\text{BC}}^2}{4},$$

et, par suite, conformément aux données de la question, il vient

$$\overline{\text{AD}}^2 = 1^{\text{mq}} \cdot \frac{2\left[(1551)^2 + (2068)^2\right] - (2585)^2}{4} = 1670556^{\text{mq}},25,$$

c'est-à-dire

$$\text{AD} = 1292^m,5.$$

XXXIII.

Un triangle équilatéral a 500 mètres de côté. D'un point pris dans son plan on voit deux côtés sous le même angle de 120 degrés. Quelle est en mètres la distance de ce point à l'un des sommets? Résoudre par logarithmes.

(Fac. des Sc. de Poitiers.)

Solution. — Soit ABC le triangle équilatéral donné,

et cherchons dans le plan de ce triangle un point O tel,
qu'en traçant les trois droites AO, BO, CO, on ait
$$\text{angle AOB} = \text{angle AOC} = 120°.$$

D'abord, en faisant la figure, on reconnaît immédiatement que pour tout point O pris hors du triangle ABC ou
sur son périmètre, les deux angles AOB, AOC ne peuvent être simultanément obtus, ce qui indique que le point
cherché est nécessairement situé dans l'intérieur de ce
triangle.

Supposons-le donc ainsi placé.

Comme on a
$$\text{angle AOB} = \text{angle AOC} = 120°,$$
on a aussi
$$\text{angle BOC} = 120°,$$
et, par suite, deux quelconques des triangles AOB, AOC,
BOC, par exemple les deux premiers, sont égaux comme
ayant le côté AO commun, le côté AB égal au côté AC,
et les deux angles en O égaux et obtus (IIe Partie, VIII).

De l'égalité de ces triangles, il résulte que l'on a
$$AO = BO = CO,$$
et que les droites AO, BO, CO sont respectivement bissectrices des angles A, B, C du triangle ABC.

Cela posé, pour déterminer la distance AO, on peut
employer les deux méthodes suivantes :

Première méthode. — Le triangle ABC étant équilatéral, les droites AO, BO, CO, bissectrices des angles de
ce triangle, coïncident, en direction, avec les hauteurs et
aussi avec les médianes de ce triangle, d'où il suit que si
l'on désigne par h l'une des hauteurs du triangle ABC,
on a
$$AO = \frac{2}{3} h \quad (\text{II}^e \text{ Partie, LVI, 1}^{re} \text{ dém.}),$$
et comme d'ailleurs,
$$h = \sqrt{\overline{AB}^2 - \left(\frac{AB}{2}\right)^2} = \frac{1}{2} AB \sqrt{3};$$

il vient

$$AO = \frac{AB}{\sqrt{3}},$$

c'est-à-dire, pour $AB = 500^m$,

$$AO = \frac{500^m}{\sqrt{3}}.$$

En appliquant les logarithmes, on obtient

$$\log\left(\frac{AO}{1^m}\right) = \begin{cases} \log 500 = 2,6989700 \\ -\dfrac{1}{2}\log 3 = \overline{1},7614394 \end{cases}$$

$$\log\left(\frac{AO}{1^m}\right) = 2,4604094$$

$$\frac{AO}{1^m} = 288,675,$$

$$AO = 288^m,675.$$

Deuxième méthode. — Comme l'angle ABC est de 60 degrés, on a

$$\text{angle } ABO = 30^\circ,$$

et, par suite, le triangle AOB donne

$$AO = AB \cdot \frac{\sin 30^\circ}{\sin 120^\circ} = AB \cdot \frac{\sin 30^\circ}{\sin 60^\circ},$$

c'est-à-dire, pour $AB = 500$ mètres,

$$AO = 500^m \cdot \frac{\sin 30^\circ}{\sin 60^\circ},$$

d'où l'on déduit

$$\log\left(\frac{AO}{1^m}\right) = \begin{cases} \log 500 = 2,6989700 \\ +\log \sin 30^\circ = \overline{1},6989700 \\ -\log \sin 60^\circ = 0,0624694 \end{cases}$$

$$\log\left(\frac{AO}{1^m}\right) = 2,4604094$$

$$\frac{AO}{1^m} = 288,675,$$

$$AO = 288^m,675.$$

XXXIV.

Évaluer en ares un terrain qui a la forme d'un trapèze dont les côtés non parallèles sont égaux chacun à 50 mètres, les bases étant de 100 mètres et de 40 mètres.

Quelle est, en ares et centiares, la surface du triangle formé par le prolongement des côtés non parallèles du trapèze ?

(Fac. des Sc. de Poitiers.)

Solution. — Soit **ABCD** le trapèze représentant le

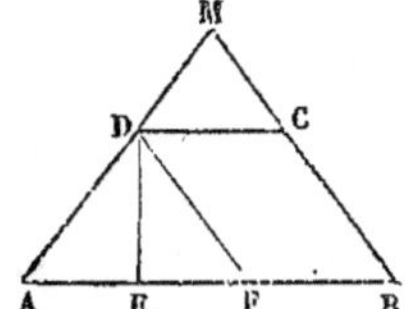

terrain dont la superficie est à évaluer, et dans lequel on a

$$AB = 100^m, \quad CD = 40^m, \quad AD = BC = 50^m.$$

Par le point **D** traçons la droite **DE** perpendiculaire sur **AB**, et la droite **DF** parallèle à **BC**.

On a

$$DF = BC = AD,$$

c'est-à-dire que le triangle **ADF** est isocèle, et, par conséquent, il vient

$$AE = \frac{AF}{2} = \frac{AB - CD}{2} = \frac{100^m - 40^m}{2} = 30^m,$$

$$DE \left(= \sqrt{\overline{AD}^2 - \overline{AE}^2} \right) = 1^m . \sqrt{50^2 - 30^2} = 40^m.$$

La hauteur **DE** du trapèze étant connue, on obtient immédiatement

$$\text{surf. } ABCD \left(= \frac{AB + CD}{2} . DE \right) = 1^{mq} . \frac{100 + 40}{2} . 40$$

$$= 2800^{mq} = 28^{ares}.$$

Maintenant, soit M le point de rencontre des deux côtés AD et BC du trapèze, et proposons-nous d'évaluer la surface du triangle MCD.

Comme ce triangle est semblable au triangle ADF, on a

$$\frac{\text{surf.MCD}}{\text{surf. ADF}} = \frac{\overline{CD}^2}{\overline{AF}^2} = \frac{40^2}{60^2} = \frac{4}{9},$$

d'où l'on tire

$$\text{surf.MCD} = \frac{4}{9} \cdot \text{surf.ADF} = \frac{4}{9} \cdot \text{AE} \cdot \text{DE}$$

$$= 1^{mq} \cdot \frac{4}{9} \cdot 30 \cdot 40 = 533^{mq}, 3$$

$$= 5^{ares} \, 33^{centiares}, 3.$$

XXXV.

A un cercle dont le rayon est de 10 mètres, on mène des tangentes perpendiculaires entre elles deux à deux. Prouver que le lieu des rencontres est une circonférence, et déterminer le rayon de cette courbe.

(Fac. des Sc. de Nancy.)

Démonstration. — O étant le centre d'un cercle, soient AB et AC deux droites perpendiculaires entre elles et tangentes à ce cercle.

Supposons que ces deux tangentes partent toutes deux du point A, et que leurs points de contact soient respectivement les points B et C.

Traçons les rayons OB, OC et la droite OA.

Comme les angles BAC, ABO, ACO sont droits, le quadrilatère ABOC est un rectangle, et on a

$$AB = OC = OB,$$

$$\overline{OA}^2 \, (= \overline{OB}^2 + \overline{AB}^2) = 2 \cdot \overline{OB}^2,$$

c'est-à-dire

$$OA = OB \cdot \sqrt{2}.$$

Il résulte de cette dernière égalité que tous les sommets

des angles droits dont les côtés sont tangents à un même cercle, se trouve à la même distance du centre de ce cercle.

Donc, etc.

Dans l'hypothèse de $OB = 10^m$, on a

$$OA = 10^m . \sqrt{2} = 14^m,142.$$

Scolie. — La valeur $OB . \sqrt{2}$ de OA n'est autre que celle du côté du carré inscrit dans le cercle O.

XXXVI.

Une bille va de A en B sur un billard, après avoir touché la bande CD. On donne la distance AB égale à 2 mètres. Les distances des points A et B à la bande CD sont respectivement $AE = 1$ mètre, $BF = 1^m,5o$. Trouver la longueur du chemin que parcourt la bille.

(Fac. des Sc. de Marseille.)

Solution. — Supposons que le point I soit le point où

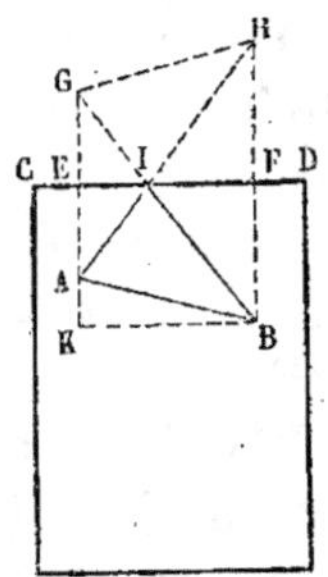

la bille a frappé la bande CD, et traçons les deux droites AI et IB.

Le chemin parcouru par cette bille est $AI + IB$, et nous désignerons la longueur de ce chemin par x.

D'après une propriété connue, enseignée en Physique, on a égalité entre les angles AIC et BID.

Cela posé, nous allons indiquer deux méthodes pour parvenir à la solution du problème.

Première méthode. — Prolongeons les deux droites AE et BI jusqu'à leur rencontre en G, et du point B abaissons BK perpendiculaire sur AG.

Les deux triangles AEI, GEI sont égaux comme ayant un côté égal adjacent à deux angles égaux chacun à chacun, savoir le côté EI commun, et l'angle AIE $=$ l'angle BIF $=$ l'angle EIG. Il suit de là que l'on a

$$AE = EG, \quad AI = IG, \quad \text{et} \quad BG = AI + IB = x.$$

Maintenant, les triangles rectangles BGK, ABK donnent

$$\overline{BG}^2 = \overline{BK}^2 + \overline{GK}^2, \quad \overline{BK}^2 = \overline{AB}^2 - \overline{AK}^2,$$

et comme d'ailleurs, on a

$$GK = EK + AE = BF + AE, \quad AK = EK - AE = BF - AE,$$

il vient

$$\overline{BG}^2 \quad \text{ou} \quad x^2 = \overline{AB}^2 + (BF + AE)^2 - (BF - AE)^2,$$

c'est-à-dire

$$x^2 = \overline{AB}^2 + 4\,AE\,.\,BF = 1^{mq}(4 + 4\,.\,1,50) = 10^{mq},$$

$$x = 1^m\,.\,\sqrt{10} = 3^m,162.$$

Deuxième méthode. — Prolongeons les deux droites AI et BF jusqu'à leur rencontre en H, et joignons les deux points G (première méthode) et H.

De même que

$$AE = EG \quad \text{et} \quad AI = IG \text{ (première méthode)},$$

de même on a

$$BF = FH \quad \text{et} \quad BI = IH.$$

Les deux égalités

$$AI = IG, \quad BI = IH$$

montrent immédiatement que l'on a

$$AH = BG = x,$$

et que les deux triangles AIB, GIH sont égaux comme ayant un angle égal compris entre côtés égaux chacun à chacun.

De l'égalité de ces deux triangles, il résulte que les deux angles BAH, BGH sont égaux, et que par conséquent la circonférence circonscrite au triangle ABH l'est aussi au triangle BGH, c'est-à-dire que le trapèze ABHG est inscriptible dans un cercle. On a donc

$$AH.BG = AB.GH + AG.BH,$$

c'est-à-dire

$$x^2 = \overline{AB}^2 + 4\,AE.BF = 1^{mq}(4 + 4.1,5o) = 10^{mq},$$
$$x = 1^m.\sqrt{10} = 3^m,162.$$

XXXVII.

Deux circonférences O et O′ extérieures l'une à l'autre étant données, on propose : 1° de trouver sur la ligne des centres O et O′ un point A tel, que les tangentes AM et AM′(M et M′ sont les deux points de contact) menées de ce point aux deux circonférences soient égales; 2° de démontrer que cette propriété du point A appartient aussi à chaque point B de la droite PP′ menée par ce point A perpendiculairement à la ligne des centres, c'est-à-dire que les tangentes BN et BN′ (N et N′ sont les deux points de contact) menées du point B aux deux circonférences sont égales entre elles.

(Fac. des Sc. de Paris.)

1° Solution. — Supposons, pour le moment, que le

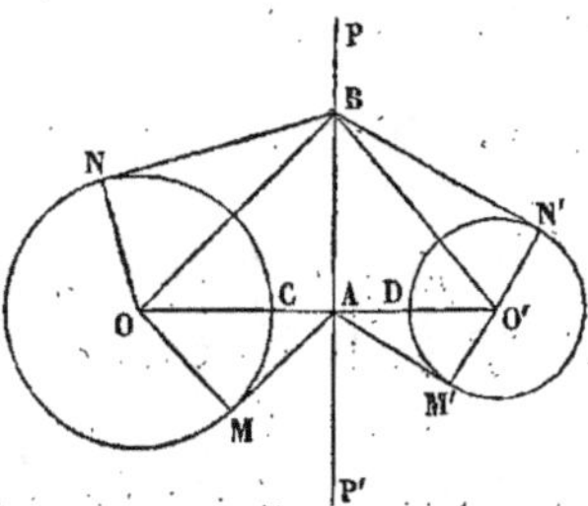

point A soit un point quelconque pris sur la partie CD

de OO′ comprise entre les deux circonférences O et O′, et AM, AM′ étant respectivement les deux tangentes (M et M′ les deux points de contact) menées de ce point à ces deux circonférences, traçons les rayons OM et OM′. Les triangles rectangles OAM, O′AM′ donnent

$$(1) \qquad \begin{cases} \overline{AM}^2 = \overline{OA}^2 - \overline{OM}^2, \\ \overline{AM'}^2 = \overline{O'A}^2 - \overline{O'M'}^2, \end{cases}$$

et ces relations indiquent que si le point A parcourt la droite CD depuis le point C jusqu'au point D, en allant toujours dans le même sens, les longueurs AM, AM′ varieront simultanément d'une manière continue (*), la première ira constamment en augmentant à partir de zéro, et la seconde ira constamment en diminuant pour arriver à cette même valeur zéro, de sorte qu'il y aura une position du point A où ces deux longueurs seront égales.

Pour déterminer cette position, il suffit de remarquer que les égalités (1) donnent alors

$$\overline{OA}^2 - \overline{OM}^2 = \overline{O'A}^2 - \overline{O'M'}^2,$$

ou, ce qui revient au même,

$$\overline{OA}^2 - \overline{O'A}^2 = \overline{OM}^2 - \overline{O'M'}^2,$$

d'où l'on tire

$$OA - O'A = \frac{\overline{OM}^2 - \overline{O'M'}^2}{OA + O'A} = \frac{\overline{OM}^2 - \overline{O'M'}^2}{OO'},$$

et, à cause de

$$OA + O'A = OO',$$

il vient

$$(2) \qquad OA = \frac{OO'}{2} + \frac{\overline{OM}^2 - \overline{O'M'}^2}{2 \cdot OO'}.$$

(*) Une quantité variable est dite *varier d'une manière continue*, lorsqu'elle ne passe pas d'une valeur à une autre sans passer par toutes les valeurs intermédiaires.

Cette formule fait connaître la distance OA et par conséquent la position du point A.

Comme on a

$$\frac{\overline{OM}^2 - \overline{O'M'}^2}{2.OO'} = \frac{(OM + O'M')(OM - O'M')}{2.OO'},$$

on voit que pour construire géométriquement la valeur de OA, que nous venons d'obtenir, il suffit de construire une quatrième proportionnelle aux lignes $2.OO'$, $OM + O'M'$, $OM - O'M'$, et d'ajouter cette quatrième proportionnelle à la moitié de la distance OO'.

Relativement à la formule (2), nous établirons les scolies suivants :

Scolie I. — Les deux circonférences O et O' étant extérieures l'une à l'autre, on a

$$(3) \qquad OO' > OM + O'M',$$

et par conséquent

$$\overline{OO'}^2 > (OM + O'M')^2 > \overline{OM}^2 - \overline{O'M'}^2,$$

d'où l'on tire

$$\frac{OO'}{2} > \frac{\overline{OM}^2 - \overline{O'M'}^2}{2.OO'}.$$

Il suit de là que la formule (2) donne pour OA une valeur moindre que OO', ce qui devait être.

Scolie II. — L'inégalité (3) donne successivement

$$OO' - OM > O'M',$$
$$\overline{OO'}^2 + \overline{OM}^2 - 2.OO'.OM > \overline{O'M'}^2,$$
$$\overline{OO'}^2 + \overline{OM}^2 - \overline{O'M'}^2 > 2.OO'.OM,$$
$$\frac{OO'}{2} + \frac{\overline{OM}^2 - \overline{O'M'}^2}{2.OO'} > OM,$$

c'est-à-dire

$$(4) \qquad OA > OM.$$

La même inégalité (3) donne encore successivement

$$OM < OO' - O'M',$$

$$\overline{OM}^2 < \overline{OO'}^2 + \overline{O'M'}^2 - 2.OO'.O'M',$$

$$\overline{OM}^2 - \overline{O'M'}^2 < \overline{OO'}^2 - 2.OO'.O'M',$$

$$\frac{\overline{OM}^2 - \overline{O'M'}^2}{2.OO'} < \frac{OO'}{2} - O'M',$$

$$\frac{OO'}{2} + \frac{\overline{OM}^2 - \overline{O'M'}^2}{2.OO'} < OO' - O'M',$$

c'est-à-dire

$$(5) \qquad OA < OO' - O'M'.$$

Il résulte des inégalités (4) et (5) que la position du point A donnée par la formule (2) se trouve entre les deux circonférences, ce qui devait être.

Les deux scolies précédents sont donnés ici comme des espèces de vérifications.

Scolie III. — La même inégalité (3) donne

$$\frac{(OM + O'M')(OM - O'M')}{OO'} < OM - O'M',$$

c'est-à-dire

$$\frac{\overline{OM}^2 - \overline{O'M'}^2}{OO'} < OM - O'M',$$

et par conséquent

$$OO' + \frac{\overline{OM}^2 - \overline{O'M'}^2}{OO'} < OO' + OM - O'M',$$

$$2.OA < OO' + OM - O'M',$$

$$OA - OM < OO' - OA - O'M',$$

$$OA - OM < O'A - O'M'.$$

Cette dernière inégalité montre que le point A est plus voisin de la grande circonférence que de la petite.

Scolie IV. — Le point A ayant été pris sur la distance des centres O et O', de manière que la longueur OA vérifie la formule (2), il est aisé de démontrer *à priori* que les tangentes AM et AM' (M et M' sont les deux points de contact) menées de ce point aux deux circonférences sont égales.

D'abord, ces tangentes existent, puisque, d'après les scolies I et II, le point A se trouve entre les deux circonférences.

De plus, la relation (2) donne successivement

$$2.OA = OA + O'A + \frac{\overline{OM}^2 - \overline{O'M'}^2}{OA + O'A},$$

$$OA - O'A = \frac{\overline{OM}^2 - \overline{O'M'}^2}{OA + O'A},$$

$$(OA - O'A)(OA + O'A) = \overline{OM}^2 - \overline{O'M'}^2,$$

$$\overline{OA}^2 - \overline{O'A}^2 = \overline{OM}^2 - \overline{O'M'}^2,$$

$$\overline{OA}^2 - \overline{OM}^2 = \overline{O'A}^2 - \overline{O'M'}^2,$$

et enfin

$$\overline{AM}^2 = \overline{AM'}^2,$$

c'est-à-dire

$$AM = AM'.$$

2° *Démonstration.* — Traçons les droites OB, O'B, ainsi que les rayons ON, O'N'.

Les triangles rectangles BON, BO'N', ABO, ABO' donnent

$$\overline{BN}^2 = \overline{OB}^2 - \overline{ON}^2 = \overline{AB}^2 + \overline{OA}^2 - \overline{ON}^2,$$

$$\overline{BN'}^2 = \overline{O'B}^2 - \overline{O'N'}^2 = \overline{AB}^2 + \overline{O'A}^2 - \overline{O'N'}^2,$$

et comme, d'après ce qui précède (1°), on a

$$\overline{OA}^2 - \overline{OM}^2 = \overline{O'A}^2 - \overline{O'M'}^2,$$

ou, ce qui revient au même,

$$\overline{OA}^2 - \overline{ON}^2 = \overline{O'A}^2 - \overline{O'N'}^2,$$

il vient

$$\overline{BN}^2 = \overline{BN'}^2,$$

c'est-à-dire

$$BN = BN'.$$

Donc, etc.

Scolie I. — Le point B′ étant un point du plan des deux circonférences O et O′, supposons que de ce point on puisse mener deux tangentes BI et BI′ (I et I′ sont les deux points de contact) à ces deux circonférences, et que ces deux tangentes soient égales.

Soit A′ le pied de la perpendiculaire abaissée du point B′ sur la droite OO′.

Traçons les rayons OI, O′I′ et les droites OB′, O′B′. On a

$$\overline{B'I}^2 = \overline{OB'}^2 - \overline{OI}^2 = \overline{A'B'}^2 + \overline{OA'}^2 - \overline{OI}^2,$$
$$\overline{B'I'}^2 = \overline{O'B'}^2 - \overline{O'I'}^2 = \overline{A'B'}^2 + \overline{O'A'}^2 - \overline{O'I'}^2,$$

et comme, par hypothèse, B′I = B′I′, il vient

$$\overline{OA'}^2 - \overline{OI}^2 = \overline{O'A'}^2 - \overline{O'I'}^2,$$

ou, ce qui revient au même,

$$\overline{OA'}^2 - \overline{O'A'}^2 = \overline{OI}^2 - \overline{O'I'}^2.$$

Cette dernière égalité donne

$$OA' = \text{ou} > \text{ou} < O'A',$$

selon que l'on a

$$OI = \text{ou} > \text{ou} < O'I',$$

ce qui permet de conclure que dans le premier cas le point A′ est au milieu de la distance OO′, et que dans les deux autres ce point ne peut être situé sur le prolongement de cette distance, du côté de la plus grande des deux circonférences.

De plus, de cette même égalité on tire successivement

$$OA' \mp O'A' = \frac{\overline{OI}^2 - \overline{O'I'}^2}{OA' \pm O'A'} = \frac{\overline{OI}^2 - \overline{O'I'}^2}{OO'} \ (*),$$

et comme

$$OA' \pm O'A' = OO',$$

(*) Dans cette égalité et dans l'égalité suivante, les doubles signes sont *coordonnés*, c'est-à-dire que ce sont tous les signes supérieurs de ces doubles signes qu'il faut prendre, ou bien tous les signes inférieurs.

il vient

$$OA' = \frac{OO'}{2} + \frac{\overline{OI}^2 - \overline{O'I'}^2}{2 \cdot OO'}.$$

Cette dernière égalité montre que le point A' n'est autre que le point A considéré précédemment, et que par conséquent le point B' appartient nécessairement à la droite PP'.

Scolie II. — On peut déterminer la droite PP' d'une manière fort simple, comme il suit :

Décrivons une circonférence quelconque O'' rencontrant chacune des deux circonférences O et O' en deux

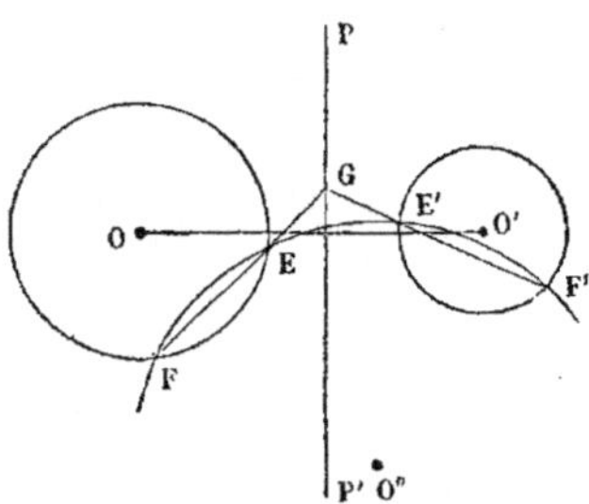

points, la première aux points E, F, et la seconde aux points E', F', et traçons les deux cordes EF, $E'F'$.

Ces deux cordes prolongées se rencontreront généralement en un point G qui sera extérieur aux deux circonférences O et O', et ce point sera un point de la droite PP'.

Car, EF, $E'F'$ étant deux cordes de la circonférence O'', les deux produits $GE.GF$, $GE'.GF'$ sont égaux, et comme ces deux produits sont respectivement égaux aux carrés des tangentes menées du point G aux deux circonférences O et O', il en résulte que ces deux tangentes sont égales.

Le point G appartenant à la droite PP', pour avoir cette droite, il suffit d'abaisser de ce point une perpendiculaire sur la ligne des centres O et O', ou bien de déterminer un second point de cette droite PP', comme on a déterminé le premier, et de tracer la droite passant par les deux points ainsi déterminés.

XXXVIII.

Étant données dans une circonférence deux cordes inégales, comparer leurs distances au centre et les arcs qu'elles sous-tendent. Le rayon de la circonférence étant égal à $320^m,853$ et la corde à $437^m,342$, calculer au moyen des Tables de logarithmes la distance de la corde au centre et l'arc sous-tendu $(\pi = 3,1415926)$.

(Fac. des Sc. de Caen.)

Solution. — 1° Soient A et B les longueurs de deux cordes inégales $(A > B)$ appartenant à une même circonférence.

Désignons respectivement par a et b les distances de ces deux cordes au centre de cette circonférence, et par α et β les arcs, non supérieurs à 180 degrés, qu'elles sous-tendent.

On a

$$a < b,$$
$$\alpha > \beta,$$

et comme ces inégalités sont l'objet de deux propositions qui se trouvent dans tous les Éléments de Géométrie, nous ne nous arrêterons pas ici à les démontrer.

2° Désignons par x la distance du centre du cercle à la corde dont la longueur est de $437^m,342$, et par X ou par X' l'arc moindre que 180 degrés sous-tendu par cette corde, selon qu'il est exprimé en degrés, minutes et secondes, ou au moyen du mètre comme unité.

On a

$$\left(\frac{x}{1^m}\right)^2 = (320,853)^2 - \left(\frac{437,342}{2}\right)^2 = (320,853)^2 - (218,671)^2$$
$$= 539,524 . 102,182,$$

8.

et par conséquent

$$2\log\frac{x}{1^m} = \begin{cases} \quad \log 539,524 = 2,732\,0107 \\ +\log 102,182 = 2,009\,3744 \end{cases}$$

$$2\log\frac{x}{1^m} = 4,741\,3851$$

$$\log\frac{x}{1^m} = 2,370\,6925$$

$$\frac{x}{1^m} = 234,796,$$

$$x = 234^m,796.$$

Maintenant calculons X et X'.

On a

$$2\sin\frac{X}{2} = \frac{\frac{x}{1^m}}{320,853},$$

c'est-à-dire

$$\sin\frac{X}{2} = \frac{\frac{x}{1^m}}{641,706},$$

et par conséquent

$$\log\sin\frac{X}{2} = \begin{cases} \quad \log\frac{x}{1^m} = 2,370\,6925 \\ -\log 641,706 = \overline{3},192\,6639 \end{cases}$$

$$\log\sin\frac{X}{2} = \overline{1},563\,3564$$

$$\frac{X}{2} = 21°27'45'',6,$$

$$X = 42°55'31'',2.$$

La valeur X étant obtenue, pour avoir X', on sait que l'on a

$$\frac{X'}{1^m.\pi.320,853} = \frac{X}{180°},$$

c'est-à-dire

$$\frac{X'}{1^m.\pi.320,853} = \frac{42°55'31'',2}{180°} = \frac{154531'',2}{648000''} = \frac{16097}{67500},$$

et, par suite, il vient

$$X' = 1^m . \frac{\pi . 320,853 . 16097}{67500} = 240^m,380.$$

XXXIX.

On donne une droite indéfinie AB et un point C dont la distance à cette droite est CD = 28 mètres. Du point C comme centre, avec un rayon CA = 53 mètres, on décrit un arc de cercle qui coupe AB aux points A et B. On demande : 1° la surface du triangle ABC ; 2° la valeur du côté du carré équivalent à ce triangle, à 0,001 près.

(Fac. des Sc. de Toulouse.)

Solution. — Désignons par S cette surface et par x ce côté.

On a

$$\overline{AD}^2 = \overline{CA}^2 - \overline{CD}^2 = (CA + CD)(CA - CD),$$

ou, ce qui revient au même,

$$AD = \sqrt{(CA + CD)(CA - CD)},$$

et par conséquent

$$AD = 1^m . \sqrt{81.25} = 1^m . 9.5 = 45^m.$$

Maintenant, comme on a

$$S = AD . CD,$$

il vient

$$S = 1^{mq} . 45.28 = 1260^{mq},$$

et, par suite,

$$x = 1^m . \sqrt{1260} = 35^m,49.$$

XL.

La surface d'un triangle rectangle est égale à $13^{mq},5$. La différence des surfaces des carrés construits sur les deux côtés de l'angle droit est égale à $15^{mq},75$. On demande de calculer les trois côtés du triangle.

(Fac. des Sc. de Toulouse.)

Solution.—Désignons par x l'hypoténuse du triangle, et par y et z les deux autres côtés $(y > z)$.

Les équations du problème sont

$$(1) \qquad \frac{1}{2} yz = 13^{mq},5,$$

$$(2) \qquad y^2 - z^2 = 15^{mq},75,$$

$$(3) \qquad x^2 = y^2 + z^2.$$

De l'équation (1), on tire

$$(4) \qquad yz = 27^{mq},$$

et divisant les équations (2) et (4) membre à membre, il vient

$$\frac{y}{z} + \left(-\frac{z}{y} \right) = \frac{15,75}{27} = \frac{7}{12}.$$

De plus, comme on a

$$\frac{y}{z} \cdot \left(-\frac{z}{y} \right) = -1,$$

il en résulte que $\frac{y}{z}$ et $-\frac{z}{y}$ sont les deux racines de l'équation du second degré

$$X^2 - \frac{7}{12} X - 1 = 0,$$

et par conséquent on a

$$\frac{y}{z} = \frac{7 + \sqrt{49 + 4 \cdot 12^2}}{24},$$

c'est-à-dire

$$(5) \qquad \frac{y}{z} = \frac{4}{3}.$$

Maintenant, en multipliant les équations (4) et (5) membre à membre, on obtient

$$y^2 = 27^{mq} \cdot \frac{4}{3} = 36^{mq},$$

c'est-à-dire

$$y = 6^m,$$

et, par suite, on a

$$z \left(= y \cdot \frac{3}{4}\right) = 4^{\mathrm{m}},50,$$
$$x = \sqrt{y^2 + z^2} = 7^{\mathrm{m}},50.$$

XLI.

On donne le rayon d'un cercle $OB = 5^{\mathrm{m}},7$, et l'on prolonge ce rayon d'une quantité $AB = 2^{\mathrm{m}},4$. Du point A on mène les tangentes AT, AT', et l'on mène la corde de contact TT'. On demande : 1° la distance OI de cette corde au centre ; 2° la longueur de cette corde elle-même.

(*Fac. des Sc. de Toulouse.*)

Solution. — Menons le rayon OT.

Le triangle rectangle OAT donne

$$\overline{OT}^2 = OA . OI,$$

ou, ce qui revient au même,

$$OI = \frac{\overline{OT}^2}{OA} = 1^{\mathrm{m}} \cdot \frac{(5,7)^2}{5,7 + 2,4} = 1^{\mathrm{m}} \cdot \frac{32,49}{8,1}$$
$$= 1^{\mathrm{m}} \cdot \frac{3,61}{0,9} = 1^{\mathrm{m}} \cdot \frac{361}{90} = 4^{\mathrm{m}},011111\ldots$$

Pour déterminer la corde TT', il suffit de remarquer que l'on a

$$TT' = 2 TI,$$

et

$$\overline{TI}^2 = \overline{OT}^2 - \overline{OI}^2 = (OT + OI)(OT - OI),$$

d'où l'on tire

$$TT' = 2 \sqrt{(OT + OI)(OT - OI)} = 1^{\mathrm{m}} . 2 \sqrt{9,7111\ldots \times 1,6888\ldots}$$
$$= 8^{\mathrm{m}},100.$$

XLII.

L'hypoténuse d'un triangle rectangle est de 55 mètres, et sa surface de 726 mètres carrés. Trouver les deux côtés de l'angle droit.

(*Fac. des Sc. de Paris.*)

Solution. — Désignons par x et y ces deux côtés. On a

$$\frac{x}{1^{\mathrm{m}}} \cdot \frac{y}{1^{\mathrm{m}}} = 2.726 = 1452,$$

$$\left(\frac{x}{1^{\mathrm{m}}}\right)^2 + \left(\frac{y}{1^{\mathrm{m}}}\right)^2 = (55)^2 = 3025,$$

et par conséquent $\left(\dfrac{x}{1^{\mathrm{m}}}\right)^2$, $\left(\dfrac{y}{1^{\mathrm{m}}}\right)^2$ sont les deux racines de l'équation du second degré

$$X^2 - 3025\,X + (1452)^2 = 0.$$

Comme les racines de cette équation sont les nombres 1936 et 1089, lesquels égalent respectivement $(44)^2$ et $(33)^2$, les valeurs de $\dfrac{x}{1^{\mathrm{m}}}$ et $\dfrac{y}{1^{\mathrm{m}}}$ sont donc les nombres 44 et 33, c'est-à-dire que les valeurs de x et y sont 44 mètres et 33 mètres.

XLIII.

Dans un triangle ABC, on connaît les valeurs des côtés, savoir : AB $= 518$ mètres, AC $= 272$ mètres, et BC $= 495$ mètres. Du sommet A on abaisse sur le côté BC la perpendiculaire AK, et l'on demande : 1° les valeurs des segments BK et CK ; 2° celle de la hauteur AK.

(Fac. des Sc. de Toulouse.)

Solution. — Dans le triangle ABC, comme le côté AC est moindre que le côté AB, l'angle B opposé à ce côté AC est nécessairement aigu, et par conséquent on a la relation

$$\overline{AC}^2 = \overline{AB}^2 + \overline{BC}^2 - 2\,BC\cdot BK,$$

de laquelle on tire

$$BK = \frac{\overline{AB}^2 + \overline{BC}^2 - \overline{AC}^2}{2\,BC}.$$

Conformément aux données de la question, cette formule donne

$$\frac{BK}{1^m} = \frac{(518)^2 + (495)^2 - (272)^2}{2.495} = 443,80303\dots \quad (^*),$$

ou, ce qui revient au même,

$$BK = 443^m,803\dots.$$

La valeur de BK étant obtenue, il vient

$$CK = BC - BK = 495^m - 443^m,803 = 51^m,197.$$

Maintenant, pour avoir AK, on peut employer l'une ou l'autre des deux méthodes suivantes.

Première méthode. — Le triangle rectangle ABK donne

$$AK = \sqrt{\overline{AB}^2 - \overline{BK}^2} = \sqrt{(AB + BK)(AB - BK)},$$

et, par suite, il vient

$$\frac{AK}{1^m} = \sqrt{961,80303\dots \times 74,19696\dots} = 267,138,$$

c'est-à-dire

$$AK = 267^m,138.$$

Deuxième méthode. — Si l'on désigne par S la surface du triangle ABC, et par p son demi-périmètre, on a (IIe Partie, **XXIV**)

$$S = \sqrt{p(p - AB)(p - AC)(p - BC)},$$

et comme, d'ailleurs, on sait que l'on a aussi

$$S = \frac{BC.AK}{2},$$

il vient, par conséquent, l'équation

$$\frac{BC.AK}{2} = \sqrt{p(p - AB)(p - AC)(p - BC)},$$

de laquelle on tire

$$AK = 2\,\frac{\sqrt{p(p - AB)(p - AC)(p - BC)}}{BC}.$$

(*) Cette valeur de $\dfrac{BK}{1^m}$ est un nombre décimal périodique mixte dont la période est 03.

D'après les données de la question, on a

$$p = 642^m,5 = \frac{5^m.257}{2},$$

$$p - AB = 124^m,5 = \frac{3^m.83}{2},$$

$$p - AC = 370^m,5 = \frac{3^m.247}{2},$$

$$p - BC = 147^m,5 = \frac{5^m.59}{2},$$

et, par suite, la formule précédente donne

$$\frac{AK}{1^m} = \frac{1}{66}\sqrt{257.83.247.59} = 267,138,$$

c'est-à-dire

$$AK = 267^m,138.$$

XLIV.

Calculer les trois côtés d'un triangle rectangle, connaissant leur somme P et la surface S du triangle.

On indiquera la condition à laquelle les données doivent satisfaire pour que le problème soit possible.

(Fac. des Sc. de Paris.)

Solution. — Désignons par x, y, z les trois côtés à calculer, $x > y \geqq z$.

On a

$$(1) \qquad x + y + z = P,$$
$$(2) \qquad yz = 2S,$$
$$(3) \qquad y^2 + z^2 = x^2.$$

Cherchons à résoudre ce système de trois équations. L'équation (1) donne

$$(4) \qquad (y + z)^2 = (P - x)^2 = P^2 - 2Px + x^2,$$

et des équations (2) et (3), on déduit

$$y^2 + z^2 + 2yz = x^2 + 4S,$$

c'est-à-dire

$$(5) \qquad (y + z)^2 = x^2 + 4S.$$

Si l'on compare les équations (4) et (5), on obtient immédiatement

$$P^2 - 2Px = 4S,$$

d'où l'on tire

$$x = \frac{P^2 - 4S}{2P} \cdot$$

La valeur de x étant connue, l'équation (1) donne

$$y + z = P - x = P - \frac{P^2 - 4S}{2P} = \frac{P^2 + 4S}{2P},$$

et, à cause de l'équation (2), on voit que y et z sont les deux racines de l'équation du second degré

$$Y^2 - \frac{P^2 + 4S}{2P} Y + 2S = 0.$$

D'après cela, on a donc

$$y = \frac{P^2 + 4S}{4P} + \sqrt{\left(\frac{P^2 + 4S}{4P}\right)^2 - 2S},$$

$$z = \frac{P^2 + 4S}{4P} - \sqrt{\left(\frac{P^2 + 4S}{4P}\right)^2 - 2S}.$$

Discussion. — Pour que le problème soit possible, il faut et il suffit que les valeurs obtenues de y et z soient réelles, et de plus que celle de x soit positive.

Voyons à quoi se réduisent ces conditions.

Représentons, pour abréger, par R la quantité sous le radical dans les expressions de y et z.

On a

$$R = \frac{16S^2 - 24P^2S + P^4}{16P^2}$$

$$= \frac{16\left[S - \frac{P^2}{4}(3 + 2\sqrt{2})\right]\left[S - \frac{P^2}{4}(3 - 2\sqrt{2})\right]}{16P^2},$$

d'où il suit que la quantité R ne peut être positive qu'autant que l'on a

$$S \geqq \frac{P^2}{4}(3 + 2\sqrt{2}),$$

ou bien

$$S \leq \frac{P^2}{4}\left(3 - 2\sqrt{2}\right),$$

et, comme la condition $x > 0$ exige que S soit moindre que $\frac{P^2}{4}$, on conclut immédiatement que

$$S \leq \frac{P^2}{4}\left(3 - 2\sqrt{2}\right)(*)$$

est la seule condition nécessaire et suffisante pour la possibilité du problème.

XLV.

Dans un triangle ABC rectangle en A, l'angle B est de 60 degrés, et le côté AB égale 50 mètres. On divise l'angle B en deux parties égales par la droite BO, et l'on demande, à 1 centimètre près, les valeurs des segments AO et CO, dans lesquels cette droite divise le côté AC.

(Fac. des Sc. de Toulouse.)

Solution. — On a

$$\frac{AO}{CO} = \frac{AB}{BC} = \cos 60^\circ = \frac{1}{2},$$

d'où

$$AO = \frac{1}{2}\,CO,$$

et

$$\frac{AC}{CO}\left(= \frac{AO + CO}{CO}\right) = \frac{3}{2},$$

c'est-à-dire

$$CO = \frac{2}{3}\,AC.$$

De plus, comme on a

$$AC = AB.\operatorname{tang} 60^\circ = 50^m.\sqrt{3},$$

(*) L'inégalité évidente $1 < \sqrt{2}$ donne $2 < 2\sqrt{2}$, ou, ce qui revient au même, $3 - 1 < 2\sqrt{2}$; d'où l'on tire

$$3 - 2\sqrt{2} < 1.$$

il vient

$$CO = \frac{2}{3}\, 50^m . \sqrt{3} = \frac{100^m}{\sqrt{3}} = 57^m,73,$$

et, par suite,

$$AO \left(= \frac{1}{2}\, CO\right) = 28^m,87.$$

XLVI.

Démontrer que la droite DE qui joint les points mi-lieux D et E de deux côtés AB, AC, d'un triangle quel-conque ABC, est parallèle au troisième côté AC et moitié de ce troisième côté.

Première démonstration. — Prolongeons la droite DE

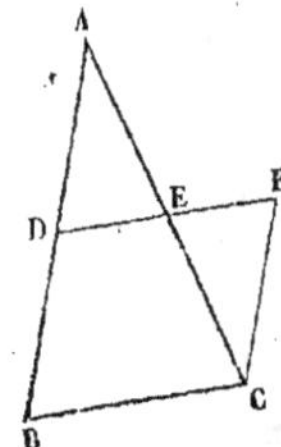

d'une longueur EF égale à elle-même, et joignons le point C au point F.

Les deux triangles ADE, CEF sont égaux comme ayant un angle égal compris entre côtés égaux chacun à chacun, savoir : les angles en E égaux comme opposés par le som-met, le côté AE égal au côté CE par hypothèse, et le côté DE égal au côté EF par construction.

Ces deux triangles étant égaux, il vient

$$BD\,(= AD) = CF,$$

et

$$\text{ang ADE} = \text{ang EFC,}$$

c'est-à-dire que les deux droites BD et CF sont égales et parallèles.

D'après cela, la figure BCFD est un parallélogramme, et, par conséquent, on a

$$DE \text{ parallèle à } BC,$$

et, de plus,

$$DF\,(= 2\,DE) = BC.$$

Donc, etc.

Deuxième démonstration. — Les points D, E étant respectivement les milieux des côtés AB, AC, on a

$$\frac{AB}{AD} = \frac{AC}{AE},$$

ce qui indique que la droite DE est parallèle à BC, et que, par conséquent, les deux triangles ABC, ADE sont semblables, comme étant équiangles.

D'après cela, on a

$$\frac{BC}{DE} = \frac{AB}{AD} = 2,$$

ou, ce qui revient au même,

$$BC = 2\,DE.$$

Donc, etc.

Scolie. — La première démonstration n'exige que la connaissance du premier Livre de la *Géométrie* de Legendre, tandis que la seconde exige la connaissance d'une grande partie du troisième.

Corollaire. — Si par le point D, milieu de l'un des côtés AB d'un triangle quelconque ABC, on mène une droite DE parallèle à l'un des deux autres côtés, par exemple BC, cette parallèle passe par le point milieu du troisième côté AC.

Cette proposition est une conséquence immédiate de la précédente, mais on peut la démontrer directement comme il suit, et de deux manières différentes.

Première démonstration. — Par le point C, menons

la droite CF parallèle à AB, et soit F le point où cette parallèle rencontre le prolongement de DE (*).

Les droites AB et CF étant parallèles, les angles DAE, ECF sont égaux comme alternes-internes, ainsi que les angles ADE, EFC.

De plus, le quadrilatère BCFD ayant ses côtés opposés parallèles est un parallélogramme, et, par conséquent, on a

$$AD \, (= BD) = CF.$$

D'après cela, les deux triangles ADE, CEF sont égaux comme ayant un côté égal adjacent à deux angles égaux chacun à chacun, et, par conséquent,

$$AE = CE.$$

Donc, etc.

On pourrait encore conclure ici que l'on a

$$EF = DE = \frac{DF}{2} = \frac{BC}{2}.$$

Deuxième démonstration. — D'après la proposition XVI du troisième Livre de la *Géométrie* de Legendre (9e édit. Blanchet), on a

$$\frac{AB}{AD} = \frac{AC}{AE},$$

et comme

$$\frac{AB}{AD} = 2,$$

il vient, par conséquent,

$$\frac{AC}{AE} = 2,$$

ou, ce qui revient au même,

$$AC = 2\,AE.$$

Donc, etc.

On pourrait aussi conclure que l'on a BC = 2 DE, car

(*) La lettre E est employée ici pour désigner le point où la droite DE rencontre AC.

les deux triangles ABC, ADE sont équiangles, et, par conséquent, il vient

$$\frac{BC}{DE} = \frac{AB}{AD} = 2,$$

c'est-à-dire

$$BC = 2\,DE.$$

XLVII.

On mène une droite par les milieux des côtés parallèles d'un trapèze, et l'on propose de démontrer qu'en prolongeant cette ligne, ainsi que les côtés non parallèles, ces trois droites iront se couper en un même point.

(Fac. des Sc. de Paris.)

Démonstration. — Soit ABCD un trapèze quelconque ayant pour bases les deux côtés AB et CD.

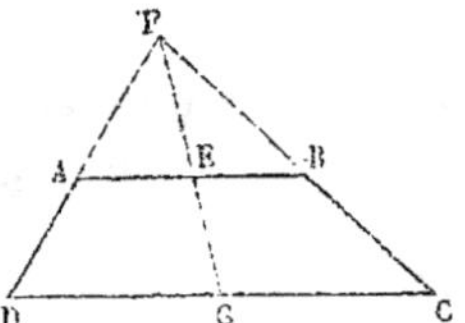

Désignons par E le point milieu de la première de ces deux bases, par F le point de rencontre des deux côtés AD et BC, et par G le point où la droite passant par ces deux points E, F coupe la seconde base CD.

D'après la proposition XXVI du troisième Livre de la *Géométrie* de Legendre (9ᵉ édit. Blanchet), on a

$$\frac{AE}{DG} = \frac{BE}{CG},$$

et comme

$$AE = BE,$$

il en résulte

$$DG = CG.$$

On voit donc, par là, que les points milieux des deux

bases du trapèze et le point F sont situés sur une même droite.

Donc, etc.

XLVIII.

Les deux bases AB et CD d'un trapèze sont respectivement égales à 12 mètres et à 7 mètres ; on demande de calculer la longueur de la droite EF parallèle aux bases qui diviserait le trapèze en deux parties équivalentes.

(Fac. des Sc. de Paris.)

Solution. — Désignons par h la hauteur du trapèze, et par k la distance des deux parallèles CD, EF.

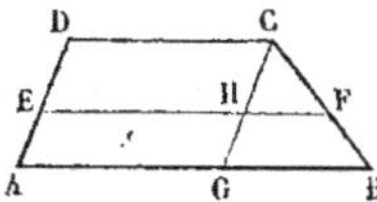

On a

$$\text{surf. ABCD} = \frac{AB + CD}{2} \cdot h,$$

$$\text{surf. CDEF} = \frac{EF + CD}{2} \cdot k,$$

et, par conséquent, on doit avoir

$$(1) \qquad (EF + CD)\,k = \frac{AB + CD}{2} \cdot h.$$

Maintenant, si par le point C on mène CG parallèle à AD, et si l'on désigne par H le point où cette parallèle rencontre EF, on a

$$\frac{FH}{BG} = \frac{k}{h},$$

et comme

$$FH = EF - CD, \quad BG = AB - CD,$$

il vient

$$\frac{EF - CD}{AB - CD} = \frac{k}{h},$$

c'est-à-dire

$$(2) \qquad (EF - CD)\, h = (AB - CD)\, k.$$

Multipliant les relations (1) et (2) membre à membre, et supprimant kh facteur commun aux deux membres de la nouvelle égalité qui en résulte, il vient

$$(EF + CD)(EF - CD) = \frac{1}{2}(AB + CD)(AB - CD),$$

ou, ce qui revient au même,

$$\overline{EF}^2 - \overline{CD}^2 = \frac{1}{2}\left(\overline{AB}^2 - \overline{CD}^2\right),$$

d'où l'on tire

$$\overline{EF}^2 = \frac{1}{2}\left(\overline{AB}^2 + \overline{CD}^2\right).$$

D'après cette dernière formule, si l'on pose

$$AB = 12^m, \quad CD = 7^m,$$

on obtient

$$\overline{EF}^2 = 96^{mq},50,$$

et, par suite,

$$EF = 9^m,82.$$

XLIX.

Construire une tangente commune à deux cercles donnés, en distinguant les deux cas où les cercles sont situés d'un même côté de la tangente ou de côtés opposés. Si l'on donnait les valeurs numériques des rayons et de la distance des centres, comment évaluerait-on la distance au centre de chaque cercle du point où la ligne des centres est coupée par la tangente commune ?

(Fac. des Sc. de Toulouse.)

Solution. — La première partie de cette question se trouvant traitée dans les *Éléments de Géométrie* de Legendre (9ᵉ édit. Blanchet), livre II, probl. XVI, nous nous bornerons ici à développer la seconde partie.

Désignons par O et O' les centres des deux cercles,

par R et R' leurs rayons respectifs ($R \geq R'$), par D la distance du point O au point O', par T une droite tangente à ces deux cercles, par A et B ses deux points de contact, et par S le point où elle coupe la droite passant par les deux centres O et O'.

Si l'on mène les deux rayons OA et O'B, comme ces deux rayons sont tous deux perpendiculaires sur la droite T, les deux triangles SOA, SO'B sont semblables, et par conséquent on a

$$\frac{SO}{SO'} = \frac{OA}{O'B},$$

c'est-à-dire

(1)
$$\frac{SO}{SO'} = \frac{R}{R'}.$$

Cela posé, distinguons deux cas.

Premier cas. — Si les deux cercles sont du même côté de la tangente T, on a

$$D = SO - SO',$$

et, par suite, la relation (1) donne

$$\frac{D}{SO} = \frac{R - R'}{R},$$

$$\frac{D}{SO'} = \frac{R - R'}{R'};$$

d'où l'on tire

$$SO = D \cdot \frac{R}{R - R'},$$

$$SO' = D \cdot \frac{R'}{R - R'}.$$

Si $R = R'$, ces deux dernières formules donnent $SO = \infty$, $SO' = \infty$, c'est-à-dire que la tangente T ne rencontre pas la droite passant par les deux centres O et O' : c'est ce que l'on voit *à priori*.

Scolie. — L'expression précédente de SO, comme celle de SO', montre que les deux tangentes communes extérieures aux deux circonférences O et O' passent par un même point du prolongement de la droite joignant les centres de ces deux circonférences.

Second cas. — Si les deux cercles sont de différents côtés de la tangente T, on a

$$D = SO + SO',$$

et, par suite, la relation (1) donne

$$\frac{D}{SO} = \frac{R + R'}{R},$$

$$\frac{D}{SO'} = \frac{R + R'}{R'};$$

d'où l'on tire

$$SO = D \cdot \frac{R}{R + R'},$$

$$SO' = D \cdot \frac{R'}{R + R'}.$$

Scolie. — L'expression précédente de SO, comme celle de SO', montre que lorsque deux circonférences O et O' sont extérieures l'une à l'autre, leurs deux tangentes communes intérieures passent par un même point de la droite joignant les centres de ces deux circonférences.

L.

Deux circonférences situées dans le même plan étant extérieures l'une à l'autre, on donne leurs rayons R et R' égaux à 3 et à 5 décimètres.

On demande quelle doit être la distance des centres de ces deux circonférences, pour que l'une des tangentes communes intérieures fasse un angle de 30 degrés avec la ligne des centres.

(Fac. des Sc. de Nancy.)

Solution. — Désignons respectivement par O et O' les centres des deux circonférences en question, dont les rayons sont R et R', par I le point où les deux tangentes communes intérieures à ces deux circonférences rencontrent la distance des centres O et O' (IIe Partie, XLIX), et enfin par M et M′ les points de contact de l'une de ces deux tangentes avec ces deux mêmes circonférences.

Si l'on trace les rayons OM, O′M′, les triangles rectangles OIM, O′IM′ donnent (IIe Partie, XI), dans l'hypothèse de angle OIM = 3o degrés,

$$OI = 2.OM, \quad O′I = 2.O′M′,$$

et, par suite,

$$OO, (= OI + O′I) = 2(r + r′),$$

c'est-à-dire, conformément aux données de la question,

$$OO′ = 2(o^m,3 + o^m,5) = 1^m,6o.$$

Scolie. — Si, dans la question précédente, on demandait quelle doit être la distance des centres des deux circonférences, pour que l'une des tangentes communes intérieures fasse un angle donné α avec la ligne des centres, on devrait alors résoudre la question comme il suit.

Ayant tracé les rayons OM, O′M′, les triangles rectangles OIM, O′IM′ donnent

$$OI = \frac{OM}{\sin OIM} = \frac{r}{\sin OIM}, \quad O′I = \frac{O′M′}{\sin O′IM′} = \frac{r′}{\sin OIM},$$

d'où l'on tire

$$OO′ (= OI + O′I) = \frac{r + r′}{\sin OIM} \; (^*),$$

et par conséquent, dans l'hypothèse de angle OIM = α,

$$OO′ = \frac{r + r′}{\sin \alpha}.$$

Pour α = 3o degrés, comme $\sin \alpha = \frac{1}{2}$, cette dernière formule donnerait

$$OO′ = 2(r + r′),$$

résultat obtenu précédemment.

(*) On pourrait arriver à cette formule immédiatement comme il suit :

Par le point O′ menons une parallèle à la tangente MM′, et soit N son point de rencontre avec le rayon OM prolongé.

Le triangle rectangle OO′N donne

$$OO′ = \frac{ON}{\sin OO′N} = \frac{r + r′}{\sin OIM}.$$

LI.

Étant données deux droites parallèles, sur lesquelles sont pris deux systèmes de trois points A, B, C et A′, B′, C′, on a

$$AB = 2^m, \quad BC = 5^m, \quad A'B' = 1^m,24, \quad B'C' = 3^m,10.$$

On demande si les droites AA′, BB′, CC′ prolongées suffisamment concourent en un même point.

(Fac. des Sc. de Paris.)

Solution. — Ces trois droites prolongées suffisamment concourent en un même point, parce qu'on a

$$\frac{2}{1,24} = \frac{5}{3,10},$$

c'est-a-dire

$$\frac{AB}{A'B'} = \frac{BC}{B'C'}.$$

Pour justifier cette solution de la question, prolongeons les deux droites AA′, BB′ jusqu'à leur rencontre au point O, et joignons ce point au point C′.

Désignons par C_1 le point où la droite OC′ prolongée rencontre la droite ABC.

D'après un théorème connu (*Géométrie* de Legendre, 9e édit. Blanchet, livre III, prop. XXVI), on a

$$\frac{AB}{A'B'} = \frac{BC_1}{B'C'},$$

et comme déjà

$$\frac{AB}{A'B'} = \frac{BC}{B'C'},$$

il vient

$$\frac{BC_1}{B'C'} = \frac{BC}{B'C'},$$

c'est-à-dire

$$BC_1 = BC,$$

ce qui signifie que le point C_1 se confond avec le point C. Donc, etc.

LII.

Soit une circonférence quelconque ayant pour centre
le point O; prenez à volonté un point S dans le plan de
cette circonférence; menez par ce point une première
droite SA passant par le centre O et tant d'autres que
vous voudrez SB, SC, SD,..., terminées aux points A,
B, C, D,..., de la circonférence; puis, sur toutes ces
droites, marquez respectivement des points A', B', C',
D',..., tels qu'on ait

$$\frac{SA}{SA'} = \frac{SB}{SB'} = \frac{SC}{SC'} = \frac{SD}{SD'} = \dots.$$

Il faut démontrer que ces points A', B', C', D',..., ainsi
obtenus, appartiennent tous à une même circonférence,
dont le centre est situé sur la droite SA.

(Fac. des Sc. de Paris.)

Démonstration. — Traçons les droites AB et A'B'.

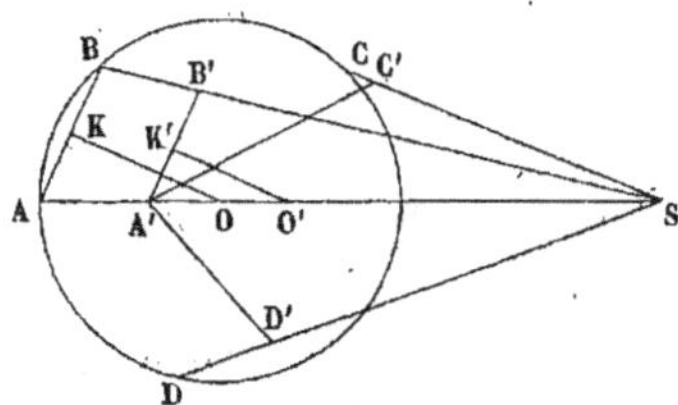

Soient K et K' les points milieux de ces deux droites.
Joignons le point K au point O, et par le point K' me-
nons la droite K'O' parallèle à KO.
Soit O' le point où cette parallèle rencontre SA.
Comme on a

$$\frac{SA}{SA'} = \frac{SB}{SB'},$$

les deux droites AB et A'B' sont parallèles, et par conséquent

$$\text{angle } A'K'O' = \text{angle } AKO = 1^{dr},$$

$$\frac{AO}{A'O'} = \frac{AK}{A'K'} = \frac{AB}{A'B'} = \frac{SA}{SA'},$$

$$A'O' = AO \cdot \frac{SA'}{SA}.$$

Il résulte de là que la perpendiculaire élevée sur le milieu de A'B' rencontre la distance SA en un point O', dont la position est indépendante de la direction de la droite SB, et que par conséquent toutes les perpendiculaires élevées sur les milieux des droites allant du point A' aux points B', C', D',..., passent toutes par ce point O', lequel se trouve alors également distant de tous ces points A', B', C', D',....

Donc, etc.

LII .

Les deux triangles ABC, *abc* sont tels, que les côtés AB, AC, BC du premier sont respectivement parallèles aux côtés *ab*, *ac*, *bc* du second ; prouver que les trois droites joignant les sommets A et *a*, B et *b*, C et *c* vont concourir en un même point.

(Fac. des Sc. de Paris.)

Démonstration. — Soit O le point de rencontre des deux droites A*a*, B*b*.

Joignons ce point avec chacun des deux points C et *c*.

Les triangles ABC, ABO, respectivement semblables aux triangles *abc*, *ab*O, donnent

$$\frac{AB}{ab} = \frac{AC}{ac}, \quad \frac{AB}{ab} = \frac{AO}{aO},$$

d'où il suit que l'on a

$$\frac{AC}{ac} = \frac{AO}{aO},$$

et par conséquent les triangles ACO, *ac*O sont semblables comme ayant un angle égal (angle CAO = angle *ca*O) compris entre côtés proportionnels.

La similitude de ces deux triangles donne

$$\text{angle AOC} = \text{angle } a\,O\,c,$$

c'est-à-dire que les deux droites OC, Oc se confondent.

Donc, etc.

LIV.

On joint les milieux des trois côtés d'un triangle. Démontrer que le triangle ainsi formé est semblable au premier. Trouver le rapport de leurs surfaces.

(Fac. des Sc. de Paris et de Poitiers.)

Démonstration. — A, B, C étant les trois sommets d'un triangle, désignons respectivement par D, E, F les points milieux des côtés BC, AC, AB de ce triangle, et traçons les droites DE, DF, EF.

Il s'agit de démontrer que le triangle DEF est semblable au triangle ABC, et de trouver le rapport des surfaces de ces deux triangles.

Comme on a

$$\frac{1}{2} = \frac{AF}{AB} = \frac{AE}{AC} = \frac{BF}{AB} = \frac{BD}{BC} = \frac{CE}{AC} = \frac{DC}{BC},$$

les droites EF, DF, DE sont respectivement parallèles aux droites BC, AC, AB, et par conséquent le triangle DEF est semblable au triangle ABC (*Géométrie* de Legendre, 9e édit. Blanchet, liv. III, prop. XXII).

Cette première partie de la question étant établie, il vient

$$\frac{\text{surf. DEF}}{\text{surf. ABC}} = \frac{\overline{EF}^2}{\overline{BC}^2} = \left(\frac{EF}{BC}\right)^2,$$

et comme les droites EF, DE sont respectivement parallèles aux droites BC, AB, la figure BDEF est un parallélogramme, ce qui donne

$$EF = BD = \frac{1}{2}\,BC,$$

ou, ce qui revient au même,

$$\frac{EF}{BC} = \frac{1}{2}.$$

Il suit de là que l'on a

$$\frac{\text{surf. DEF}}{\text{surf. ABC}} = \left(\frac{1}{2}\right)^2 = \frac{1}{4}.$$

LV.

Un triangle ABC étant donné, on propose de mener du sommet C à la base AB deux droites CM et CN (de ces deux droites, CM est supposée la plus voisine du côté AC) qui partagent le triangle en trois autres triangles ACM, MCN, BCN, dont les surfaces soient entre elles comme les nombres 1, 2 et 3.

(Fac. des Sc. de Paris.)

Solution. — On a

$$\frac{\text{surf. ACM}}{AM} = \frac{\text{surf. MCN}}{MN} = \frac{\text{surf. BCN}}{BN},$$

et, comme on doit avoir

$$\frac{\text{surf. ACM}}{1} = \frac{\text{surf. MCN}}{2} = \frac{\text{surf. BCN}}{3},$$

les deux points M et N doivent être choisis, sur la base AB, de telle sorte qu'on ait

$$\frac{AM}{1} = \frac{MN}{2} = \frac{BN}{3},$$

c'est-à-dire que, pour avoir ces deux points, il suffit de diviser AB en trois parties AM, MN et BN proportionnelles aux trois nombres 1, 2, 3, ou, ce qui revient au même, aux trois droites que l'on obtiendrait en multipliant une même longueur par ces trois nombres (problème connu).

Les égalités (1) donnent

$$\frac{AM}{1} = \frac{MN}{2} = \frac{BN}{3} = \frac{AM + MN + BN}{1 + 2 + 3} = \frac{AB}{6},$$

d'où l'on tire

$$AM = \frac{AB}{6}, \quad MN = 2 \cdot \frac{AB}{6} = \frac{AB}{3},$$

et

$$BN = 3 \cdot \frac{AB}{6} = \frac{AB}{2}.$$

LVI.

Démontrer que les droites menées des sommets d'un triangle aux milieux des côtés opposés se coupent en un même point.

(Fac. des Sc. de Paris.)

ABC étant un triangle quelconque, désignons respectivement par D, E, F les points milieux des côtés BC, AC, AB, et traçons les droites AD et BE. Soit O le point de rencontre de ces deux dernières droites.

Cela posé, nous allons donner deux démonstrations du théorème proposé.

Première démonstration. — Prenons les points G et H

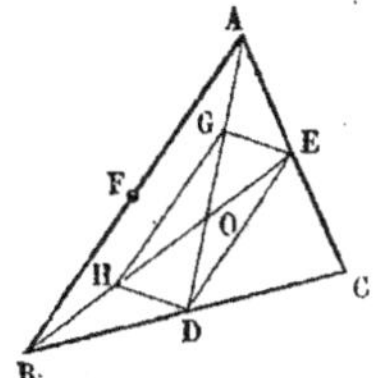

milieux des distances AO et BO, et menons les droites DE, EG, GH, DH.

D'après la propriété établie précédemment (IIe Partie, XLVI), on a DE et GH parallèles à AB,

$$DE = \frac{AB}{2}, \quad GH = \frac{AB}{2},$$

et par conséquent le quadrilatère DEGH est un parallélogramme, puisque deux côtés opposés sont égaux et parallèles.

Or, dans un parallélogramme les diagonales se coupent en parties égales, donc

$$OD = OG = \frac{AO}{2},$$

c'est-à-dire que la droite BE coupe la droite AD au tiers à partir du point D.

On démontrerait de même que la droite joignant le point C au point F coupe cette droite AD de la même manière, et que par conséquent les trois droites AD, BE, CF se coupent en un même point situé au tiers de chacune d'elles à partir de son extrémité D, E ou F.

Donc, etc.

Deuxième démonstration. — Menons la droite DE.

D'après la propriété établie précédemment (IIᵉ Partie, XLVI), on a DE parallèle à AB, et par conséquent le triangle ODE est semblable au triangle OAB, ce qui donne

$$\frac{OD}{AO} = \frac{DE}{AB}.$$

De plus, comme d'après cette même propriété on a

$$DE = \frac{AB}{2},$$

il vient

$$\frac{OD}{AO} = \frac{1}{2},$$

ou, ce qui revient au même,

$$OD = \frac{AO}{2}.$$

Ainsi la droite BE coupe la droite AD au tiers à partir du point D.

On démontrerait de même que la droite joignant le point C au point F coupe cette droite AD de la même manière, et que par conséquent les trois droites AD, BE, CF se coupent en un même point situé au tiers de chacune d'elles à partir de son extrémité D, E ou F.

Donc, etc.

Scolie I. — La première démonstration n'exige que la connaissance du premier Livre de la *Géométrie* de Legendre, tandis que la seconde exige la connaissance d'une grande partie du troisième.

Scolie II. — Les droites AD, BE, CF dont il a été question précédemment sont souvent appelées, par les géomètres, les *médianes* du triangle ABC.

LVII.

On donne une circonférence et une droite MN perpendiculaire à la direction de l'un de ses diamètres AB : par le point A, l'une des extrémités de ce diamètre, on mène une droite quelconque rencontrant la circonférence en un second point C et la droite MN au point D; on demande de prouver que le produit des deux distances AC et AD a toujours la même valeur, quelle que soit la direction de la sécante AC.

(*Fac. des Sc. de Paris.*)

Démonstration. — Désignons par I le point de rencontre des deux droites AB et MN, et joignons le point B (seconde extrémité du diamètre AB) au point C.

Les deux triangles rectangles semblables ABC, ADI, donnent

$$\frac{AC}{AI} = \frac{AB}{AD},$$

et par conséquent

$$AC.AD = AB.AI.$$

Or, les deux longueurs AB et AI restent toujours les mêmes quelle que soit la direction de la sécante AC; donc, etc.

LVIII.

Trouver la surface du triangle équilatéral dont le rayon du cercle inscrit est égal à $142^{m},25$. Évaluer la surface en hectares, ares et centiares.

(Fac. des Sc. de Paris.)

Solution. — A, B, C étant les trois sommets du triangle équilatéral, et D, E les milieux respectifs des côtés BC, AC, traçons les deux droites AD et BE, et soit O leur point de rencontre.

On sait :

1° Que ces deux droites sont respectivement bissectrices des angles A et B du triangle, et que, par conséquent, le point O est le centre du cercle inscrit à ce triangle;

2° Que la droite AD est perpendiculaire sur BC, et que, par suite, la partie OD de cette perpendiculaire est le rayon de ce cercle inscrit;

Et 3° que l'on a AD = 3.OD (IIe Partie, LVI).

D'après cela, on a

$$\overline{AB}^2 - \overline{BD}^2 = \overline{AD}^2 = (3.OD)^2 = 9.\overline{OD}^2,$$

et comme

$$BD = \frac{1}{2}\,AB,$$

il vient

$$\frac{1}{4}\overline{AB}^2 = 3.\overline{OD}^2,$$

ou, ce qui revient au même,

$$\frac{1}{2}\,AB = OD.\sqrt{3}.$$

Cela posé, désignons par x la surface du triangle ABC.

Comme la surface d'un triangle est égale à son demi-périmètre multiplié par le rayon du cercle inscrit (*Géométrie* de Legendre, 9e édit. Blanchet, livre III, prop. XXXIV, *scolie*), on a

$$x = 3 . \frac{1}{2} \, AB . OD = 3 . \overline{OD}^2 . \sqrt{3},$$

et, à cause de

$$OD = 142^m,25,$$

il vient

$$x = 105144^{mq},4691,$$

ou, ce qui revient au même,

$$x = 10^{Ha} 51^a 44^{ca},4691.$$

LIX.

Étant donné un quadrilatère ABCD dont deux angles opposés B et D sont droits, on demande de prouver que, si d'un point M de la diagonale AC on abaisse sur les côtés BC et AD les perpendiculaires MP et MQ, la somme des deux rapports

$$\frac{MP}{AB}, \quad \frac{MQ}{CD}$$

est égale à l'unité.

(Fac. des Sc. de Paris.)

Démonstration.—Les triangles rectangles CMP, AMQ, respectivement semblables aux triangles rectangles ABC, ACD, donnent

$$\frac{MP}{AB} = \frac{CM}{AC}, \quad \frac{MQ}{CD} = \frac{AM}{AC},$$

d'où l'on déduit

$$\frac{MP}{AB} + \frac{MQ}{CD} = \frac{AM + CM}{AC} = \frac{AC}{AC} = 1.$$

Donc, etc.

Scolie.— Si, au lieu de prendre le point M sur la diagonale AC elle-même, on le prenait sur le prolongement de cette diagonale, on démontrerait de la même manière que l'on a alors

$$\frac{MP}{AB} - \frac{MQ}{CD} = 1,$$

si le point A se trouve entre C et M, ou bien

$$\frac{MQ}{CD} - \frac{MP}{AB} = 1,$$

si le point C se trouve entre A et M.

LX.

On demande de prouver que, quand dans deux triangles ABC, DEF les angles A et D sont supplémentaires l'un de l'autre (c'est-à-dire que leur somme égale deux angles droits), les surfaces des deux triangles sont entre elles dans le rapport des produits des côtés qui comprennent ces angles, c'est-à-dire dans le rapport de AB.AC à DE.DF.

(Fac. des Sc. de Paris.)

Démonstration. — Prolongeons le côté AB, dans le sens de B vers A, d'une longueur AG = DE, et sur le côté AC prenons, à partir du sommet A, la distance AH = DF.

Traçons les droites GH et BH.

Comme les deux angles GAH et BAC sont supplémentaires, et que, par hypothèse, l'angle D est aussi supplémentaire de ce dernier angle, on a

$$\text{angle } GAH = \text{angle } D,$$

et, par conséquent, les deux triangles GAH, DEF sont égaux comme ayant un angle égal compris entre côtés égaux chacun à chacun.

De plus, les triangles ABC, AGH, comparés au même triangle ABH, donnent

$$\frac{ABC}{ABH} = \frac{AC}{AH}, \quad \frac{AGH}{ABH} = \frac{AG}{AB},$$

et divisant ces deux égalités membre à membre, il vient

$$\frac{ABC}{AGH} = \frac{AB.AC}{AG.AH},$$

c'est-à-dire

$$\frac{ABC}{DEF} = \frac{AB \cdot AC}{DE \cdot DF}.$$

Donc, etc.

LXI.

Les deux côtés AB et AC qui comprennent l'angle droit du triangle ABC, rectangle en A, sont respectivement égaux à 6 mètres et à 8 mètres; on demande de calculer la hauteur AD du triangle et les surfaces des deux triangles partiels BAD, CAD.

(Fac. des Sc. de Paris.)

Solution. — On a

$$\overline{BC}^2 = \overline{AB}^2 + \overline{AC}^2 = 36^{mq} + 64^{mq} = 100^{mq},$$

d'où

$$BC = 10^m,$$

et, par suite, à cause de la relation connue

$$BC \cdot AD = AB \cdot AC,$$

il vient

$$AD = \frac{AB \cdot AC}{BC} = 1^m \cdot \frac{6.8}{10} = 4^m,8.$$

Maintenant, on a

$$\frac{BAD}{ABC} = \frac{\overline{AB}^2}{\overline{BC}^2}, \quad \frac{CAD}{ABC} = \frac{\overline{AC}^2}{\overline{BC}^2},$$

d'où l'on tire

$$BAD = ABC \cdot \frac{\overline{AB}^2}{\overline{BC}^2} = 1^{mq} \cdot \frac{6.8}{2} \cdot \frac{6^2}{10^2} = 8^{mq},64,$$

$$CAD = ABC \cdot \frac{\overline{AC}^2}{\overline{BC}^2} = 1^{mq} \cdot \frac{6.8}{2} \cdot \frac{8^2}{10^2} = 15^{mq},36.$$

LXII.

Les deux côtés de l'angle droit d'un triangle rectangle sont égaux à $5^m,7$ et à $8^m,3$; du sommet de l'angle droit on abaisse une perpendiculaire sur l'hypoténuse; on demande la surface de l'un des deux triangles en lesquels le triangle total a été décomposé.

(Fac. des Sc. de Paris.)

Solution. — Désignons par X la surface de celui de ces deux triangles rectangles partiels qui a pour hypoténuse le côté du grand triangle rectangle qui est égal à $5^m,7$, et par S la surface de ce grand triangle rectangle.

On a

$$\frac{X}{S} = \frac{(5,7)^2}{(5,7)^2+(8,3)^2} = \frac{3249}{10138},$$

$$S = 1^{mq}.\frac{5,7\cdot 8,3}{2} = 23^{mq},655,$$

et par conséquent

$$X = 23^{mq},655\cdot\frac{3249}{10138} = 7^{mq},5808.$$

LXIII.

Partager un triangle donné en trois parties équivalentes par deux parallèles à l'un des côtés.

(Fac. des Sc. de Grenoble.)

Solution — ABC étant le triangle donné, soient DE et

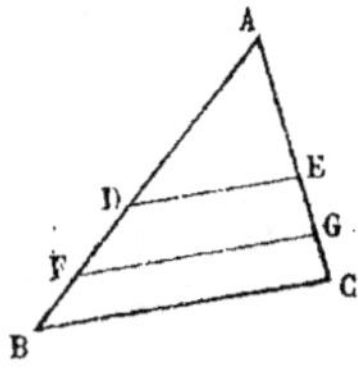

FG les deux parallèles au côté BC qui partagent ce triangle en trois parties équivalentes.

On a

$$\frac{ADE}{ABC} = \frac{\overline{AD}^2}{\overline{AB}^2}, \quad \frac{ADE}{ABC} = \frac{1}{3},$$

$$\frac{AFG}{ADE} = \frac{\overline{AF}^2}{\overline{AD}^2}, \quad \frac{AFG}{ADE} = \frac{2}{1},$$

et par conséquent

$$\frac{\overline{AD}^2}{\overline{AB}^2} = \frac{1}{3}, \quad \frac{\overline{AF}^2}{\overline{AD}^2} = \frac{2}{1}.$$

Il suit de là :

1° Que AD et AF peuvent s'obtenir à l'aide du problème suivant indiqué dans tous les éléments de Géométrie (*Géométrie* de Legendre, 9e édit. Blanchet, IIIe livre, 10e problème) :

Construire un carré qui soit à un carré donné comme une ligne est à une autre.

2° Que AD est le rayon du cercle circonscrit au triangle équilatéral dont le côté est égal à AB.

3° Que AF est la diagonale du carré dont le côté est égal à AD.

On a ainsi plusieurs procédés pour déterminer les longueurs AD et AF.

On pourrait encore déterminer AF directement, sans se servir de AD, en ayant recours au problème déjà cité (1°), car on a

$$\frac{AFG}{ABC} = \frac{\overline{AF}^2}{\overline{AB}^2}, \quad \frac{AFG}{ABC} = \frac{2}{3},$$

et par conséquent

$$\frac{\overline{AF}^2}{\overline{AB}^2} = \frac{2}{3}.$$

LXIV.

Dans un triangle ABC, l'angle A $= 45$ degrés, le côté AB $= 5^m,4$, le côté AC $= 7^m,52$; on prend, sur AB, à partir du point A, la distance AD $= 3$ mètres, puis on mène DE parallèle à AC. Trouver l'aire du trapèze ACED.

(Fac. des Sc. de Paris.)

Solution. — Désignons par X cette aire, et respectivement par S, S' les aires des triangles ABC, BDE.

On a

$$X = S - S',$$

$$\frac{S}{S'} = \frac{\overline{AB}^2}{\overline{BD}^2} = \frac{\overline{AB}^2}{(AB - AD)^2} = \frac{(5,4)^2}{(5,4 - 3)^2} = \frac{9^2}{4^2} = \frac{81}{16},$$

d'où l'on tire

$$\frac{X}{S}\left(= \frac{S - S'}{S}\right) = \frac{65}{81},$$

ou, ce qui revient au même,

$$X = S \cdot \frac{65}{81},$$

et, comme on sait que

$$S = \frac{1}{2}\,AB\,.\,AC\,.\,\sin A = 1^{mq} \cdot \frac{1}{2} \cdot 5,4\,.\,7,52\,.\,\sin 45°$$

$$= 1^{mq}\,.\,2,7\,.\,3,76\,.\,\sqrt{2} = 10^{mq},152\,.\,\sqrt{2},$$

il vient

$$X = 10^{mq},152 \cdot \frac{65}{81} \cdot \sqrt{2} = 0^{mq},376 \cdot \frac{65}{3}\,\sqrt{2}$$

$$= 24^{mq},44 \cdot \frac{1}{3}\,\sqrt{2} = 11^{mq},5212.$$

LXV.

Trouver le côté d'un triangle équilatéral équivalent en surface à deux triangles équilatéraux donnés par leurs côtés 3 et 4 mètres.

(Fac. des Sc. de Poitiers.)

Solution. — Désignons par x ce côté inconnu, et respectivement par X, S, S' les surfaces des triangles équilatéraux dont les côtés sont égaux à x, 3 et 4 mètres.

Comme tous les triangles équilatéraux sont des triangles semblables, on a

$$\frac{X}{\left(\dfrac{x}{1^m}\right)^2} = \frac{S}{3^2} = \frac{S'}{4^2},$$

d'où l'on tire

$$\frac{X}{\left(\dfrac{x}{1^m}\right)^2} = \frac{S + S'}{3^2 + 4^2},$$

et comme

$$X = S + S',$$

il vient

$$\left(\frac{x}{1^m}\right)^2 = 3^2 + 4^2 = 25 = 5^2,$$

c'est-à-dire

$$\frac{x}{1^m} = 5,$$

ou, ce qui revient au même,

$$x = 5^m.$$

Scolie. — Comme on a

$$5 = 4 + (4 - 3),$$

on voit que le côté x est égal à la différence entre les côtés des deux triangles équilatéraux donnés, augmentée du plus grand de ces deux côtés.

LXVI.

Les côtés de trois octogones réguliers sont respectivement égaux à 3 mètres, 4 mètres et 12 mètres. On demande quelle serait la longueur du côté d'un quatrième octogone régulier qui aurait une surface équivalente à la somme des surfaces des trois premiers.

(Fac. des Sc. de Paris.)

Solution. — Désignons par x le côté demandé du quatrième octogone régulier, par X sa surface, et respectivement par S, S', S'' les surfaces des trois premiers octogones.

On a

$$\frac{S}{3^2} = \frac{S'}{4^2} = \frac{S''}{12^2} = \frac{S + S' + S''}{3^2 + 4^2 + 12^2} = \frac{X}{3^2 + 4^2 + 12^2},$$

$$\frac{S}{3^2} = \frac{X}{\left(\dfrac{x}{1^m}\right)^2},$$

et par conséquent

$$\frac{X}{\left(\dfrac{x}{1^m}\right)^2} = \frac{X}{3^2 + 4^2 + 12^2},$$

ou, ce qui revient au même,

$$\left(\frac{x}{1^m}\right)^2 = 3^2 + 4^2 + 12^2 = 169 = 13^2,$$

d'où l'on déduit

$$\frac{x}{1^m} = 13,$$

c'est-à-dire

$$x = 13^m.$$

LXVII.

Tracer une circonférence passant par deux points A et B, et tangente à une droite donnée CD.

Solution. — Joignons les deux points A et B, et distinguons deux cas :

Premier cas. — Les deux droites AB et CD sont parallèles. Dans ce cas, si l'on élève une perpendiculaire EF sur le milieu de AB, cette droite EF sera aussi perpendiculaire sur CD, et comme elle passera par le centre du cercle cherché, son point de rencontre G avec cette droite CD sera le point de contact de cette même droite avec ce cercle.

La solution du problème se trouve alors ramenée à

celle d'un problème connu : *Faire passer un cercle par trois points donnés* A, B, G.

Si l'on a recours à ce problème pour achever la solution, la circonférence que l'on obtiendra sera bien tangente à la droite CD, attendu que dans cette circonférence la droite EF sera la direction d'un diamètre, et que cette droite CD sera perpendiculaire à l'une des extrémités G de ce diamètre.

Second cas. — Les deux droites AB et CD ne sont pas parallèles. Soit F leur point de rencontre.

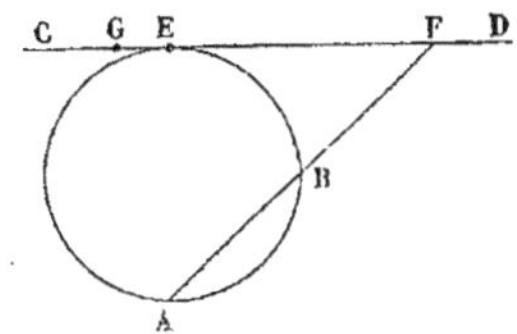

Si l'on désigne par E le point de contact de la droite CD avec la circonférence cherchée, on a

$$\overline{EF}^2 = AF.BF,$$

et par conséquent, pour avoir le point E, il suffit de construire une moyenne proportionnelle entre les deux droites AF et BF. Cette moyenne proportionnelle est la distance du point E au point F.

Ayant ainsi déterminé le point E, si l'on fait passer une circonférence par les trois points A, B, E, cette circonférence sera la circonférence demandée, c'est-à-dire qu'elle sera tangente à la droite CD, attendu que si elle n'était pas tangente à cette droite, elle la couperait en un second point G, ce qui donnerait

$$AF.BF = EF.FG,$$

et, par suite,

$$EF.FG = \overline{EF}^2,$$

c'est-à-dire

$$FG = EF,$$

égalité impossible.

Scolie. — Le problème précédent est toujours possible, toutes les fois que les deux points A et B sont situés d'un même côté de la droite CD, et il est toujours évidemment impossible dans le cas contraire.

LXVIII.

A et B étant les extrémités d'une droite AB parallèle à une droite indéfinie MN, et le point C étant le pied de

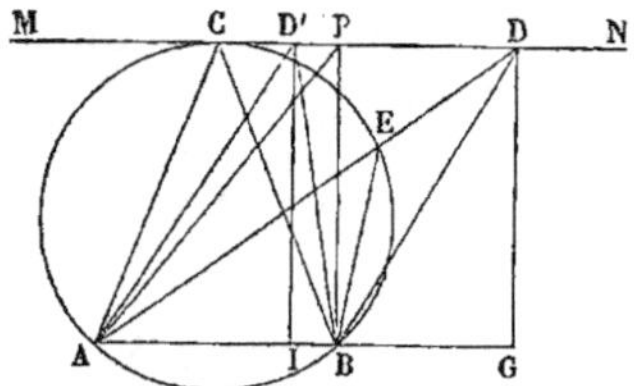

la perpendiculaire abaissée du point milieu de AB sur cette droite MN, démontrer que si l'on joint les deux points A et B avec ce point C et avec tout autre point D de la même droite MN, on a

$$\text{angle ACB} > \text{angle ADB}.$$

Démonstration. — Traçons la circonférence qui passe par les trois points A, B, C.

On sait (IIe Partie, LXVII) que cette circonférence est tangente à la droite MN.

Il suit de là que le point D est hors de cette circonférence, et que par conséquent la droite AD rencontre l'arc de cercle ACB en un certain point E.

Si l'on joint ce point E au point B, on a

$$\text{angle ACB} = \text{angle AEB},$$
$$\text{angle AEB} = \text{angle ADB} + \text{angle DBE},$$

et par conséquent

$$\text{angle ACB} > \text{angle ADB}.$$

Donc, etc.

Scolie I. — Ce théorème est susceptible d'une plus grande généralisation.

Scolie II. — Si l'on fait mouvoir le point D sur la droite MN, de manière qu'il s'éloigne de plus en plus du point C, l'angle ADB sera susceptible de passer par tous les états de grandeur compris entre l'angle ACB et zéro.

Pour le démontrer, du point B abaissons la perpendiculaire BP sur MN, puis joignons le point A au point P, et considérons les deux cas suivants :

Premier cas. — Le point D est sur la partie CP de MN, par exemple en D$'$:

Soit D$'$I la perpendiculaire abaissée de ce point D$'$ sur AB.

On a

$$\text{angle } AD'B = \text{angle } AD'I + \text{angle } BD'I,$$

et par conséquent

$$\tan AD'B = \frac{\tan AD'I + \tan BD'I}{1 - \tan AD'I \cdot \tan BD'I} = \frac{\dfrac{AI}{D'I} + \dfrac{BI}{D'I}}{1 - \dfrac{AI}{D'I} \cdot \dfrac{BI}{D'I}}$$

$$= \frac{AB \cdot D'I}{\overline{D'I}^2 - AI \cdot BI}.$$

Dans cette dernière expression de $\tan AD'B$, il n'y a que les longueurs AI et BI qui changent avec la position du point D$'$, et plus le point I est près du point B, plus leur moyenne géométrique $\sqrt{AI \cdot BI}$ est petite.

Maintenant, si l'on suppose que le point D$'$ parcourt la droite CP, en allant de C vers P, le produit AI.BI ira en décroissant d'une manière continue (*) depuis la

---

(*) Une quantité qui, en variant, passe d'une valeur A à une autre valeur B est dite varier *d'une manière continue* dans cet intervalle, lorsqu'elle passe par toutes les valeurs intermédiaires comprises entre A et B.

valeur $\left(\dfrac{AB}{2}\right)^2$ jusqu'à zéro, et par conséquent le rapport trigonométrique tang AD'B ira lui-même en diminuant d'une manière continue depuis la valeur de

$$\text{tang ACB} \left[= \frac{AB \cdot D'I}{\overline{D'I}^2 - \left(\dfrac{AB}{2}\right)^2} \right]$$

jusqu'à la valeur de

$$\text{tang APB} \left(= \frac{AB}{D'I} \right),$$

c'est-à-dire que l'angle AD'B passera par tous les états de grandeur compris entre les deux angles ACB et APB, et ira constamment en diminuant.

Second cas. — Le point D est situé au delà du point P par rapport au point C :

Soit DG la perpendiculaire abaissée du point D sur AB. On a

$$\text{angle ADB} = \text{angle ADG} - \text{angle BDG},$$

et par conséquent

$$\text{tang ADB} = \frac{\text{tang ADG} - \text{tang BDG}}{1 + \text{tang ADG} \cdot \text{tang BDG}} = \frac{\dfrac{AG}{DG} - \dfrac{BG}{DG}}{1 + \dfrac{AG}{DG} \cdot \dfrac{BG}{DG}}$$

$$= \frac{AB \cdot DG}{\overline{DG}^2 + AG \cdot BG}.$$

Dans cette dernière expression de tang ADB, il n'y a que les longueurs AG et BG qui changent avec la position du point D, et plus le point G est éloigné du point B, plus le produit de ces deux longueurs est grand.

Maintenant, si l'on suppose que le point D parcourt la partie PN de la droite MN, en s'éloignant de plus en plus du point P, le produit AG.BG ira en augmentant d'une manière continue depuis la valeur zéro et pourra devenir aussi grand que l'on voudra, et par conséquent le rapport trigonométrique tang ADB ira en diminuant depuis la valeur de tang APB $\left(=\dfrac{AB}{BP}\right)$ et pourra devenir aussi petit que l'on voudra, c'est-à-dire que l'angle ADB passera par tous les états de grandeur compris entre l'angle APB et zéro, et ira constamment en diminuant.

Donc, etc.

LXIX.

Construire graphiquement un triangle dont on connaît la base, la hauteur et l'angle opposé.

(Fac. des Sc. de Paris.)

Solution. — Soit BC la base donnée.

Nous désignerons les deux autres quantités données, savoir : la hauteur par H, et l'angle par α.

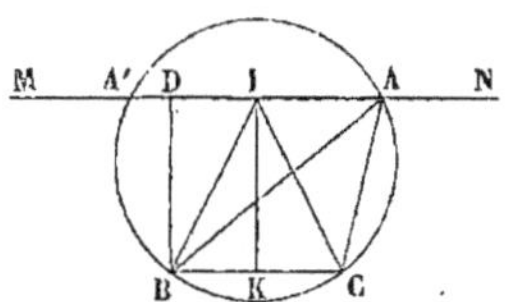

Au point B élevons, sur la base BC, une perpendiculaire de longueur BD égale à H, et par son extrémité D traçons une parallèle MN à BC.

Maintenant, sur la droite BC considérée comme corde, et du même côté de cette droite que la parallèle MN, décrivons un segment capable de l'angle α. L'arc de ce segment coupera généralement la droite MN en deux points A et A', et en joignant l'un de ces points, par exemple A, aux deux points B et C, on a un triangle ABC qui satisfait évidemment à la question.

La jonction du point A' aux deux mêmes points B et C donne un second triangle A'BC satisfaisant à la question, mais si l'on remarque que l'on a

$$\text{arc } A'B = \text{arc } AC, \quad \text{arc } A'BC = \text{arc } ACB,$$

et, par suite,

$$GA'B = GAC, \quad GA'BC = GACB,$$

ce second triangle est égal au premier, et par conséquent il ne peut être considéré comme une seconde solution.

De plus, il est aisé de voir qu'il ne peut y avoir que la seule solution signalée précédemment : car, du moment qu'un triangle $A_1 B_1 C_1$ de base $B_1 C_1$ égale à la base donnée BC remplirait toutes les conditions voulues par l'énoncé de la question, son sommet A_1 serait nécessairement situé sur une parallèle à la base $B_1 C_1$ menée à une distance de cette base égale à la hauteur H, et aussi sur l'arc d'un segment capable de l'angle α décrit sur cette même base $B_1 C_1$, comme corde.

Discussion. — Désignons respectivement par I et K les points milieux des deux cordes AA', BC du cercle qui a été décrit dans la solution précédente.

Comme ces deux cordes sont parallèles, la droite qui joint le point I au point K est perpendiculaire à chacune d'elles, et d'après le n° LXVIII, si l'on joint les deux points B et C au point I et à tout autre point A de la droite indéfinie MN, l'angle BAC peut avoir une valeur quelconque comprise entre zéro et l'angle BIC.

Cela posé, pour que le problème précédent soit possible, il faut que l'angle α n'excède pas l'angle BIC, et comme le triangle rectangle BIK donne

$$\tan BIK = \frac{BK}{IK},$$

c'est-à-dire

$$\tan \frac{BIC}{2} = \frac{1}{2} \cdot \frac{BC}{H},$$

cette condition revient à la suivante, savoir : que l'angle

α ne doit pas excéder le double de l'angle dont la tangente égale $\dfrac{1}{2} \cdot \dfrac{BC}{H}$.

LXX.

Deux cordes AB et CD se coupent au point M ; on connaît

$$AM = 2^{m},56, \quad BM = 3^{m},6o, \quad CD = 8^{m},64.$$

On demande de calculer CM et DM.

(Fac. des Sc. de Paris.)

Solution. — On a

$$CM \cdot DM = AM \cdot BM,$$
$$CM + DM = CD,$$

et par conséquent

$$\frac{CM}{1^{m}} \cdot \frac{DM}{1^{m}} = 2,56 \cdot 3,6o = 9,216,$$

$$\frac{CM}{1^{m}} + \frac{DM}{1^{m}} = 8,64,$$

d'où il suit que $\dfrac{CM}{1^{m}}$ et $\dfrac{DM}{1^{m}}$ sont les deux racines de l'équation du second degré

$$X^{2} - 8,64 X + 9,216 = 0.$$

D'après cela, si l'on suppose, dans la figure,

$$CM \lesseqgtr DM,$$

il vient

$$\frac{CM}{1^{m}} = 4,32 - \sqrt{(4,32)^{2} - 9,216} = 1,247,$$

$$\frac{DM}{1^{m}} = 4,32 + \sqrt{(4,32)^{2} - 9,216} = 7,393,$$

c'est-à-dire

$$CM = 1^{m},247,$$
$$DM = 7^{m},393.$$

LXXI.

On donne une circonférence de 1 mètre de rayon, et hors de cette circonférence un point dont la distance au centre est égale à 8 mètres. On propose de mener par ce point une sécante qui intercepte sur la circonférence une corde égale au rayon. On évaluera, à 1 centimètre près, la partie extérieure de la sécante.

(Fac. des Sc. de Toulouse.)

Solution. — Désignons par O le centre de la circonférence donnée, par A le point situé à 8 mètres de ce centre, et par M, N les deux points de cette circonférence (nous supposerons que de ces deux points, M est le plus voisin du point A) qui doivent appartenir à la sécante demandée.

Imaginons que la sécante AMN soit tracée, et par les deux points A et O faisons passer une droite.

Soient B et C les deux points de la circonférence donnée qui se trouvent sur cette dernière droite, B étant le plus voisin du point A.

On a

$$AM.AN = AB.AC,$$

et comme

$$AN = AM + MN = AM + 1^m,$$
$$AB = AO - OB = 8^m - 1^m = 7^m,$$
$$AC = AO + OC = 8^m + 1^m = 9^m,$$

il vient

$$\frac{AM}{1^m}\left(\frac{AM}{1^m} + 1\right) = 7 \cdot 9,$$

ou, ce qui revient au même,

$$\left(\frac{AM}{1^m}\right)^2 + \frac{AM}{1^m} - 63 = 0;$$

d'où l'on déduit

$$\frac{AM}{1^m} = \frac{-1 + \sqrt{253}}{2} = 7,45,$$

c'est-à-dire

$$AM = 7^m,45.$$

Connaissant la longueur AM, pour déterminer le point M, et par suite la position de la sécante AMN, il suffira de décrire du point A comme centre, avec cette longueur pour rayon, un arc de cercle qui coupera la circonférence donnée en deux points : chacun de ces deux points pourra être pris pour le point M, et on aura ainsi deux solutions, ce qui est évident *à priori*.

LXXII.

Étant donné un cercle dans lequel est inscrite une corde AB ayant une longueur de 5 mètres, on demande de mener une tangente à ce cercle, dont la partie CD, comprise entre le point de contact et la corde AB prolongée, soit égale à 6 mètres.

(Fac. des Sc. de Paris.)

Solution. — Supposons que les lettres C et D désignent respectivement le point où la tangente doit couper le prolongement de la corde AB, et le point de contact de cette tangente.

On a

$$AC \cdot BC = \overline{CD}^2,$$

et comme

$$AC = 5^m + BC,$$
$$CD = 6^m,$$

il vient l'équation

$$\left(5 + \frac{BC}{1^m}\right) \frac{BC}{1^m} = 6^2 = 36,$$

ou, ce qui revient au même,

$$\left(\frac{BC}{1^m}\right)^2 + 5 \left(\frac{BC}{1^m}\right) - 36 = 0,$$

d'où l'on déduit

$$\frac{BC}{1^m} = \frac{1}{2}\left(-5 + \sqrt{25 + 4 \cdot 36}\right) = 4,$$

c'est-à-dire

$$BC = 4^m.$$

Cette longueur BC étant connue, la tangente se trouve parfaitement déterminée.

LXXIII.

Construire une moyenne proportionnelle entre deux lignes droites données; calculer cette moyenne à moins de 0,001 en supposant les deux lignes respectivement égales à $327^m,5$ et $742^m,823$. Justifier les procédés au moyen desquels le calcul se ramène à des opérations effectuées sur des nombres entiers.

(Fac. des Sc. de Caen.)

Solution. — La première partie de la question se trouvant traitée dans tous les éléments de Géométrie, nous ne nous y arrêterons pas.

Désignons par x la moyenne qu'il s'agit de calculer. On a

$$\frac{x^2}{1^{mq}} = \frac{327^m,5}{1^m} \cdot \frac{742^m,823}{1^m} = 327,5 \cdot 742,823$$

$$= \frac{3275}{10} \cdot \frac{742823}{10^3} = \frac{3275 \cdot 742823}{10^4},$$

ou bien

$$\frac{x}{1^m} \cdot \frac{x}{1^m} = \frac{3275 \cdot 742823}{10^4},$$

d'où l'on tire

$$\frac{x}{1^m} = \frac{1}{10^2} \sqrt{3275 \cdot 742823} = 493,2,$$

et par conséquent

$$x = 493^m,2.$$

LXXIV.

Un triangle équilatéral a son côté égal à 2 mètres; de chacun des sommets, comme centre, et avec 1 mètre pour rayon, on décrit une circonférence; on a ainsi trois circonférences égales m, m', m''. Il s'agit : 1° de construire la circonférence qui les enveloppe et celle qu'elles enveloppent tangentiellement; 2° d'évaluer les rayons de ces deux nouvelles circonférences, et de prendre leur moyenne géométrique; 3° enfin de comparer cette longueur moyenne avec le rayon du cercle inscrit au triangle.

(Fac. des Sc. de Paris.)

Solution. — Désignons par A, B, C les trois sommets du triangle équilatéral, et respectivement par D, E, F les points milieux des côtés BC, AC, AB.

Traçons les droites AD, BE, CF. On sait que ces trois droites se rencontrent en un même point O (IIe Partie, LVI), et de plus qu'elles sont, à la fois, respectivement perpendiculaires sur les côtés BC, AC, AB, et respectivement bissectrices des angles A, B, C du triangle équilatéral considéré.

Désignons par A′, B′, C′ les trois points où les circonférences m, m', m'' coupent les droites OA, OB, OC, et par A″, B″, C″ les trois points où ces circonférences coupent les prolongements de ces mêmes droites.

On sait que l'on a

$$AD = BE = CF = \sqrt{\overline{AB}^2 - \overline{BD}^2} = 1^m.\sqrt{2^2 - 1^2} = 1^m.\sqrt{3},$$

$$OA = OB = OC = \frac{2}{3}\,AD\ (\text{II}^e\ \text{Partie, LVI}) = 1^m.\frac{2}{3}\sqrt{3},$$

et, par suite,

$$OA'' = OB'' = OC'' = OA + \frac{1}{2}\,AB = 1^m.\left(\frac{2}{3}\sqrt{3}+1\right) = 2^m,155,$$

$$OA' = OB' = OC' = OA - \frac{1}{2}\,AB = 1^m.\left(\frac{2}{3}\sqrt{3}-1\right) = 0^m,155.$$

D'après cela, si du point O, comme centre, on décrit deux circonférences X, X′, avec OA″ et OA′ pour rayons respectifs, on aura les deux circonférences demandées; car les trois circonférences m, m', m'' seront tangentes intérieurement à la circonférence X aux points A″, B″, C″, et

11

tangentes extérieurement à la circonférence X' aux points A', B', C'.

Maintenant, on a

$$\mathrm{O\grave{A}''.OA'} = (\mathrm{OA}+\mathrm{AE})(\mathrm{OA}-\mathrm{AE}) = \overline{\mathrm{OA}}^2 - \overline{\mathrm{AE}}^2 = \overline{\mathrm{OE}}^2,$$

et comme OE n'est autre chose que le rayon r du cercle inscrit au triangle ABC, on voit que la moyenne géométrique entre les rayons des deux circonférences X, X' est égale à r.

Quant à la valeur de cette moyenne, il vient

$$\sqrt{\mathrm{O\grave{A}''.OA'}} = \mathrm{OE} = \frac{1}{3}\,\mathrm{BE} = 1^m\cdot\frac{1}{3}\sqrt{3} = 0^m,577.$$

LXXV.

Calculer le rayon du cercle inscrit et celui du cercle circonscrit à un triangle dont les côtés sont de 15 mètres, 20 mètres et 25 mètres.

(Fac. des Sc. de Poitiers.)

Solution. — Si l'on désigne respectivement par r et R les rayons du cercle inscrit et du cercle circonscrit à un triangle quelconque, par a, b, c les trois côtés de ce triangle, par $2p$ son périmètre, c'est-à-dire la somme $a+b+c$, et par S sa surface, on sait que l'on a (*Géométrie* de Legendre, 9ᵉ éd. Blanchet, liv. III, prop. XXXIV, *scolie* et *corollaire*)

$$\mathrm{S} = p.r = \frac{abc}{4\mathrm{R}},$$

d'où l'on tire

$$(1)\qquad\qquad r = \frac{\mathrm{S}}{p},$$

$$(2)\qquad\qquad \mathrm{R} = \frac{abc}{4\mathrm{S}},$$

et comme d'ailleurs on a (IIᵉ Partie, XXIV)

$$(3)\qquad\qquad \mathrm{S} = \sqrt{p\,(p-a)\,(p-b)\,(p-c)},$$

il vient en définitive

$$(4) \qquad r = \sqrt{\frac{(p-a)(p-b)(p-c)}{p}},$$

$$(5) \qquad R = \frac{abc}{4\sqrt{p(p-a)(p-b)(p-c)}},$$

Maintenant, pour résoudre le problème proposé, et pour abréger le calcul, nous ne ferons pas usage des formules (4) et (5), mais nous déterminerons S au moyen de la formule (3), et ensuite nous déduirons r et R des formules (1) et (2).

D'après cela, posant

$$a = 15^{\mathrm{m}}, \quad b = 20^{\mathrm{m}}, \quad c = 25^{\mathrm{m}},$$

il vient

$$p = 30^{\mathrm{m}}, \quad p - a = 15^{\mathrm{m}}, \quad p - b = 10^{\mathrm{m}}, \quad p - c = 5^{\mathrm{m}},$$

et, par suite, on obtient

$$S = 1^{\mathrm{mq}}.\sqrt{30.15.10.5} = 1^{\mathrm{mq}}.\sqrt{10^2.15^2} = 1^{\mathrm{mq}}.10.15,$$

$$r = 1^{\mathrm{m}}.\frac{10.15}{30} = 5^{\mathrm{m}}, \quad R = 1^{\mathrm{m}}.\frac{15\ 20.25}{4.10.15} = 1^{\mathrm{m}}.\frac{25}{2} = 12^{\mathrm{m}},50.$$

Scolie I. — Si, au lieu de 15 mètres, 20 mètres et 25 mètres pour valeurs des trois côtés du triangle, on donnait d'autres nombres, il serait peut-être mieux, pour abréger les calculs, de faire usage des logarithmes : dans ce cas, on ne calculerait pas S, mais simplement son logarithme à l'aide de la formule (3), et ensuite les formules (1) et (2) feraient connaître r et R.

Scolie II. — Si on avait proposé de ne calculer qu'un seul des rayons r, R, il eût été plus simple de se servir de la formule (4) ou de la formule (5), au lieu de déterminer S.

LXXVI.

Étant donnés les trois côtés d'un triangle ABC, savoir : AB = 1750 mètres, AC = 1600 mètres, BC = 1520 mètres ; trouver la longueur de la bissectrice de l'angle A.

(Fac. des Sc. de Paris.)

11.

Solution. — Désignons cette longueur par x.

Soit D le point où la bissectrice en question rencontre le côté BC.

La proposition XXXVe du IIIe livre de la *Géométrie* de Legendre (9e éd., Blanchet) donne

$$AB.AC = x^2 + BD.CD,$$

et, par suite,

$$(1) \qquad x^2 = AB.AC - BD.CD.$$

Pour déterminer les deux segments BD et CD du côté BC en fonction des côtés du triangle, il suffit de remarquer que l'on a

$$\frac{BD}{CD} = \frac{AB}{AC},$$

et, par suite,

$$\frac{BC}{BD} = \frac{AB + AC}{AB},$$

$$\frac{BC}{CD} = \frac{AB + AC}{AC},$$

d'où l'on tire

$$BD = \frac{AB.BC}{AB + AC},$$

$$CD = \frac{AC.BC}{AB + AC}.$$

Maintenant si, dans la relation (1), on remplace BD et CD par les valeurs précédentes, on obtient

$$x^2 = AB.AC - \frac{AB.AC}{(AB + AC)^2} \cdot \overline{BC}^2$$

$$= AB.AC \cdot \frac{(AB + AC)^2 - \overline{BC}^2}{(AB + AC)^2}$$

$$= AB.AC \cdot \frac{(AB + AC + BC)(AB + AC - BC)}{(AB + AC)^2},$$

et, par suite,

$$x = \frac{\sqrt{AB.AC.(AB + AC + BC)(AB + AC - BC)}}{AB + AC}.$$

Conformément aux données de la question, cette dernière formule donne

$$x = 1491^m,160.$$

LXXVII.

Étant donné un cercle, on demande de déterminer sur sa tangente au point A un point I tel, que, si par ce point on mène une droite passant par le centre O du cercle et rencontrant la circonférence en deux points M, M', la partie IM de cette droite soit égale au diamètre MM' du cercle.

Application. — Le rayon du cercle est égal à $3^m,015$.

(Fac. des Sc. de Paris.)

Solution. — Désignons par R le rayon du cercle. On a

$$\overline{AI}^2 = IM \cdot IM' = IM\,(IM + 2R),$$

et, comme on doit avoir $IM = 2R$, il vient

$$\overline{AI}^2 = 2R\,(2R + 2R) = 8R^2,$$

ou, ce qui revient au même,

$$AI = 2R\sqrt{2},$$

c'est-à-dire que AI doit égaler le double du côté du carré inscrit dans le cercle donné.

Si l'on suppose $R = 3^m,015$, on obtient

$$AI = 8^m,528.$$

LXXVIII.

Par un point M pris sur la circonférence d'un cercle, on mène des cordes MA, MB, MC, MD,..., que l'on prolonge jusqu'en A', B', C', D',..., de quantités AA', BB', CC', DD',... égales à elles-mêmes. On demande de prouver que tous les points A', B', C', D',..., sont sur une seconde circonférence de cercle. On demande en outre quel est le rapport des surfaces des deux cercles.

(Fac. des Sc. de Paris.)

Démonstration. — Soit O le centre du cercle auquel les cordes MA, MB, MC, MD,... appartiennent.

Traçons les rayons OA, OB, OC, OD,..., OM, et le point M$'$ étant le second point où ce dernier rayon OM prolongé rencontre la circonférence, joignons ce point M$'$ avec les points A$'$, B$'$, C$'$, D$'$,....

Comme on a

$$MA' = 2\,MA, \quad MB' = 2\,MB, \quad MC' = 2\,MC, \quad MD' = 2\,MD,...,$$
$$MM' = 2.OM,$$

les triangles MM$'$A$'$, MM$'$B$'$, MM$'$C$'$, MM$'$D$'$,..., sont respectivement semblables aux triangles MOA, MOB, MOC, MOD,..., et par conséquent il vient

$$\frac{MM'}{OM} = \frac{M'A'}{OA} = \frac{M'B'}{OB} = \frac{M'C'}{OC} = \frac{M'D'}{OD} = \dots,$$

c'est-à-dire

$$2 = \frac{M'A'}{OA} = \frac{M'B'}{OA} = \frac{M'C'}{OA} = \frac{M'D'}{OA} = \dots,$$

ou, ce qui revient au même,

$$2.OA = M'A' = M'B' = M'C' = M'D' = \dots.$$

D'après cela, on voit que les points A$'$, B$'$, C$'$, D$'$,... sont tous situés sur une même circonférence décrite du point M$'$ comme centre avec un rayon double de celui du cercle auquel les cordes MA, MB, MC, MD,... appartiennent.

De plus, si l'on désigne par S et S$'$ les surfaces des deux cercles dont il vient d'être question, et dont les centres sont respectivement les points O et M$'$, on a

$$\frac{S}{S'} = \frac{\overline{OA}^2}{\overline{M'A'}^2} = \frac{\overline{OA}^2}{(2.OA)^2} = \frac{\overline{OA}^2}{4.\overline{OA}^2} = \frac{1}{4}.$$

LXXIX.

Les côtés de deux hexagones réguliers sont de 33 mètres et de 56 mètres ; on demande quel côté doit avoir un troisième hexagone régulier pour que sa surface soit équivalente à la somme des surfaces des deux autres.

(Fac. des Sc. de Paris.)

Solution.— Désignons par x le côté du troisième hexagone, par X sa surface, et par A, B les surfaces des deux autres hexagones dont les côtés respectifs sont de 33 mètres et de 56 mètres.

On sait que les trois hexagones sont des polygones semblables ; on a donc

$$\frac{\text{X}}{x^2} = \frac{\text{A}}{1^{\text{mq}}.33^2} = \frac{\text{B}}{1^{\text{mq}}.56^2},$$

d'où l'on tire

$$\frac{\text{X}}{x^2} = \frac{\text{A}+\text{B}}{1^{\text{mq}}.(33^2+56^2)},$$

et, comme on doit avoir

$$\text{X} = \text{A} + \text{B},$$

il vient

$$x^2 = 1^{\text{mq}}(33^2 + 56^2),$$

$$x = 1^{\text{m}}.\sqrt{4225} = 65^{\text{m}}.$$

LXXX.

Aires de l'hexagone inscrit et de l'hexagone circonscrit en fonction du rayon R. Calcul dans le cas de R = $0^{\text{m}},8$.

(Fac. des Sc. de Grenoble.)

Solution. — Désignons respectivement par s et S les aires, et par a et A les apothèmes des deux hexagones.

On a

$$\text{côté de l'hexagone inscrit} = R,$$

$$a = \frac{R}{2}\sqrt{3},$$

$$A = R,$$

$$s = 6R \cdot \frac{a}{2} = \frac{3}{2}R^2\sqrt{3},$$

et

$$\frac{s}{S} = \frac{a^2}{A^2},$$

d'où l'on tire

$$S = s \cdot \frac{A^2}{a^2} = 2R^2\sqrt{3}.$$

Dans le cas de $R = 0^m,8$, il vient

$$s = 1^{mq} \cdot \frac{3}{2} \cdot 0,64 \cdot 1,73205 = 1^{mq},662768,$$

$$S = 1^{mq} \cdot 2 \cdot 0,64 \cdot 1,73205 = 2^{mq},217026.$$

LXXXI.

Inscrire dans un cercle un octogone régulier. Expression du côté de cet octogone en fonction du rayon du cercle.

(Fac. des Sc. de Paris.)

Solution. — 1° Pour inscrire dans un cercle un octogone régulier, il suffit de diviser la circonférence en quatre parties égales, puis chaque quadrant en deux parties égales, et de joindre ensuite chacun des points de division avec ceux qui l'avoisinent immédiatement (voy. *Géométrie* de Legendre, 9ᵉ édit. Blanchet, livre IV, prop. II, scolie 2).

2° On sait (voy. *Géométrie* de Legendre, 9ᵉ édit. Blanchet, livre IV, prop. XII) que si l'on désigne par a le côté d'un polygone régulier inscrit dans un cercle de rayon R, et par x le côté du polygone régulier d'un nombre de côtés double, inscrit dans le même cercle, on a

$$x^2 = 2\,\mathrm{R}\left(\mathrm{R} - \sqrt{\mathrm{R}^2 - \frac{a^2}{4}}\right).$$

Cela posé, si $a = \mathrm{R}\sqrt{2}$, c'est-à-dire si a est le côté du carré inscrit, x est le côté de l'octogone régulier inscrit, et on a, dans ce cas,

$$x^2 = \mathrm{R}^2\left(2 - \sqrt{2}\right),$$

c'est-à-dire

$$x = \mathrm{R}\sqrt{2 - \sqrt{2}}.$$

LXXXII.

Calculer le côté du carré équivalent à un polygone irrégulier qui a 432 mètres de contour, et tous ses côtés tangents à un cercle dont le rayon est de 54 mètres.

(Fac. des Sc. de Poitiers.)

Solution. — Désignons par x le côté du carré.

La surface du polygone, dont il est question dans l'énoncé, peut être considérée comme la somme des surfaces de tous les triangles qui auraient pour sommet commun le centre du cercle, et pour bases les différents côtés du polygone, et comme chacun de ces triangles aurait pour hauteur le rayon du cercle, la surface de ce polygone est par conséquent égale à la somme des bases de tous ces triangles, multipliée par la moitié du rayon du cercle. On a donc pour équation du problème l'équation

$$x^2 = 1^{\mathrm{mq}}.\,432 \cdot \frac{54}{2},$$

c'est-à-dire

$$x^2 = 1^{\mathrm{mq}}.\,2^4.\,3^6,$$

et par conséquent

$$x = 1^{\mathrm{m}}.\,2^2.\,3^3 = 108^{\mathrm{m}}.$$

Observation. — La question précédente telle qu'elle avait été proposée par la Faculté des Sciences de Poitiers, devait être résolue à l'aide des tables de logarithmes, et nous avons cru ne pas devoir nous conformer ici à cette prescription, attendu que les calculs nous ont paru trop simples pour qu'il fût convenable de recourir à ces tables qui, au surplus, ont l'inconvénient de ne pas conduire à la valeur exacte de x.

LXXXIII.

Calculer le rayon du cercle circonscrit à un carré dans lequel l'excès de la diagonale sur le côté est égal à 6 mètres.

(Fac. des Sc. de Paris.)

Solution. — Désignons par x le rayon demandé.

On a

$$\text{diagonale du carré} = 2x,$$
$$\text{côté du carré} = x\sqrt{2},$$

et par conséquent l'équation du problème est

$$2\frac{x}{1^{\text{m}}} - \frac{x}{1^{\text{m}}}\sqrt{2} = 6,$$

d'où l'on déduit

$$\frac{x}{1^{\text{m}}} = \frac{6}{2 - \sqrt{2}} = \frac{6\left(2 + \sqrt{2}\right)}{2} = 3\left(2 + \sqrt{2}\right) = 10,243,$$

c'est-à-dire

$$x = 10^{\text{m}},243.$$

LXXXIV.

La différence entre les surfaces du carré et de l'hexagone régulier inscrits dans un même cercle est de 4 mètres carrés. Trouver la surface du cercle à 0,001 près.

(Fac. des Sc. de Marseille.)

Solution. — Désignons par R le rayon du cercle, et par S sa surface.

On a

$$\text{côté du carré inscrit} = R\sqrt{2},$$
$$\text{côté de l'hexagone régulier inscrit} = R,$$

et, par suite,

$$\text{surface du carré inscrit} = 2\,R^2,$$

$$\text{surface de l'hexagone régulier inscrit} = \frac{3}{2}\,R^2\,\sqrt{3}.$$

D'après cela, on a l'équation

$$\frac{3}{2}\,R^2\,\sqrt{3} - 2\,R^2 = 4^{mq},$$

de laquelle on tire

$$R^2 = 1^{mq} \cdot \frac{8}{3\,\sqrt{3} - 4} = 1^{mq} \cdot \frac{8\,(3\,\sqrt{3} + 4)}{11},$$

et, par suite, il vient

$$S\,(= \pi\,R^2) = 1^{mq} \cdot \frac{8\pi\,(3\,\sqrt{3} + 4)}{11} = 21^{mq},01.$$

LXXXV.

Quel est le côté du dodécagone régulier inscrit dans un cercle dont la circonférence est de $3^m,60$?

(Fac. des Sc. de Nancy.)

Solution. — Si l'on désigne par a le côté d'un polygone régulier inscrit dans un cercle de rayon R, et par x le côté du polygone régulier inscrit dans le même cercle, et d'un nombre de côtés double, on sait que l'on a

$$x^2 = 2R\left(R - \sqrt{R^2 - \frac{a^2}{4}}\right).$$

D'après cela, si, dans cette formule, on suppose que a soit le côté de l'hexagone régulier, c'est-à-dire si l'on fait $a = R$, x sera le côté du dodécagone régulier, et on aura

$$x^2 = 2R^2\left(1 - \frac{1}{2}\sqrt{3}\right) = R^2\,(2 - \sqrt{3}),$$

$$x = R\,\sqrt{2 - \sqrt{3}}.$$

Telle est l'expression du côté du dodécagone régulier en fonction du rayon du cercle qui lui est circonscrit.

Maintenant, si l'on égale la circonférence de ce cercle à $3^m,60$, c'est-à-dire si l'on pose

$$2\pi R = 3^m,60,$$

ou, ce qui revient au même,

$$R = \frac{1^m,80}{\pi},$$

il viendra

$$(1) \qquad x = \frac{1^m,80}{\pi} \sqrt{2 - \sqrt{3}},$$

et, par suite,

$$x = 0^m,297.$$

Scolie. — Dans la question précédente, l'expression (1) de x peut être remplacée par la suivante (Ire Partie, LVIII) :

$$x = \frac{1^m,80}{\pi} \left(\sqrt{\frac{3}{2}} - \sqrt{\frac{1}{2}} \right),$$

ou, ce qui revient au même, par celle-ci :

$$x = \frac{0^m,90}{\pi} \left(\sqrt{6} - \sqrt{2} \right).$$

LXXXVI.

Étant donné un polygone régulier de dix-sept côtés :

1° Trouver l'angle formé par deux côtés successifs ;

2° Y a-t-il, dans ce polygone, deux côtés parallèles ?

3° Quel est le plus petit angle formé par deux côtés prolongés ?

(Fac. des Sc. de Paris.)

Solution. — Pour abréger, nous désignerons par P le polygone donné.

1° La somme des angles de tout polygone de dix-sept côtés est égale à

$$2^{dr}.(17 - 2),$$

c'est-à-dire à trente droits, et par conséquent chacun des

angles du polygone P est égal à

$$\frac{30^{dr}}{17},$$

ou, ce qui revient au même, à

$$158°49'24'',7.$$

2° Supposons qu'on ait tracé la circonférence C, qui peut être circonscrite au polygone P, et que α soit l'un des arcs de cette circonférence qui a pour corde un côté de ce polygone.

Si l'on considère deux côtés quelconques du polygone P, ces deux côtés interceptent sur la circonférence C deux arcs. tels, que chacun d'eux est un multiple de α, et comme ce polygone P a un nombre impair de côtés, de ces deux multiples de α, l'un est nécessairement pair, et l'autre impair, d'où il suit qu'il ne peut y avoir égalité entre ces deux arcs interceptés, ce qui revient à dire que les deux côtés considérés ne peuvent être parallèles.

3° A et B étant deux côtés quelconques du polygone P, désignons par ω l'angle que font entre eux ces deux côtés prolongés au besoin, et par $m.\alpha$, $n.\alpha$ (m et n sont deux nombres entiers, $m > n$) les deux arcs interceptés sur la circonférence C par ces deux mêmes côtés (2°).

On a

$$m + n + 2 = 17,$$

mesure de $\omega = \frac{1}{2}(m.\alpha - n\alpha) = \frac{1}{2}(m - n)\alpha = \frac{1}{2}(2m - 15)\alpha,$

et par conséquent la valeur minimum de ω correspond à la plus petite valeur de $2m - 15$, c'est-à-dire à la valeur $m = 8$.

D'après cela, si l'on désigne les côtés successifs du polygone P par les nombres 1, 2, 3,..., 17, les deux côtés 1 et 9 prolongés feront toujours entre eux le même angle, quel que soit le côté que l'on ait choisi pour être numéroté 1, et cet angle sera le plus petit de tous ceux formés par deux côtés prolongés du polygone.

Si l'on désigne par ω' cette plus petite valeur de l'angle ω, on a

$$\omega' = \frac{1}{2} \cdot \frac{360°}{17} = \frac{180°}{17} = 10°\,35'\,17'',6.$$

LXXXVII.

Dans un cercle, on inscrit un octogone régulier; on donne le diamètre du cercle et l'on demande le côté et la surface de cet octogone.

(Fac. des Sc. de Paris.)

Solution. — Désignons par x le côté de l'octogone, par X sa surface, par D le diamètre du cercle, et par a le côté du carré inscrit dans ce même cercle.

On sait (*Géométrie* de Legendre, 9ᵉ édit. Blanchet, prop. XII et XIV du livre IV) que l'on a

$$x = \sqrt{D\left[\frac{D}{2} - \sqrt{\left(\frac{D}{2}\right)^2 - \frac{a^2}{4}}\right]} = \sqrt{\frac{D}{2}\left(D - \sqrt{D^2 - a^2}\right)}$$

et

$$X = \frac{8x\sqrt{4\left(\frac{D}{2}\right)^2 - x^2}}{4} = 2x\sqrt{D^2 - x^2}.$$

De plus, comme on a

$$a^2 = \left(\frac{D}{2}\sqrt{2}\right)^2 = \frac{D^2}{2},$$

il vient

$$x = \frac{D}{2}\sqrt{2 - \sqrt{2}},$$

et, par suite,

$$X = D\sqrt{2 - \sqrt{2}} \cdot \frac{D}{2}\sqrt{2 + \sqrt{2}} = \frac{D^2}{2}\sqrt{2}.$$

D'après ce dernier résultat, on voit que la surface de l'octogone régulier inscrit dans un cercle est égale à celle du carré inscrit dans le même cercle, multipliée par $\sqrt{2}$.

LXXXVIII.

Trois cercles ont pour rayons, le premier 20 mètres, le second 28 mètres, et le troisième 29 mètres. On demande quel rayon doit avoir un quatrième cercle pour que sa surface soit équivalente à la somme des surfaces des trois premiers.

(*Fac. des Sc. de Paris.*)

Solution. — Désignons par x le rayon demandé.
L'équation du problème est

$$\pi x^2 = 1^{mq}.(\pi.20^2 + \pi.28^2 + \pi.29^2),$$

c'est-à-dire

$$x^2 = 1^{mq}.(20^2 + 28^2 + 29^2),$$

d'où l'on tire

$$x = 1^m.\sqrt{2025} = 45^m.$$

LXXXIX.

Un triangle équilatéral est inscrit à un cercle; l'aire de ce triangle, ajoutée à celle du cercle, fournit une aire totale de 3 mètres carrés. On demande l'aire du triangle et l'aire du cercle.

(*Fac. des Sc. de Paris.*)

Solution. — Désignons respectivement par S et S' ces deux aires, et par R le rayon du cercle.

A et B étant deux sommets du triangle équilatéral, O le centre du cercle, et C le point milieu du plus petit des deux arcs sous-tendus par la corde AB, on sait que les deux points A et B sont également distants des points O et C, et que par conséquent la droite AB est perpendiculaire sur le milieu du rayon joignant ces deux derniers points.

Il suit de là que le rayon du cercle inscrit au triangle équilatéral est égal à $\dfrac{R}{2}$, et comme le côté de ce triangle a pour valeur R $\sqrt{3}$, on a (*Géométrie* de Legendre, 9ᵉ édit. Blanchet, liv. III, prop. XXXIV, scolie)

$$S = \frac{1}{2} \cdot 3R \sqrt{3} \cdot \frac{R}{2} = \frac{3}{4} R^2 \sqrt{3} \, (^*).$$

Maintenant, comme on sait que

$$S' = \pi R^2,$$

et que, d'après l'énoncé de la question, on doit avoir

$$S + S' = 3^{mq},$$

il vient l'équation

$$\frac{3}{4} R^2 \sqrt{3} + \pi R^2 = 3^{mq},$$

de laquelle on tire

$$R^2 = \frac{12^{mq}}{3\sqrt{3} + 4\pi}.$$

Cette valeur de R^2 donne

$$\frac{S}{1^{mq}} = \frac{9\sqrt{3}}{3\sqrt{3} + 4\pi} = 0,877603,$$

$$\frac{S'}{1^{mq}} = \frac{12\pi}{3\sqrt{3} + 4\pi} = 2,122396,$$

c'est-à-dire

$$S = 0^{mq},877603,$$
$$S' = 2^{mq},122396.$$

XC.

Calculer le rayon d'un cercle à moins de 0,001, sachant que la surface de ce cercle surpasse la surface de l'hexagone régulier inscrit d'une quantité égale à $62^{mq},25$.

(Fac. des Sc. de Paris.)

Solution. — Si l'on désigne par x le rayon du cercle,

(*) Cette expression de S peut être fournie immédiatement par la prop. XIV du IVᵉ livre de la *Géométrie* de Legendre (9ᵉ édit. Blanchet).

on a

$$\text{surface du cercle} = \pi x^2,$$

$$\text{apothème de l'hexagone régulier inscrit} = \frac{x}{2}\sqrt{3},$$

$$\text{surface de cet hexagone} = \frac{3}{2}x^2\sqrt{3},$$

et, par suite, l'équation du problème est

$$\pi x^2 - \frac{3}{2}x^2\sqrt{3} = 62^{\mathrm{mq}},25,$$

ou, ce qui revient au même,

$$x^2\left(\pi - \frac{3}{2}\sqrt{3}\right) = 62^{\mathrm{mq}},25,$$

d'où l'on tire

$$x^2 = \frac{62^{\mathrm{mq}},25}{\pi - \dfrac{3}{2}\sqrt{3}} = \frac{124^{\mathrm{mq}},50}{2\pi - 3\sqrt{3}},$$

$$x = 1^{\mathrm{m}} \cdot \sqrt{\frac{124,50}{2\pi - 3\sqrt{3}}} = 10^{\mathrm{m}},71.$$

XCI.

On donne une couronne circulaire comprise entre deux circonférences concentriques ; la surface de cette couronne est de 4 mètres carrés ; son épaisseur, c'est-à-dire la différence des rayons des deux circonférences, est de $0^{\mathrm{m}},1415$. On demande la grandeur de ces rayons.

(Fac. des Sc. de Paris.)

Solution. — Désignons par x et y ces deux rayons $(x > y)$.

On a

$$(1) \qquad x - y = 0^{\mathrm{m}},1415,$$

$$(2) \qquad \pi(x^2 - y^2) = 4^{\mathrm{mq}}.$$

Cette dernière équation donne

$$x^2 - y^2 = \frac{4^{\mathrm{mq}}}{\pi},$$

c'est-à-dire

(3) $$x^2 - y^2 = 1^{mq}, 2732395\ldots,$$

et, divisant les équations (1) et (3) membre à membre, il vient

$$x + y = \frac{1^m, 2732395\ldots}{0, 1415} = 8^m, 9981.$$

Ayant la valeur de $x - y$ et celle de $x + y$, on en déduit immédiatement

$$x \left[= \frac{(x+y) + (x-y)}{2} \right] = 4^m, 5698,$$

et

$$y \left[= \frac{(x+y) - (x-y)}{2} \right] = 4^m, 4283.$$

XCII.

Calculer à 0,001 près la longueur de la circonférence du cercle inscrit dans un triangle équilatéral dont le côté est de $7^m, 35$.

(Fac. des Sc. de Paris.)

Solution. — Désignons par X cette longueur, par h la hauteur du triangle équilatéral, et par r le rayon du cercle qui lui est inscrit.

On a

$$X = 2\pi r,$$

$$r = \frac{1}{3} h \, (\text{II}^e \text{ Partie, LVI}),$$

$$\left(\frac{h}{1^m} \right)^2 = (7, 35)^2 - \left(\frac{7, 35}{2} \right)^2 = 3 \left(\frac{7, 35}{2} \right)^2,$$

et par conséquent

$$\frac{X}{1^m} = \frac{2}{3} \pi \cdot \frac{h}{1^m} = \frac{2}{3} \pi \cdot \frac{7, 35}{2} \sqrt{3} = \pi \cdot 2, 45 \cdot \sqrt{3} = 13, 33,$$

c'est-à-dire

$$X = 13^m, 33.$$

XCIII.

On donne deux cordes $C = 4^m,19$, $C' = 3^m,25$, menées d'un même point de la circonférence aux extrémités d'un même diamètre; on demande la surface du cercle.

(Fac. des Sc. de Poitiers.)

Solution. — Désignons cette surface par X.

Le carré du rayon est égal à

$$\frac{X}{\pi},$$

et par conséquent on a l'équation

$$4\frac{X}{\pi} = 1^{mq}.[(4,19)^2 + (3,25)^2],$$

d'où

$$X = 1^{mq}.\pi.\frac{(4,19)^2 + (3,25)^2}{4},$$

$$X = 22^{mq},084297.$$

Cette valeur de X est obtenue à moins de 1 millimètre carré.

XCIV.

Étant donné un cercle de $3^m,50$ de rayon, on mène une corde dont la longueur est $1^m,75$. On demande en millimètres carrés les aires des deux surfaces suivant lesquelles le cercle est ainsi partagé.

(Fac. des Sc. de Nancy.)

Solution. — Désignons par S et S' ces deux surfaces $(S < S')$, par x le plus petit des deux arcs sous-tendus par la corde de longueur $1^m,75$, et par T la surface du triangle formé par cette corde et les deux rayons allant à ses extrémités.

On a

$$(1) \qquad \frac{S}{1^{mq}} = \frac{1}{2}.\frac{x}{1^m}.3,50 - \frac{T}{1^{mq}},$$

12.

et

$$(2) \qquad \frac{S'}{1^{mq}} = \pi(3,5o)^2 - \frac{S}{1^{mq}}.$$

Cela posé, déterminons le rapport $\frac{x}{1^m}$, on a

$$\sin\frac{x}{2} = \frac{\left(\dfrac{1,75}{2}\right)}{3,5o} = 0,25,$$

d'où l'on déduit

$$\log\sin\frac{x}{2} = \log 0,25 = \overline{1},3979400,$$

$$\frac{x}{2} = 14°28'39'',04$$

$$x = 28°57'18'',08 = 104238'',08,$$

et comme $180° = 648000''$, il vient

$$\frac{\left(\dfrac{x}{1^m}\right)}{\pi.3,5o} = \frac{104238,08}{648000} = \frac{13,02976}{81}.$$

De cette dernière équation, on tire

$$\frac{x}{1^m} = \frac{\pi.3,5o.13,02976}{81} = 1,76876165.$$

Déterminons maintenant le rapport $\frac{T}{1^{mq}}$, et pour cela désignons par h la distance du centre du cercle à la corde de longueur $1^m,75$.

On a

$$h = 1^m.\sqrt{(3,5o)^2 - \left(\frac{1,75}{2}\right)^2} = 1^m.\sqrt{4,375.2,625},$$

et, par suite,

$$\frac{T}{1^{mq}} = \frac{1,75}{2}.\sqrt{4,375.2,625} = \frac{6,125}{8}\sqrt{15} = 2,965253.$$

Les rapports $\frac{x}{1^m}$, $\frac{T}{1^{mq}}$ étant calculés, les équations (1) et (2) donnent enfin

$$\frac{S}{1^{mq}} = 0,130080, \quad \frac{S'}{1^{mq}} = 38,354430,$$

c'est-à-dire

$$S = 130080^{mmq}, \quad S' = 38354430^{mmq}.$$

XCV.

La surface d'un secteur circulaire est de $3^{mq},18$; son angle au centre de $54°18'$. Quel est, à $0,001$ près, l'arc de ce secteur?

On fera usage de la méthode d'Oughtred pour la multiplication abrégée.

(Fac. des Sc. de Poitiers.)

Solution. — Désignons par x la longueur de l'arc.

Le rayon de cet arc est égal à

$$\frac{180°}{54°18'} \cdot \frac{x}{\pi},$$

et, par suite, on a l'équation

$$\frac{90°}{54°18'} \cdot \frac{x^2}{\pi} = 3^{mq},18,$$

c'est-à-dire

$$\frac{300}{181} \cdot \frac{x^2}{\pi} = 3^{mq},18,$$

d'où

$$x^2 = 1^{mq},9186 . \pi = 6^{mq},027460,$$
$$x = 2^m,455.$$

XCVI.

Évaluer à $\frac{1}{100}$ de mètre carré près les deux segments dans lesquels la surface d'un cercle est divisée par une corde égale au rayon. On supposera le rayon égal à 7 mètres.

(Fac. aes Sc. de Toulouse.)

Solution. — Désignons par X et Y les surfaces demandées des deux segments $(X < Y)$, par S la surface du triangle qui a pour base la corde égale au rayon et pour sommet le centre du cercle, et par h la hauteur de ce triangle.

On a

$$\frac{X}{1^{mq}} + \frac{S}{1^{mq}} = \frac{1}{3}\,\pi\cdot 7\cdot\frac{7}{2} = 49\cdot\frac{\pi}{6},$$

$$\frac{X}{1^{mq}} + \frac{Y}{1^{mq}} = \pi\cdot 7^2 = 49\cdot\pi,$$

$$\frac{S}{1^{mq}} = \frac{1}{2}\cdot 7\cdot\frac{h}{1^{m}},$$

$$\left(\frac{h}{1^{m}}\right)^2 + \left(\frac{7}{2}\right)^2 = 7^2,$$

et par conséquent

$$\frac{S}{1^{mq}} = \left(\frac{7}{2}\right)^2\cdot\sqrt{3} = \frac{49}{4}\,\sqrt{3},$$

$$\frac{X}{1^{mq}} = 49\left(\frac{\pi}{6} - \frac{1}{4}\sqrt{3}\right) = 4,44,$$

$$\frac{Y}{1^{mq}} = 49\pi - 49\left(\frac{\pi}{6} - \frac{1}{4}\sqrt{3}\right) = 49\left(5\,\frac{\pi}{6} + \frac{1}{4}\sqrt{3}\right) = 149,50,$$

c'est-à-dire

$$X = 4^{mq},44.$$

$$Y = 149^{mq},50.$$

XCVII.

Calculer, dans un cercle dont le rayon égale 2 mètres, la surface du segment compris entre un arc de 130 degrés et sa corde.

(Fac. des Sc. de Paris.)

Solution. — Désignons cette surface par X. Représentons aussi, dans le cercle de rayon égal à 2 mètres, par A la surface du secteur dont l'arc est de 130 degrés, par B la surface du triangle formé par la corde de cet arc et par les deux rayons allant aux extrémités de cette corde, et enfin par a la longueur de ce même arc de 130 degrés.

On a

$$X = A - B,$$

$$\frac{A}{1^{mq}} = \frac{a}{1^{m}},$$

$$\frac{B}{1^{mq}} = \frac{2.2.\sin 130^\circ}{2} = 2\sin 50^\circ,$$

$$\frac{\left(\frac{a}{1^{m}}\right)}{\pi} = \frac{130^\circ}{90^\circ} = \frac{13}{9},$$

et par conséquent

$$\frac{X}{1^{mq}} = \frac{13}{9}\pi - 2\sin 50^\circ.$$

Maintenant, on a

$$\frac{13}{9}\pi = 4,537856,$$

$$\log(2\sin 50^\circ) = \log 2 + \log\sin 50^\circ$$
$$= 0,3010300 + \overline{1},8842540$$
$$= 0,1852840,$$
$$2\sin 50^\circ = 1,532089,$$

et par conséquent il vient

$$\frac{X}{1^{mq}} = 4,537856 - 1,532089 = 3,005767,$$

c'est-à-dire

$$X = 3^{mq},005767.$$

XCVIII.

Calculer en hectares, ares et centiares, la surface d'un segment compris entre un arc de 60 degrés et sa corde, dans un cercle dont le rayon est de 876 mètres.

Résoudre par logarithmes.

(Fac. des Sc. de Paris et de Poitiers.)

Solution. — Désignons par X la surface demandée du segment, par S celle du triangle qui a pour base la corde de l'arc de 60 degrés et pour sommet le centre du cercle, et par h la hauteur de ce triangle.

On a

$$\frac{X}{1^{mq}} + \frac{S}{1^{mq}} = \frac{1}{3}\,\pi.876.\frac{876}{2} = \pi.292.438,$$

$$\frac{S}{1^{mq}} = \frac{1}{2}.876.\frac{h}{1^{m}} = 438.\frac{h}{1^{m}},$$

et

$$\left(\frac{h}{1^{m}}\right)^{2} = (876)^{2} - \left(\frac{876}{2}\right)^{2} = 3\left(\frac{876}{2}\right)^{2} = 3.(438)^{2},$$

d'où l'on déduit

$$\log\left(\frac{X}{1^{mq}} + \frac{S}{1^{mq}}\right) = \begin{cases} \log \pi = 0,49714987 \\ + \log 292 = 2,46538285 \\ + \log 438 = 2,64147411 \end{cases}$$

$$\log\left(\frac{X}{1^{mq}} + \frac{S}{1^{mq}}\right) = 5,60400683$$

$$(1) \qquad \frac{X}{1^{mq}} + \frac{S}{1^{mq}} = 401797,$$

$$\log\frac{h}{1^{m}} = \frac{1}{2}\log 3 + \log 438,$$

$$\log\frac{S}{1^{mq}} = \log 438 + \log\frac{h}{1^{m}} = \begin{cases} 2\log 438 = 5,28294822 \\ + \frac{1}{2}\log 3 = 0,23856062 \end{cases}$$

$$\log\frac{S}{1^{mq}} = 5,52150884$$

$$(2) \qquad \frac{S}{1^{mq}} = 332283.$$

Les égalités (1) et (2) donnent

$$\frac{X}{1^{mq}} = 69514,$$

c'est-à-dire

$$X = 69514^{mq} = 6^{Ha}.95^{a}\,14^{ca}.$$

XCIX.

Dans le cercle O, l'angle au centre AOB $= 30°$; on sait en outre que la surface du triangle AOB (ce triangle est formé par les deux rayons OA, OB et la corde de l'arc AB $= 30°$) surpasse de 2 mètres carrés la surface du segment AMB (l'arc de ce segment est l'arc AB $= 30°$); on demande de calculer le rayon du cercle à 0,001 près.

(Fac. des Sc. de Paris.)

Solution. — Désignons par x ce rayon, par S la surface du triangle AOB, et par S′ celle du segment AMB.

On a

$$S - S' = 2^{mq},$$

$$S + S' = \frac{\pi x}{6} \cdot \frac{x}{2} = \frac{1}{12}\pi x^2,$$

et en ajoutant ces deux équations membre à membre, il vient

$$2S = 2^{mq} + \frac{1}{12}\pi x^2.$$

De plus, on sait que

$$2S = OA \cdot OB \cdot \sin AOB = x^2 \cdot \sin 30° = \frac{1}{2}x^2,$$

et par conséquent l'équation du problème est

$$2^{mq} + \frac{1}{12}\pi x^2 = \frac{1}{2}x^2,$$

d'où l'on tire

$$x = 1^m \cdot \frac{2}{\sqrt{1 - \frac{1}{6}\pi}} = 2^m,897.$$

C.

On a deux cercles, dont l'un a 20 mètres de rayon, l'autre 21. Chercher le rayon d'un cercle dont la surface égale la somme des surfaces des deux autres cercles.

(Fac. des Sc. de Paris.)

Solution. — Désignons par x ce rayon.

On a

$$\pi \left(\frac{x}{1^m} \right)^2 = \pi\,(20)^2 + \pi\,(21)^2,$$

ou, ce qui revient au même,

$$\left(\frac{x}{1^m} \right)^2 = (20)^2 + (21)^2 = 841 = (29)^2,$$

et par conséquent

$$\frac{x}{1^m} = 29,$$

c'est-à-dire

$$x = 29^m.$$

CI.

Calculer, par logarithmes, le côté d'un carré équivalent à la couronne comprise entre deux cercles concentriques donnés par leurs rayons

$$R = 1^m,3456, \quad r = 0^m,3458.$$

(Fac. des Sc. de Poitiers.)

Solution. — Désignons par x la longueur de ce côté.

On a

$$x^2 = \pi R^2 - \pi r^2 = \pi\,(R + r)(R - r) = 1^{mq}.\pi\,.\,1,6914\,.\,0,9998,$$

et par suite

$$2 \log \frac{x}{1^m} = \left\{ \begin{array}{l} \log \pi = 0,4971499 \\ + \log 1,6914 = 0,2282463 \\ + \log 0,9998 = \overline{1},9999131 \end{array} \right.$$

$$2 \log \frac{x}{1^m} = 0,7253093$$

$$\log \frac{x}{1^m} = 0,3626546$$

$$\frac{x}{1^m} = 2,305.$$

$$x = 2^m,305.$$

CII.

Un point O est à 1 mètre au-dessus d'un plan horizontal. On conduit par ce point des plans inclinés de 45 degrés; montrer que les traces de ces plans sur le plan horizontal sont tangentes à une circonférence de rayon égal à 1 mètre, et dont le centre est la projection du point O sur ce plan.

(Fac. des Sc. de Poitiers.)

Démonstration. — Désignons par M le plan horizontal, par I la projection du point O sur ce plan, par P l'un

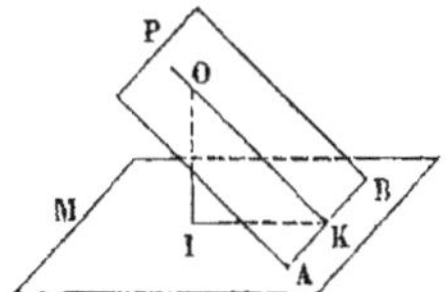

des plans inclinés de 45 degrés, et par AB sa trace sur le plan horizontal. Du point I abaissons IK perpendiculaire sur la droite AB, et joignons le point O au point K.

D'après la proposition VII du Ve livre de la *Géométrie* de Legendre (9e édit. Blanchet), la droite OK est perpendiculaire sur AB, et par suite l'angle rectiligne OKI est l'angle correspondant au dièdre aigu formé par les deux plans M et P, c'est-à-dire que l'on a

$$\text{angle } OKI = 45°.$$

Cette égalité entraîne la suivante :

$$\text{angle } IOK = 45°,$$

et par conséquent le triangle rectangle OIK est isocèle, c'est-à-dire que l'on a

$$IK = OI = 1^m.$$

On peut donc conclure de là que le point I est à une distance de 1 mètre de chacune des traces sur le plan horizontal de tous les plans inclinés de 45 degrés dont il est question dans l'énoncé.

Donc, etc.

CIII.

On suppose que trois droites, Ox, Oy, Oz, partant d'un même point O, font entre elles les angles suivants :

$$\text{angle } xOy = 110°,$$
$$\text{angle } xOz = 113°,$$
$$\text{angle } yOz = 137°;$$

on demande si les trois droites sont dans un même plan ou dans des plans différents. Si on affirme que les trois droites sont dans un même plan, il faudra le démontrer, ainsi que le contraire.

(Fac. des Sc. de Paris.)

Solution. — D'abord, pour que les trois droites Ox, Oy, Oz soient situées dans le même plan, il faut et il suffit que l'on ait

$$\text{angle } xOy + \text{angle } xOz + \text{angle } yOz = 360°.$$

La nécessité de cette condition est évidente, et sa suffisance résulte immédiatement du théorème suivant :

La somme des angles plans qui forment un angle solide convexe (et par conséquent un angle trièdre), est toujours moindre que quatre angles droits.

La démonstration de ce théorème étant dans tous les éléments de Géométrie, nous ne la reproduirons pas ici. (Voir *Géométrie* de Legendre, 9ᵉ édit. Blanchet, Vᵉ livre, prop. XXXVI.)

Maintenant, comme on a

$$110° + 113° + 137° = 360°,$$

il s'ensuit que la question posée est résolue.

CIV.

La hauteur d'un prisme droit est de $0^m,1$. Chaque base
est un rectangle dont l'un des deux côtés est le double de
l'autre ; les quatre faces latérales, jointes aux bases inférieure et supérieure, fournissent une aire totale de
28 centimètres carrés. On demande l'aire de chacune
des faces latérales et de chacune des bases.

(Fac. des Sc. de Paris.)

Solution. — Le prisme est un parallélipipède rectangle,
et on sait que dans un tel parallélipipède, les quatre faces
latérales sont des rectangles égaux deux à deux.

Désignons respectivement par A et A′ les surfaces du
plus grand et du plus petit de ces quatre rectangles, par B
la surface de chacune des deux bases du prisme, et par
x le plus petit côté de chacune de ces deux bases.

On a

$$\frac{A}{1^{mq}} = 2 \cdot \frac{x}{1^{m}} \cdot 0,1,$$

$$\frac{A'}{1^{mq}} = \frac{x}{1^{m}} \cdot 0,1,$$

$$\frac{B}{1^{mq}} = 2 \left(\frac{x}{1^{m}} \right)^2,$$

$$2\,(A + A' + B) = 0^{mq},0028,$$

et par conséquent

$$2 \left[3 \cdot \frac{x}{1^{m}} \cdot 0,1 + 2 \left(\frac{x}{1^{m}} \right)^2 \right] = 0,0028.$$

De cette dernière équation, on tire

$$\frac{x}{1^{m}} = \frac{-0,3 + \sqrt{0,09 + 8 \cdot 0,0014}}{4} = 0,0045298\ldots,$$

et par suite, il vient

$$A = 0^{mq},00\ 09\ 06,$$
$$A' = 0^{mq},00\ 04\ 53,$$
$$B = 0^{mq},00\ 00\ 41.$$

CV.

Le volume d'un parallélipipède droit est égal à $4762^{\text{mc}},7$. Ses trois arêtes contiguës à un même sommet sont entre elles comme les nombres 3, 5, 7. Quelle est, en mètres, la grandeur de ces trois arêtes ?

Calcul à faire par logarithmes.

(Fac. des Sc. de Poitiers.)

Solution. — Désignons par x, y, z les longueurs demandées des trois arêtes.

On a, par hypothèse,

$$\frac{x}{3} = \frac{y}{5} = \frac{z}{7}$$

et

$$xyz = 4762^{\text{mc}},7,$$

d'où l'on tire

$$\left(\frac{x}{3}\right)^3 = \left(\frac{y}{5}\right)^3 = \left(\frac{z}{7}\right)^3 = \frac{x}{3}\cdot\frac{y}{5}\cdot\frac{z}{7} = \frac{xyz}{3.5.7} = \frac{4762^{\text{mc}},7}{3.5.7},$$

et par conséquent

$$x^3 = \frac{8572^{\text{mc}},86}{7},$$

$$y^3 = \frac{119067^{\text{mc}},5}{21},$$

$$z^3 = \frac{46674^{\text{mc}},46}{3}.$$

En appliquant les logarithmes, il vient

$$3\log\frac{x}{1^{\text{m}}} = \left\{ \begin{array}{l} \log 8572,86 = 3,9331258 \\ -\log 7 \ldots = \overline{1},1549019\acute6 \end{array} \right.$$

$$3\log\frac{x}{1^{\text{m}}} = 3,0880278$$

$$\log\frac{x}{1^{\text{m}}} = 1,0293426$$

$$\frac{x}{1^{\text{m}}} = 10,699,$$

$$x = 10^{\text{m}},699.$$

$$3\log\frac{y}{1^{\mathrm{m}}} = \begin{cases} \log 119067,5 = 5,0757933 \\ -\log 21\ldots = \overline{2},6777807\mathrm{1} \end{cases}$$

$$3\log\frac{y}{1^{\mathrm{m}}} = 3,7535740$$

$$\log\frac{y}{1^{\mathrm{m}}} = 1,2511913$$

$$\frac{y}{1^{\mathrm{m}}} = 17,832,$$

$$y = 17^{\mathrm{m}},832.$$

$$3\log\frac{z}{1^{\mathrm{m}}} = \begin{cases} \log 46674,46 = 4,6690793 \\ -\log 3\ldots = \overline{1},5228787\mathrm{5} \end{cases}$$

$$3\log\frac{z}{1^{\mathrm{m}}} = 4,1919581$$

$$\log\frac{z}{1^{\mathrm{m}}} = 1,3973193$$

$$\frac{z}{1^{\mathrm{m}}} = 24,964,$$

$$z = 24^{\mathrm{m}},964.$$

Lorsque la valeur de x a été obtenue, on aurait pu calculer y et z plus rapidement en faisant usage des égalités

$$y = \frac{5}{3}x, \quad z = \frac{7}{3}x.$$

CVI.

On donne trois cubes : le premier a 3 mètres de côté, le second 4 mètres, et le troisième 5 mètres. On demande quel sera le côté d'un quatrième cube dont le volume égalera la somme des volumes des trois cubes donnés.

(Fac. des Sc. de Paris et de Poitiers.)

Solution. — Désignons par x ce côté.

On a

$$\left(\frac{x}{1^{\mathrm{m}}}\right)^3 = 3^3 + 4^3 + 5^3 = 216 = 6^3,$$

et par conséquent

$$\frac{x}{1^{m}} = 6, \quad \text{c'est-à-dire} \quad x = 6^{m}.$$

CVII.

On fabrique avec de l'or dont la densité est $19,362$ des feuilles qui ont $0,001$ de millimètre d'épaisseur. Quelle surface pourra-t-on recouvrir avec 30 grammes de ces feuilles ?

(Fac. des Sc. de Paris.)

Solution. — Désignons par X la surface demandée.

Pour plus de simplicité, on peut évidemment supposer que cette surface est un rectangle ou un carré, et par conséquent, si elle est complétement recouverte d'une couche d'or ayant partout $0,001$ de millimètre d'épaisseur, le volume de cet or sera égal à

$$1^{cmc}.10^{4}.\frac{X}{1^{mq}}.0,0001.$$

D'après cela, l'équation du problème est

$$10^{4}.\frac{X}{1^{mq}}.0,0001.19,362 = 30,$$

d'où l'on tire

$$\frac{X}{1^{mq}} = \frac{30}{19,362} = 1,54\,94\,26,$$

ou, ce qui revient au même,

$$X = 1^{mq},54\,94\,26.$$

CVIII.

Dans tout tétraèdre, les quatre droites obtenues en joignant chaque sommet avec le centre de gravité de la face opposée se coupent en un même point.

Démonstration. — Soit $ABCD$ un tétraèdre quelconque.

Prenons les points E, F, G respectivement milieux des côtés AB, BC, CD de ce tétraèdre, et traçons les droites AF, CE, BG, DF.

Désignons par I le point de rencontre des deux droites AF et CE, et par K celui des deux droites BG et DF.

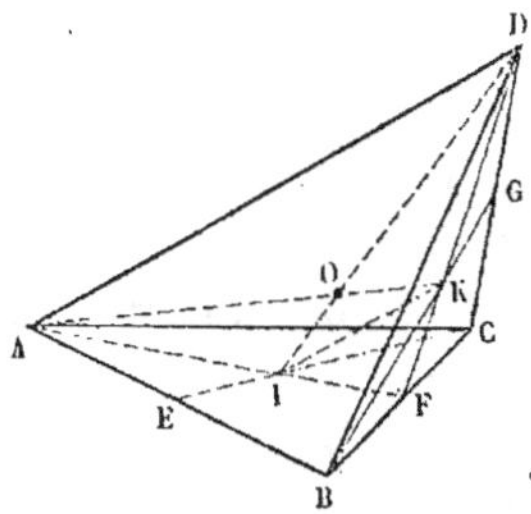

On sait que ces deux points I et K sont respectivement les centres de gravité des deux faces ABC, BCD, et que l'on a (IIe Partie, LVI)

$$(1) \qquad \frac{AF}{IF} = \frac{DF}{KF} = 3.$$

Maintenant, traçons les droites AK et DI. Comme ces droites sont dans le plan du triangle ADF, elles se couperont nécessairement en un certain point O.

Joignons les deux points I et K.

D'après la proportion (1), cette droite IK est parallèle à AD, et par conséquent les triangles ADF, AOD sont respectivement semblables aux triangles IFK, IOK. On a donc

$$\frac{AD}{IK} = \frac{AF}{IF} = 3,$$

$$\frac{AO}{OK} = \frac{AD}{IK},$$

et, par conséquent,

$$\frac{AO}{OK} = 3,$$

ou, ce qui revient au même,

$$\frac{AK}{OK} = 4.$$

Cette dernière égalité montre que, si l'on joint l'un quelconque des trois sommets B, C, D avec le centre de gravité de la face opposée, la droite ainsi obtenue coupera la droite AK au quart d'elle-même à partir du point K.

Donc, etc.

Scolie. — Lorsque le tétraèdre ABCD est régulier, chaque droite, telle que AK, joignant un sommet de ce tétraèdre avec le centre de gravité de la face opposée est perpendiculaire sur cette face, et les quatre droites ainsi obtenues sont égales entre elles.

Car, dans ce cas, le point A est également distant des trois sommets B, C, D, et par conséquent sa projection sur le plan du triangle BCD est le centre du cercle circonscrit à ce triangle, lequel n'est autre que le point K.

De plus, l'égalité évidente $AF = DF$ donne $AI = DK$, et par suite les deux triangles rectangles ADI, ADK sont égaux comme ayant l'hypoténuse égale et un côté égal, d'où l'on conclut $AK = DI$.

D'après cela, le tétraèdre étant toujours supposé régulier, le point O est également distant des quatre faces de ce tétraèdre, et par conséquent il est le centre de la sphère qui lui est inscrite.

Le rayon de cette sphère est alors égal à OK, ou, ce qui revient au même, à $\dfrac{AK}{3}$, et les triangles rectangles AKF, ABF donnent

$$\overline{AK}^2 = \overline{AF}^2 - \overline{FK}^2 = \overline{AF}^2 - \frac{\overline{AF}^2}{9} = 8 \cdot \frac{\overline{AF}^2}{9},$$

$$\overline{AF}^2 = \overline{AB}^2 - \overline{BF}^2 = \overline{AB}^2 - \frac{\overline{AB}^2}{4} = 3 \cdot \frac{\overline{AB}^2}{4},$$

d'où l'on tire

$$\frac{AK}{3} = \frac{AB}{9}\sqrt{6}.$$

CIX.

Un tétraèdre régulier a pour côté 1 mètre. On propose
d'évaluer : 1° sa surface, 2° son volume, 3° le rayon de
la sphère inscrite à ce tétraèdre.

(Fac. des Sc. de Paris.)

Solution. — Supposons que le tétraèdre régulier donné
soit le tétraèdre ABCD dont il a été parlé dans la question
précédente.

Désignons par S la surface de ce tétraèdre, par V son
volume, et par r le rayon de la sphère qui peut lui être
inscrite.

1° On a (IIe Partie, CVIII, scolie)

$$AF = \frac{AB}{2}\sqrt{3},$$

ce qui donne

$$\text{surf. } ABC = BC \cdot \frac{AB}{4}\sqrt{3} = \frac{\overline{AB}^2}{4}\sqrt{3},$$

et, par suite, il vient

$$S = \overline{AB}^2 \cdot \sqrt{3}.$$

Cette dernière formule donne, dans l'hypothèse
$AB = 1$ mètre,

$$S = 1^{mq}.\sqrt{3} = 1^{mq},732051.$$

On aurait pu obtenir la surface du triangle ABC sans
avoir recours à AF, en se servant de la formule connue
de l'aire d'un triangle en fonction de ses trois côtés
(IIe Partie, XXIV).

2° On a (IIe Partie, CVIII, scolie)

$$\frac{DI}{3} = \frac{AK}{3} = \frac{AB}{9}\sqrt{6},$$

et comme

$$V = \text{surf. } ABC \cdot \frac{DI}{3},$$

13.

il vient

$$V = \frac{\overline{AB}^2}{4}\sqrt{3} \cdot \frac{AB}{9}\sqrt{6} = \frac{\overline{AB}^3}{12}\sqrt{2}.$$

Cette dernière expression de V donne, dans l'hypothèse AB = 1 mètre,

$$V = 1^{mc} \cdot \frac{1}{12}\sqrt{2} = 0^{mc},117851130.$$

3° On a (IIe Partie, CVIII, *scolie*)

$$r = \frac{AB}{9}\cdot\sqrt{6},$$

et par conséquent, dans l'hypothèse de AB = 1 mètre, il vient

$$r = 1^{m} \cdot \frac{1}{9}\sqrt{6} = 0^{m},272.$$

CX.

On donne un cercle dont le rayon est de 10 mètres, et l'on y inscrit un triangle équilatéral. On demande le volume de la pyramide qui aurait ce triangle pour base et une hauteur égale à 12 mètres.

L'approximation doit être faite sauf erreur d'un centimètre cube.

(Fac. des Sc. de Paris.)

Solution. — Désignons par X le volume demandé, et par S la surface du triangle équilatéral inscrit dans le cercle donné.

On a

$$\frac{X}{1^{mc}} = \frac{S}{1^{mq}}\cdot\frac{12}{3} = \frac{S}{1^{mq}}\cdot 4,$$

$$\frac{S}{1^{mq}} = \frac{3}{4}\cdot 10^2 \cdot \sqrt{3}, \qquad \left|\begin{array}{l}(\textit{Géom. de Legendre, } 9^e \text{ édit.}\\ \text{Blanchet, L. IV, prop. XIV)}\end{array}\right.$$

et par conséquent

$$\frac{X}{1^{mc}} = \frac{3}{4}\cdot 10^2 \cdot\sqrt{3}.4 = 300.\sqrt{3} = 519,615243,$$

ou; ce qui revient au même,

$$X = 519^{mc},615\,243.$$

CXI.

La plus grande pyramide d'Égypte a 146 mètres de hauteur; sa base est un carré dont le côté a 237 mètres. Le sommet du Panthéon est à 79 mètres au-dessus du pavé. On imagine un prisme droit dont la base carrée aurait pour côté la hauteur du Panthéon, et dont l'élévation serait celle de la pyramide. On demande de comparer le volume de la pyramide et du prisme.

(*Fac. des Sc. de Paris.*)

Solution. — Désignons respectivement par X et Y les volumes de cette pyramide et de ce prisme.

On a

$$X = 1^{mc}.237^2 . \frac{146}{3} = 1^{mc}.3^2.79^2.\frac{146}{3} = 1^{mc}.3.79^2.146,$$

$$Y = 1^{mc}.79^2.146,$$

et par conséquent

$$\frac{X}{Y} = 3.$$

CXII.

Une pyramide est donnée dont la hauteur est de $30^m,45$, et la base un carré dont le côté est de 5 mètres. Calculer le volume de la pyramide.

(*Fac. des Sc. de Paris.*)

Solution. — Le volume de la pyramide est égal à

$$1^{mc}.5^2 . \frac{30,45}{3},$$

c'est-à-dire à

$$253^{mc},750.$$

CXIII.

Étant donnée une pyramide SABC, on mène un plan parallèle à la base ABC, lequel forme la petite pyramide

$Sabc$. On demande à quelle distance de la base doit être mené ce plan pour que le volume de cette dernière pyramide soit le huitième du volume du tronc de pyramide compris entre les deux bases.

(Fac. des Sc. de Paris.)

Solution. — Désignons par x la distance demandée, par h la hauteur de la pyramide SABC, par B la surface de sa base, et par b la surface de la section abc.

On a

$$\text{vol. SABC} = \text{B} \cdot \frac{h}{3},$$

$$\text{vol. } Sabc = b \cdot \frac{h-x}{3},$$

et comme on doit avoir

$$\text{vol. } Sabc = \frac{1}{8} \left(\text{vol. SABC} - \text{vol. } Sabc \right),$$

c'est-à-dire

$$\text{vol. } Sabc = \frac{1}{9} \cdot \text{vol. SABC},$$

il vient l'équation

$$b \cdot \frac{h-x}{3} = \frac{1}{9} \cdot \text{B} \cdot \frac{h}{3},$$

que l'on peut écrire sous la forme

$$9 \cdot \frac{h-x}{h} = \frac{\text{B}}{b},$$

et qui, jointe à la relation connue

$$\frac{\text{B}}{b} = \frac{h^2}{(h-x)^2},$$

donne finalement

$$9 \cdot \frac{h-x}{h} = \frac{h^2}{(h-x)^2},$$

ou, ce qui revient au même,

$$\left(\frac{h-x}{h} \right)^3 = \frac{1}{9}.$$

De cette dernière équation on tire

$$\frac{h-x}{h} = \sqrt[3]{\frac{1}{9}} = \sqrt[3]{\frac{3}{27}} = \frac{1}{3}\sqrt[3]{3},$$

et, par suite,

$$x = h\left(1 - \frac{1}{3}\sqrt[3]{3}\right) = h \cdot 0,51925.$$

CXIV.

On détache d'une pyramide triangulaire, par un plan parallèle à la base mené à 2 mètres du sommet, un tronc dont on demande le volume, en prenant la différence des volumes de la grande et de la petite pyramide. Les côtés de la base de la pyramide donnée sont 13 mètres, 14 mètres et 15 mètres. La hauteur de cette pyramide est de 16 mètres.

(Fac. des Sc. de Poitiers.)

Solution. — Désignons par X le volume demandé, par B, b les surfaces des bases de la grande et de la petite pyramide, et par V, ν leurs volumes.

On a

$$\frac{13 + 14 + 15}{2} = 21,$$

$$\frac{B}{1^{mq}} = \sqrt{21 \cdot (21-13)(21-14)(21-15)} = 84,$$

$$\frac{b}{B} = \frac{2^2}{16^2} = \frac{1}{4 \cdot 16} = \frac{1}{64}, \quad \frac{b}{1^{mq}} = \frac{84}{64},$$

et, par suite,

$$V\left(= 1^{mc} \cdot \frac{B}{1^{mq}} \cdot \frac{16}{3}\right) = 1^{mc} \cdot 84 \cdot \frac{16}{3} = 448^{mc},$$

$$\nu\left(= 1^{mc} \cdot \frac{b}{1^{mq}} \cdot \frac{2}{3}\right) = 1^{mc} \cdot \frac{84}{64} \cdot \frac{2}{3} = 0^{mc},875.$$

Ayant obtenu V et ν, il vient

$$X\ (= V - \nu) = 448^{mc} - 0^{mc},875 = 447^{mc},125.$$

CXV.

Les bases d'un tronc de pyramide sont deux hexagones réguliers ayant respectivement 1 mètre et 2 mètres de côté. On demande de calculer la hauteur de ce tronc, sachant que son volume est égal à 12 mètres cubes.

(Fac. des Sc. de Paris.)

Solution. — Désignons par x cette hauteur, et par B, b $(B > b)$ les surfaces des deux bases du tronc de pyramide.

Le volume de ce tronc est égal à

$$\frac{1}{3} x \left(B + b + \sqrt{Bb} \right),$$

et par conséquent on a l'équation

$$(1) \qquad \frac{1}{3} x \left(B + b + \sqrt{Bb} \right) = 12^{\text{mc}}.$$

Maintenant, on a

$$\frac{B}{b} = \frac{2^2}{1^2} = 4,$$

d'où l'on tire

$$B = 4b,$$
$$\sqrt{Bb} = \sqrt{4b^2} = 2b,$$

et par conséquent l'équation (1) peut être remplacée par la suivante :

$$(2) \qquad \frac{1}{3} x . 7 b = 12^{\text{mc}}.$$

De plus, si l'on observe que le rayon du cercle circonscrit à un hexagone régulier est égal au côté de cet hexagone, la proposition XIVe du IVe Livre de la *Géométrie* de Legendre (9e édit. Blanchet) donne

$$b = 1^{\text{mq}} . \frac{3\sqrt{3}}{2},$$

et par suite, à l'équation (2) on peut encore substituer

la suivante :

$$\frac{1}{3}\left(\frac{x}{1^{m}}\right)\cdot\frac{21\sqrt{3}}{2}=12,$$

de laquelle on tire

$$\frac{x}{1^{m}}=\frac{24}{7\sqrt{3}}=\frac{8\sqrt{3}}{7}=1,980,$$

ou, ce qui revient au même,

$$x=1^{m},980.$$

CXVI.

Capacité, en hectolitres, d'un bassin de forme carrée (12 mètres de côté), dont les murs sont en talus, le fond étant un carré de 10 mètres de côté, et la profondeur de $2^{m},10$.

(Fac. des Sc. de Poitiers.)

Solution. — Nous allons d'abord établir que le bassin est un tronc de pyramide; pour cela, démontrons la proposition suivante :

Toutes les fois que deux polygones semblables sont situés dans le même plan ou dans des plans parallèles, et de telle sorte que les côtés homologues soient parallèles (*), les droites passant par les sommets homologues vont concourir en un même point.

Démonstration. — Soient AB et BC deux côtés con-

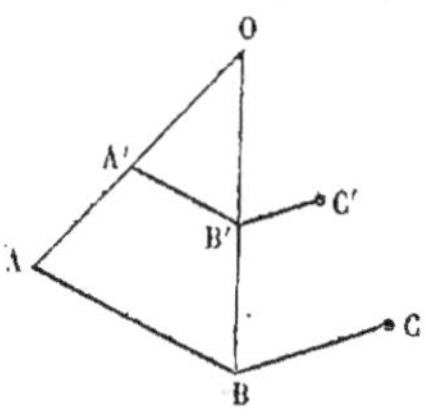

(*) Pour que tous les côtés homologues soient parallèles, il suffit évidemment qu'il y en ait deux qui le soient.

sécutifs de l'un des deux polygones, et A'B', B'C' leurs homologues respectifs dans l'autre.

Menons les deux droites AA', BB', et soit O leur point de rencontre.

Comme on a

$$\frac{AB}{A'B'} = \frac{BC}{B'C'} \quad \text{et} \quad \frac{AB}{A'B'} = \frac{BO}{B'O},$$

il en résulte

$$\frac{BC}{B'C'} = \frac{BO}{B'O},$$

ce qui indique que les trois points C, C' et O sont en ligne droite. Donc, etc.

De ce théorème, il résulte évidemment que le bassin est un tronc de pyramide, et, en désignant par V sa capacité, on a

$$V = 1^{\text{lll}}.10 \cdot \frac{2,10}{3}(12^2 + 10^2 + 12.10)$$
$$= 1^{\text{lll}}.7(12^2 + 10^2 + 12.10)$$
$$= 2548 \text{ hectolitres.}$$

CXVII.

Un vase a sa paroi intérieure totalement composée de faces planes ; ces faces sont disposées de telle sorte, qu'une boule sphérique ayant $0^m,3$ de diamètre pourrait les toucher toutes à la fois, tandis que le couvercle ou le plan horizontal du bord supérieur serait aussi tangent à la même sphère ; les aires de toutes les faces, y compris celle du couvercle, forment une surface totale de $0^{\text{mq}},42$. On demande combien ce vase rempli jusqu'au bord contiendrait de litres d'eau.

(Fac. des Sc. de Paris et de Poitiers.)

Solution. — Désignons par X cette capacité.

Soit O la position qui serait occupée par le centre de la boule sphérique dont il est question dans l'énoncé, si elle était placée dans l'intérieur du vase.

On peut considérer le volume de ce vase comme la somme des volumes de différentes pyramides, ayant toutes pour sommet commun le point O, et pour bases respectives la face du couvercle et les autres faces planes qui composent la paroi intérieure de ce même vase.

Or, toutes ces pyramides ont la même hauteur, savoir le rayon de la boule sphérique, puisque par hypothèse toutes leurs bases sont tangentes à cette boule, et par conséquent la somme de leurs volumes est égale à la somme de ces bases multipliée par le tiers de ce rayon.

D'après cela, on a donc

$$\frac{X}{1^{\mathrm{dmc}}} = 42 \cdot \frac{1}{3} \cdot \frac{3}{2} = 21,$$

c'est-à-dire

$$X = 21^{\mathrm{dmc}},$$

ou, ce qui revient au même,

$$X = 21^{l}.$$

CXVIII.

Une pyramide SABC, dans laquelle l'arête SA égale $24^{\mathrm{m}},638$, est coupée par un plan abc parallèle au plan de sa base, de manière que le volume de la petite pyramide Sabc soit le dixième du volume de la pyramide totale SABC. On demande de calculer à 0,001 près la longueur Sa.

(Fac. des Sc. de Paris.)

Solution. — On a

$$\frac{\mathrm{vol.\,SABC}}{\mathrm{vol.\,S}abc} = \frac{\overline{\mathrm{SA}}^{3}}{\overline{\mathrm{S}a}^{3}},$$

et comme on doit avoir aussi

$$\frac{\mathrm{vol.\,SABC}}{\mathrm{vol.\,S}abc} = 10,$$

il vient l'équation

$$\frac{\overline{\mathrm{SA}}^{3}}{\overline{\mathrm{S}a}^{3}} = 10,$$

d'où l'on tire

$$\overline{Sa}^3 = \frac{\overline{SA}^3}{10},$$

et par conséquent

$$Sa = \frac{SA}{\sqrt[3]{10}} = \frac{24^m,638}{\sqrt[3]{10}} = 11^m,44.$$

CXIX.

Deux points situés sur un même méridien sont distants de 57025 toises; quel est l'angle des verticales menées en ces deux points?

La toise $= 1^m,949$.

Le rayon du méridien $= 6366200$ mètres.

Calcul a faire par logarithmes.

(Fac. des Sc: de Poitiers.)

Solution. — Désignons par X l'angle demandé.

On a

$$\frac{X}{1^{dr}} = \frac{2.57025.1,949}{\pi.6366200},$$

d'où l'on tire

$$\log \frac{X}{1^{dr}} = \begin{cases} \log 2 \ldots \ldots = 0,3010300 \\ + \log 57025\ldots = 4,7560653 \\ + \log 1,949\ldots = 0,2898118 \\ - \log \pi \ldots \ldots = \overline{1},5028501 \\ - \log 6366200 = \overline{7},1961197 \end{cases}$$

$$\log \frac{X}{1^{dr}} = \overline{2},0458769$$

$$\frac{X}{1^{dr}} = 0,011114,$$

$$X = 1°0'0'',936.$$

CXX.

Pour déterminer le rayon d'une sphère O au moyen du compas sphérique, on a décrit du pôle P un petit cercle ABC, et l'on a trouvé 63 millimètres pour le rayon de ce cercle. La distance rectiligne du pôle P à un point de la circonférence ABC est de 87 millimètres. Quel est le rayon de la sphère?

(Fac. des Sc. de Toulouse.)

Solution. — Désignons par x ce rayon, par P′ le second pôle du petit cercle ABC, par O le centre de ce petit cercle, et par A l'un des points de sa circonférence.

Traçons les droites PA, P′A, AO et PP′.

On sait que cette dernière droite PP′ est un diamètre de la sphère, qu'elle passe par le point O, et qu'elle est perpendiculaire sur AO.

On sait aussi que le triangle APP′ est rectangle en A.

D'après cela, on a

$$\overline{PA}^2 = PP' \cdot PO,$$

$$PO = \sqrt{\overline{PA}^2 - \overline{AO}^2} = \sqrt{(PA + AO)(PA - AO)},$$

d'où l'on tire

$$\frac{PP'}{2} (= x) = \frac{\overline{PA}^2}{2\sqrt{(PA + AO)(PA - AO)}},$$

et par suite, conformément aux données de la question, il vient

$$x = 1^m \cdot \frac{(0,087)^2}{2\sqrt{(0,087 + 0,063)(0,087 - 0,063)}}$$

$$= 1^m \cdot \frac{(0,087)^2}{2\sqrt{0,15 \cdot 0,024}} = 1^m \cdot \frac{(0,087)^2}{2\sqrt{0,0036}}$$

$$= 1^m \cdot \frac{(0,087)^2}{2 \cdot 0,06} = 0^m,063075.$$

CXXI.

La surface latérale d'un cylindre droit est a, son volume est b. On demande le rayon de la base et la hauteur du cylindre.

(Fac. des Sc. de Poitiers.)

Solution. — Désignons par x ce rayon, et par y cette hauteur.

On a
$$2\pi x . y = a,$$
$$\pi x^2 . y = b,$$

et par conséquent
$$\frac{x}{2} = \frac{b}{a}.$$

Cette dernière équation donne
$$x = 2\,\frac{b}{a},$$

et, par suite, il vient
$$y\left(= \frac{a}{2\pi x}\right) = \frac{1}{4} . \frac{a^2}{\pi b}.$$

CXXII.

Quel est le diamètre d'un cylindre dont le volume est de 40 hectolitres et la hauteur de $0^m,8$?

(Fac. des Sc. de Paris.)

Solution. — Désignons ce diamètre par x. Comme 40 hectolitres représentent un volume équivalent à 4 mètres cubes, l'équation du problème est
$$\pi\left(\frac{1}{2} . \frac{x}{1^m}\right)^2 . 0,8 = 4,$$

et on en tire
$$\frac{x}{1^m} = 2\sqrt{\frac{5}{\pi}} = 2,523,$$

ou, ce qui revient au même,
$$x = 2^m,523.$$

CXXIII.

La hauteur d'un cylindre est égale à $2^m,35$; on propose de calculer le rayon à un centimètre près, sachant que la surface totale est égale à la surface d'un cercle de $3^m,24$ de rayon.

(Fac. des Sc. de Paris.)

Solution. — Désignons par x le rayon demandé.

On a

$$\text{surf. totale du cyl.} = 1^{mq}.\left[2.\pi\left(\frac{x}{1^m}\right)^2 + 2\pi\left(\frac{x}{1^m}\right).2,35\right],$$

et par conséquent l'équation du problème est

$$2.\pi\left(\frac{x}{1^m}\right)^2 + 2\pi\left(\frac{x}{1^m}\right).2,35 = \pi.(3,24)^2,$$

c'est-à-dire

$$\left(\frac{x}{1^m}\right)^2 + 2,35.x - 5,2488 = 0,$$

d'où l'on déduit

$$\frac{x}{1^m} = \frac{-2,35 + \sqrt{(2,35)^2 + 4.5,2488}}{2} = 1,40.$$

c'est-à-dire

$$x = 1^m,40.$$

CXXIV.

On fait tourner un rectangle successivement autour de deux côtés consécutifs, et les deux volumes engendrés sont de 40 000 mètres cubes et de 50 000 mètres cubes; trouver la longueur de la diagonale de ce rectangle.

(Fac. des Sc. de Marseille.)

Solution. — Désignons par a et b les longueurs de deux côtés consécutifs du rectangle $(a < b)$, et par x celle de sa diagonale.

On a

$$(1) \qquad \pi a^2.b = 40\,000^{mc},$$
$$\pi b^2.a = 50\,000^{mc},$$

et divisant ces deux égalités membre à membre, il vient

$$(2) \qquad \frac{a}{b} = \frac{4}{5},$$

ou, ce qui revient au même,

$$\frac{a^2}{b^2} = \frac{16}{25},$$

d'où l'on déduit

$$\frac{a^2 + b^2}{a^2} = \frac{41}{16},$$

c'est-à-dire

$$\frac{x^2}{a^2} = \frac{41}{16},$$

$$(3) \qquad \frac{x}{a} = \frac{\sqrt{41}}{4}.$$

Maintenant les égalités (1) et (2) donnent, en les multipliant membre à membre,

$$\pi a^3 = 32\,000^{\mathrm{mc}},$$

et par conséquent

$$a = 1^{\mathrm{m}}.\sqrt[3]{\frac{32\,000}{\pi}} = 1^{\mathrm{m}}.20\sqrt[3]{\frac{4}{\pi}}.$$

Portant cette valeur de a dans l'équation (3), il vient

$$\frac{x}{20\sqrt[3]{\dfrac{4}{\pi}}} = 1^{\mathrm{m}}.\frac{\sqrt{41}}{4},$$

d'où

$$x = 5^{\mathrm{m}}.\sqrt{41}\sqrt[3]{\frac{4}{\pi}} = 34^{\mathrm{m}},700.$$

CXXV.

Le volume d'un cône circulaire droit est de 1 stère ; sa hauteur est de 3 mètres. Calculer (par logarithmes) le rayon de la base.

(Fac. des Sc. de Poitiers.)

Solution. — Désignons ce rayon par x.

Comme le stère n'est autre chose qu'un mètre cube, l'équation du problème est

$$\pi\left(\frac{x}{1^{\mathrm{m}}}\right)^2.1 = 1,$$

d'où l'on tire

$$\left(\frac{x}{1^{m}}\right)^{2} = \frac{1}{\pi},$$

et, par suite,

$$2.\log\left(\frac{x}{1^{m}}\right) = -\log\pi = \overline{1},5028501,$$

$$\log\left(\frac{x}{1^{m}}\right) = \overline{1},7514250,$$

$$\frac{x}{1^{m}} = 0,564,$$

$$x = 0^{m},564.$$

CXXVI.

Le volume d'un cône droit est de $\frac{1}{5}$ de mètre cube, le rayon de la base est de 1 mètre ; on demande la surface latérale de ce cône.

(Fac. des Sc. de Paris.)

Solution. — Désignons par **X** cette surface, par h la hauteur du cône, et par a son côté.

On a

$$\frac{\mathrm{X}}{1^{mq}} = \pi . \frac{a}{1^{m}},$$

$$\frac{1}{3}\pi . \frac{h}{1^{m}} = \frac{1}{5},$$

$$\left(\frac{a}{1^{m}}\right)^{2} = 1 + \left(\frac{h}{1^{m}}\right)^{2},$$

et par conséquent

$$\frac{\mathrm{X}}{1^{mq}} = \pi\sqrt{1+\left(\frac{h}{1^{m}}\right)^{2}} = \pi\sqrt{1+\left(\frac{3}{5\pi}\right)^{2}} = \sqrt{\pi^{2}+\frac{9}{25}}$$

$$= 3,198375,$$

ou, ce qui revient au même,

$$\mathrm{X} = 3^{mq},198375.$$

14

CXXVII.

Un cylindre et un tronc de cône ont une base commune et même hauteur. On demande quel doit être le rapport des rayons des deux bases du tronc de cône, pour que le volume de ce tronc soit égal à la moitié du volume du cylindre. On calculera la valeur du rapport à 0,001 près.

(Fac. des Sc. de Paris.)

Solution. — Désignons par R et r les rayons des deux bases du tronc de cône, et par h sa hauteur.

On a

$$\text{vol. du tronc de cône} = \frac{1}{3}\,\pi.h\,(R^2 + r^2 + Rr)$$

$$= \pi.h.r^2 \cdot \frac{1}{3}\left[\left(\frac{R}{r}\right)^2 + \frac{R}{r} + 1\right],$$

$$\text{vol. du cyl.} = \pi R^2.h = \pi.h.r^2 \cdot \left(\frac{R}{r}\right)^2,$$

et par conséquent l'équation du problème est

$$2 \cdot \frac{1}{3}\left[\left(\frac{R}{r}\right)^2 + \frac{R}{r} + 1\right] = \left(\frac{R}{r}\right)^2,$$

ou, ce qui revient au même,

$$\left(\frac{R}{r}\right)^2 - 2\frac{R}{r} - 2 = 0.$$

De cette équation on tire

$$\frac{R}{r} = 1 + \sqrt{3} = 2,732.$$

CXXVIII.

Établir la proposition suivante : lorsque l'apothème d'un tronc de cône égale la somme des rayons des bases, la moyenne géométrique entre ces rayons donne la moitié de la hauteur; on obtient le volume en multipliant la surface totale par le sixième de cette hauteur.

(Fac. des Sc. de Paris.)

Démonstration. — Si l'on désigne par R et r les rayons des deux bases du tronc de cône $(R > r)$, par H la hauteur de ce tronc, et par A son apothème, on a

$$A^2 = H^2 + (R - r)^2,$$

et comme, par hypothèse,

$$A = R + r,$$

il vient

$$(R + r)^2 = H^2 + (R - r)^2,$$

d'où

$$\frac{H}{2} = \sqrt{Rr}.$$

Maintenant, si l'on désigne par V le volume du tronc de cône considéré, par S sa surface totale, on sait que l'on a

$$V = \frac{H}{3} \cdot \pi (R^2 + r^2 + Rr) = \frac{H}{6} \cdot \pi [(R + r)^2 + R^2 + r^2],$$

et

$$S = \pi [(R + r) A + R^2 + r^2] = \pi [(R + r)^2 + R^2 + r^2],$$

d'où l'on tire

$$V = S \cdot \frac{H}{6} \cdot$$

CXXIX.

Établir la proposition suivante : lorsque la hauteur d'un tronc de cône est égale à quatre fois la différence des rayons de ses bases, son volume est la différence des volumes des deux sphères construites sur les doubles de ces rayons pour diamètres.

(Fac. des Sc. de Paris.)

Démonstration. — Désignons par h la hauteur du tronc de cône, par R et r les rayons de ses deux bases $(R > r)$, et par V son volume.

.14.

On sait que l'on a

$$V = \frac{1}{3} \pi h \left(R^2 + r^2 + R r \right),$$

$$R^2 + r^2 + R r = \frac{R^3 - r^3}{R - r},$$

et par conséquent

$$V = \frac{1}{3} \pi h \frac{R^3 - r^3}{R - r} = \frac{1}{3} \pi \frac{h}{R - r} \left(R^3 - r^3 \right).$$

De plus, comme, par hypothèse, on a

$$h = 4 \left(R - r \right),$$

ou, ce qui revient au même,

$$\frac{h}{R - r} = 4,$$

il vient

$$V = \frac{4}{3} \pi \left(R^3 - r^3 \right),$$

c'est-à-dire

$$V = \frac{1}{6} \pi \left(2 R \right)^3 - \frac{1}{6} \pi \left(2 r \right)^3.$$

Donc, etc.

CXXX.

Étant donné un cône tronqué, dont la hauteur est H, le rayon de la base supérieure 4 mètres, celui de la base inférieure 22 mètres, trouver le rayon d'un cylindre droit de même hauteur H, dont le volume est équivalent à celui du cône tronqué.

(Fac. des Sc. de Paris.)

Solution. — On a

$$\text{vol. du cône tronqué} = 1^{\text{mc}} \cdot \frac{1}{3} \pi \cdot \frac{H}{1^{m}} \left(4^2 + 22^2 + 4 \cdot 22 \right),$$

et x étant le rayon d'un cylindre droit de hauteur H, on a

$$\text{vol. de ce cyl.} = \pi x^2 . H = 1^{\text{mc}} . \pi \left(\frac{x}{1^{m}} \right)^2 \cdot \frac{H}{1^{m}}.$$

L'équation du problème est donc

$$\left(\frac{x}{1^{\mathrm{m}}}\right)^2 = \frac{1}{3}\left(4^2 + 22^2 + 4 \cdot 22\right),$$

d'où l'on tire

$$\frac{x}{1^{\mathrm{m}}} = 14,$$

ou, ce qui revient au même,

$$x = 14^{\mathrm{m}}.$$

CXXXI.

Le volume d'un tronc de cône est égal à $41^{\mathrm{mc}},328$; la hauteur est $1^{\mathrm{m}},817$, le rayon de la base supérieure est $2^{\mathrm{m}},698$; on demande de calculer à moins de $0,001$ le rayon de la base inférieure du tronc de cône.

(Fac. des Sc. de Paris.)

Solution. — Si l'on désigne par x ce rayon, on a l'équation

$$41,328 = \pi \cdot \frac{1,817}{3}\left[\left(\frac{x}{1^{\mathrm{m}}}\right)^2 + (2,698)^2 + 2,698 \cdot \frac{x}{1^{\mathrm{m}}}\right],$$

ou, ce qui revient au même,

$$\left(\frac{x}{1^{\mathrm{m}}}\right)^2 + 2,698 \cdot \frac{x}{1^{\mathrm{m}}} + (2,698)^2 - \frac{41,328 \cdot 3}{\pi \cdot 1,817} = 0,$$

d'où l'on tire

$$\frac{x}{1^{\mathrm{m}}} = -1,349 + \sqrt{(1,349)^2 - (2,698)^2 + \frac{41,328 \cdot 3}{\pi \cdot 1,817}}$$

$$= -1,349 + \sqrt{16,260647} = -1,349 + 4,032 = 2,683,$$

ou, ce qui revient au même,

$$x = 2^{\mathrm{m}},683.$$

CXXXII.

Un cône droit dont la base a son rayon égal à 4 mètres, et dont la hauteur est de 7 mètres, est coupé par un plan parallèle à cette base et distant du sommet de 5 mètres;

on demande de calculer avec quatre chiffres décimaux
exacts le volume et la surface latérale du tronc de cône
ainsi formé.

(Fac. des Sc. de Paris.)

Solution. — Désignons respectivement par V et par S
ce volume et cette surface, par r le rayon de la section
faite dans le cône par le plan sécant, et par a le côté du
tronc de cône.

On a

$$\frac{V}{1^{mc}} = \frac{2}{3}\pi\left[4^2 + \left(\frac{r}{1^{m}}\right)^2 + 4\cdot\frac{r}{1^{m}}\right],$$

$$\frac{S}{1^{mq}} = \pi\left(4 + \frac{r}{1^{m}}\right)\frac{a}{1^{m}},$$

$$\frac{\left(\frac{r}{1^{m}}\right)}{4} = \frac{5}{7},$$

$$\frac{\left(\frac{a}{1^{m}}\right)}{\sqrt{7^2 + 4^2}} = \frac{2}{7},$$

et par conséquent

$$\frac{V}{1^{mc}} = \frac{2}{3}\pi\left[4^2 + 4^2\cdot\left(\frac{5}{7}\right)^2 + 4^2\cdot\frac{5}{7}\right] = \frac{3488}{147}\pi = 74{,}5433,$$

$$\frac{S}{1^{mq}} = \pi\left(4 + 4\cdot\frac{5}{7}\right)\cdot\frac{2}{7}\sqrt{7^2 + 4^2} = \frac{96}{49}\pi\cdot\sqrt{65} = 49{,}6228,$$

c'est-à-dire

$$V = 74^{mc}{,}5433,$$
$$S = 49^{mq}{,}6228.$$

CXXXIII.

Étant donné un tronc de cône divisé en deux parties
équivalentes par une section parallèle aux deux bases,
si l'on désigne par r le rayon de cette section, et par
R, R' (R $>$ R') les rayons de ces deux bases, on a

$$r^3 = \frac{R^3 + R'^3}{2}.$$

Démonstration. — Représentons par H la hauteur du tronc de cône, et par h la distance de la section au plan de la base de rayon R.

Les deux parties de ce tronc de cône déterminées par la section ont pour expressions de leurs volumes

$$\pi \cdot \frac{h}{3}(R^2 + r^2 + R r), \quad \pi \frac{H - h}{3}(r^2 + R'^2 + r R'),$$

et, comme elles sont équivalentes, il vient la relation

$$h(R^2 + r^2 + R r) = (H - h)(r^2 + R'^2 + r R'),$$

que l'on peut écrire sous la forme

$$(1) \qquad h\frac{R^3 - r^3}{R - r} = (H - h)\frac{r^3 - R'^3}{r - R'},$$

à cause des égalités connues

$$R^2 + r^2 + R r = \frac{R^3 - r^3}{R - r},$$

$$r^2 + R'^2 + r R' = \frac{r^3 - R'^3}{r - R'}.$$

De plus, il est aisé de voir que l'on a

$$(2) \qquad \frac{R - r}{r - R'} = \frac{h}{H - h}.$$

Multipliant les égalités (1) et (2) membre à membre, il vient, toutes réductions faites,

$$R^3 - r^3 = r^3 - R'^3,$$

d'où l'on tire

$$r^3 = \frac{R^3 + R'^3}{2}.$$

Donc, etc.

CXXXIV.

Un cylindre, inscrit dans une sphère de 1 mètre de rayon, est tel, que sa surface latérale est la moitié de la surface d'un grand cercle de cette sphère. On demande la valeur du volume du même cylindre.

(Fac. des Sc. de Toulouse.)

Solution. — Désignons par r le rayon de la base du cylindre, par h la hauteur de ce cylindre, et par V son volume.

La surface latérale du cylindre étant égale, comme on sait, à $2\pi rh$, on a

$$2\pi\, \frac{r}{1^{\text{u}}}\cdot\frac{h}{1^{\text{m}}}=\frac{\pi}{2},$$

c'est-à-dire

$$(1)\qquad 4\,\frac{r}{1^{\text{m}}}\cdot\frac{h}{1^{\text{m}}}=1,$$

et, par suite,

$$(2)\qquad \mathrm{V}\left(=\pi r^2 h\right)=1^{\text{mc}}\cdot\frac{\pi}{4}\cdot\frac{r}{1^{\text{m}}}.$$

De plus, comme toute section principale du cylindre est un rectangle qui a $2r$ et h pour côtés, et qui est inscrit dans un grand cercle de la sphère, on a

$$\left(2\,\frac{r}{1^{\text{m}}}\right)^2+\left(\frac{h}{1^{\text{m}}}\right)^2=4,$$

et cette équation, jointe à l'équation (1), donne

$$\left(2\,\frac{r}{1^{\text{m}}}+\frac{h}{1^{\text{m}}}\right)^2=5,$$

$$\left(2\,\frac{r}{1^{\text{m}}}-\frac{h}{1^{\text{m}}}\right)^2=3,$$

d'où l'on tire

$$2\,\frac{r}{1^{\text{m}}}+\frac{h}{1^{\text{m}}}=\sqrt{5},$$

$$2\,\frac{r}{1^{\text{m}}}-\frac{h}{1^{\text{m}}}=\pm\sqrt{3}.$$

De ces deux dernières équations on conclut

$$\frac{r}{1^{\text{m}}}=\frac{1}{4}\left(\sqrt{5}\pm\sqrt{3}\right),$$

et par suite la formule (2) donne

$$\mathrm{V}=1^{\text{mc}}\cdot\frac{\pi}{16}\left(\sqrt{5}\pm\sqrt{3}\right).$$

En effectuant les calculs, et désignant par V' et V'' les deux valeurs de V, on trouve $\left(\text{à } \dfrac{1}{10^6} \text{ près}\right)$

$$V' = 0^{mc}, 194784,$$
$$V'' = 0^{mc}, 024740.$$

CXXXV.

S'il faut 1 centimètre cube d'or pour dorer la surface latérale d'un cylindre ayant $0^m,75$ de hauteur, et $0^m,2$ de rayon, quelle sera l'épaisseur supposée constante de la couche d'or?

(Fac. des Sc. de Paris.)

Solution. — Désignons par x cette épaisseur, par V le volume du cylindre, et par W ce que devient ce volume après que la couche d'or y a été ajoutée.

On a

$$W - V = 1^{cmc},$$
$$V = 1^{cmc} . \pi . (20)^2 . 75,$$
$$W = 1^{cmc} . \pi . \left(20 + \frac{x}{1^{cm}}\right)^2 . 75,$$

et par conséquent

$$\pi . \left(20 + \frac{x}{1^{cm}}\right)^2 . 75 - \pi . (20)^2 . 75 = 1,$$

ou, ce qui revient au même,

$$\left(\frac{x}{1^{cm}}\right)^2 + 40 \left(\frac{x}{1^{cm}}\right) - \frac{1}{\pi . 75} = 0,$$

d'où l'on déduit

$$\frac{x}{1^{cm}} = -20 + \sqrt{400 + \frac{1}{\pi . 75}} = 0,000106,$$

c'est-à-dire

$$x = 0^{mm}, 00106.$$

CXXXVI.

On a un réservoir cylindrique de $2^m,40$ de profondeur ; il doit contenir 1200 litres d'eau ; on demande son diamètre.

(Fac. des Sc. de Poitiers.)

Solution. — Désignons par x ce diamètre.

La capacité du réservoir est égale à

$$1^{\text{dmc}}.\pi\left(\frac{1}{2}\frac{x}{1^m}\right)^2 .2,40.1000,$$

et par conséquent l'équation du problème est

$$\pi\left(\frac{1}{2}\frac{x}{1^m}\right)^2 .2,40.1000 = 1200,$$

c'est-à-dire

$$\pi\left(\frac{x}{1^m}\right)^2 = 2,$$

d'où l'on déduit

$$\frac{x}{1^m} = \sqrt{\frac{2}{\pi}} = 0,798,$$

ou, ce qui revient au même,

$$x = 0^m,798.$$

CXXXVII.

Par un point S pris sur le prolongement du diamètre d'un cercle on mène une tangente SA, et l'on fait tourner le cercle autour de son diamètre : la circonférence décrit une sphère, et la tangente SA décrit un cône droit dont la base est le cercle décrit par la perpendiculaire AP au diamètre. On demande de déterminer le volume et la surface latérale de ce cône.

Application numérique. — On suppose le rayon OA du cercle $= 0^m,035$, et la distance $OS = 0^m,125$.

(Fac. des Sc. de Paris.)

Solution. — Désignons par V ce volume et par S cette surface.

On a

$$(1) \qquad V = \frac{1}{3}\pi \cdot \overline{AP}^2 \cdot PS,$$

$$(2) \qquad S = \pi \cdot AP \cdot AS,$$

et de plus, en traçant le rayon OA, il vient

$$(3) \qquad \overline{AS}^2 = \overline{OS}^2 - \overline{OA}^2,$$

$$(4) \qquad AP = \frac{AS \cdot OA}{OS},$$

$$(5) \qquad PS = \frac{\overline{AS}^2}{OS}.$$

De ces diverses égalités on conclut

$$V = \frac{1}{3}\pi \cdot \left(\frac{AS \cdot OA}{OS}\right)^2 \cdot \frac{\overline{AS}^2}{OS} = \frac{1}{3}\pi \cdot \frac{\overline{OA}^2}{OS} \cdot \left(\frac{\overline{OS}^2 - \overline{OA}^2}{OS}\right)^2,$$

$$S = \pi \cdot OA \cdot \frac{\overline{AS}^2}{OS} = \pi \cdot OA \cdot \frac{\overline{OS}^2 - \overline{OA}^2}{OS}.$$

Pour effectuer l'application numérique demandée, au lieu de se servir des deux dernières formules précédentes que nous avons cru devoir indiquer ici, parce que l'énoncé de la question semblait les demander, il est préférable de calculer directement les distances AS, AP, PS au moyen des relations (3), (4), (5), et de porter ensuite ces valeurs dans les formules (1) et (2).

On obtient ainsi

$$\overline{AS}^2 = 1^{mq} \cdot [(0,125)^2 - (0,035)^2]$$
$$= 1^{mq} \cdot (0,125 + 0,035)(0,125 - 0,035)$$
$$= 1^{mq} \cdot 0,16 \cdot 0,09 = 1^{mq} \cdot (0,4)^2 \cdot (0,3)^2,$$
$$AS = 1^m \cdot 0,4 \cdot 0,3 = 0^m,12,$$

$$AP = 1^m \cdot \frac{0,12 \cdot 0,035}{0,125} = 0^m,336,$$

$$PS = 1^m \cdot \frac{(0,12)^2}{0,125} = 0^m,1152,$$

$$V = 1^{mc} \cdot \frac{1}{3}\pi \cdot (0,336)^2 \cdot 0,1152 = 0^{mc},000\,136\,195,$$

$$S = 1^{mq} \cdot \pi \cdot 0,336 \cdot 0,12 = 0^{mq},01\,2667.$$

CXXXVIII.

Indiquer le poids de la pièce d'argent de 5 francs et son titre. En déduire la quantité d'argent et de cuivre qu'elle renferme.

Supposant que le volume total de l'alliage est la somme des volumes de ces deux métaux, on demande le volume de chacun d'eux.

$$\text{Poids de 1 centimètre cube d'argent} = 10^g,474,$$
$$\text{Poids de 1 centimètre cube de cuivre} = 8^g,788.$$

Quelle est l'épaisseur, c'est-à-dire la hauteur du *flan* ou cylindre qui devient la pièce de 5 francs par l'empreinte? Le diamètre de ce cylindre égale $0^m,037$.

(Fac. des Sc. de Poitiers.)

Solution. — La pièce d'argent de 1 franc pesant 5 grammes, celle de 5 francs pèse par conséquent 25 grammes.

Le titre des pièces d'argent est de 0,9, c'est-à-dire que chacune de ces pièces renferme les $\frac{9}{10}$ de son poids en argent pur, et le reste est en cuivre.

D'après cela, si l'on désigne par x le poids de l'argent pur contenu dans une pièce de 5 francs, et par y celui du cuivre contenu dans cette même pièce, on a

$$x = 25^g.0,9 = 22^g,5,$$
$$y = 25^g.0,1 = 2^g,5.$$

Maintenant, désignons respectivement par X et Y les volumes de l'argent et du cuivre contenus dans une pièce de 5 francs.

Comme un centimètre cube d'argent et un centimètre cube de cuivre pèsent respectivement $10^g,474$ et $8^g,788$, on a les équations

$$10,474 \cdot \frac{X}{1^{cmc}} = 22,5,$$

$$8,788 \cdot \frac{X}{1^{cmc}} = 2,5,$$

d'où l'on tire

$$\frac{X}{1^{\text{cmc}}} \frac{22,5}{10,474} = 2,148,$$

$$\frac{Y}{1^{\text{cmc}}} \frac{2,5}{8,788} = 0,284,$$

ou, ce qui revient au même,

$$X = 2^{\text{cmc}},148,$$
$$Y = 0^{\text{cmc}},284.$$

Enfin, désignons par z la hauteur du *flan* ou cylindre qui devient la pièce de 5 francs par l'empreinte.

Le volume de ce cylindre est

$$1^{\text{cmc}}.\pi \cdot \left(\frac{3,7}{2}\right)^2 \cdot \frac{z}{1^{\text{cm}}},$$

et, par conséquent, on a l'équation

$$\pi \cdot \left(\frac{3,7}{2}\right)^2 \cdot \frac{z}{1^{\text{cm}}} = \frac{X}{1^{\text{cmc}}} + \frac{Y}{1^{\text{cmc}}},$$

c'est-à-dire

$$\pi \cdot (1,85)^2 \cdot \frac{z}{1^{\text{cm}}} = \frac{22,5}{10,474} + \frac{2,5}{8,788},$$

d'où l'on déduit

$$\frac{z}{1^{\text{cm}}} = 0,227,$$

ou, ce qui revient au même,

$$z = 0^{\text{cm}},227.$$

CXXXIX.

Le côté d'un cône est de $28^{\text{m}},5$; la surface de sa base est de 6 mètres carrés. On demande de calculer la surface du cercle (section droite de ce cône) dont le plan est distant de $2^{\text{m}},75$ du plan de la base.

(Fac. des Sc. de Paris.)

Solution. — Désignons par X cette surface, par H la hauteur du cône, et par R le rayon de sa base.

On sait que les surfaces de deux cercles sont proportionnelles aux carrés de leurs rayons, et que dans un cône droit les rayons de deux sections droites sont dans le même rapport que les distances du sommet de ce cône aux plans de ces deux sections.

D'après cela, on a l'équation

$$\frac{X}{6^{mq}} = \frac{\left(\dfrac{\Pi}{1^m} - 2{,}75\right)^2}{\left(\dfrac{H}{1^m}\right)^2} = 1 - \frac{5{,}50}{\left(\dfrac{H}{1^m}\right)} + \frac{(2{,}75)^2}{\left(\dfrac{H}{1^m}\right)^2},$$

de laquelle on tire

$$(1) \qquad X = 6^{mq} \left[1 - \frac{5{,}50}{\left(\dfrac{H}{1^m}\right)} + \frac{(2{,}75)^2}{\left(\dfrac{H}{1^m}\right)^2} \right],$$

et pour calculer les quantités $\left(\dfrac{H}{1^m}\right)$, $\dfrac{H}{1^m}$, on a les deux autres équations

$$\left(\frac{H}{1^m}\right)^2 = (28{,}5)^2 - \left(\frac{R}{1^m}\right)^2,$$

$$\pi \left(\frac{R}{1^m}\right)^2 = 6,$$

qui donnent

$$\left(\frac{H}{1^m}\right)^2 = (28{,}5)^2 - \frac{6}{\pi}.$$

Cette dernière équation fournira la valeur de $\left(\dfrac{H}{1^m}\right)^2$, et par suite celle de $\dfrac{H}{1^m}$.

Ayant calculé ces deux quantités, l'équation (1) conduit immédiatement à la valeur de X.

On trouve ainsi

$$X = 4^{mq}{,}89\,67\,36.$$

Scolie. — La hauteur H du cône est égale à $28^m{,}466$.

CXL.

Un cône droit est donné, dont la hauteur est de 20 mètres, et dont le volume est de 387 mètres cubes. A quelle distance du sommet faut-il mener un plan parallèle à la base pour en retrancher un cône dont le volume soit de 95 mètres cubes?

(Fac. des Sc. de Paris.)

Solution. — Désignons par x la distance demandée.

Le cône donné et le petit cône qui doit en être retranché sont deux cônes semblables, et par conséquent leurs volumes sont proportionnels aux cubes de leurs hauteurs. (*Géométrie* de Legendre, 9e édit. Blanchet, livre VIII, propos. IV, coroll. 3°.)

On a donc l'équation

$$\frac{387}{95} = \frac{(20)^3}{\left(\dfrac{x}{1^m}\right)^3},$$

de laquelle on tire

$$\left(\frac{x}{1^m}\right)^3 = \frac{95 \cdot (20)^3}{387} = \frac{760000}{387},$$

et, par suite,

$$3 \log\left(\frac{x}{1^m}\right) = \begin{cases} \log 760000 = 5,8808135 9 \\ -\log 387 = \overline{3},4122890 3 \end{cases}$$

$$3 \log\left(\frac{x}{1^m}\right) = 3,29310262$$

$$\log\left(\frac{x}{1^m}\right) = 1,09770087$$

$$\frac{x}{1^m} = 12,523 \,,$$

c'est-à-dire

$$x = 12^m,523.$$

CXLI.

On donne l'arête d'un cône circulaire droit égale à $30^m,45$, et sa hauteur égale à $25^m,55$. Calculer (par logarithmes) la surface latérale et le volume de ce cône.

(Fac. des Sc. de Poitiers.)

Solution. — Désignons respectivement par S et par V cette surface et ce volume.

Le rayon de la base du cône est égal à

$$1^m . \sqrt{(30,45)^2 - (25,55)^2}$$

ou, ce qui revient au même, à

$$1^m . \sqrt{56.4,9},$$

et, par suite, on a

$$\frac{S}{1^{mq}} = \pi \sqrt{56.4,9} . 30,45 = \pi . 426,3 \sqrt{1,4},$$

$$\frac{V}{1^{mc}} = \frac{1}{3} \pi . 56.4,9 . 25,55 = \frac{1}{3} \pi . 274,4 . 25,55.$$

Maintenant, si l'on applique les logarithmes, on obtient

$$\log \frac{S}{1^{mq}} = \left\{ \begin{aligned} \log \pi &= 0,497\,14987 \\ + \log 426,3 &= 2,6297153 \\ + \frac{1}{2} \log 1,4 &= 0,07306402 \end{aligned} \right.$$

$$\log \frac{S}{1^{mq}} = 3,1999291 9$$

$$S = 1584^{mq},6346.$$

$$\log \frac{V}{1^{mc}} = \left\{ \begin{aligned} \log \pi &= 0,497\,14987 \\ + \log 274,4 &= 2,4383841 \\ + \log 25,55 &= 1,4073909 \\ - \log 3 &= \overline{1},5228787 5 \end{aligned} \right.$$

$$\log \frac{V}{1^{mc}} = 3,8658036 2$$

$$V = 7341^{mc},818333.$$

CXLII.

Dans un triangle ABC, les côtés AB, AC sont égaux chacun à 1 mètre, et l'angle A est de 30 degrés. On demande la valeur de la surface qu'engendrerait le côté BC, si le triangle tournait autour d'une droite AK menée dans son plan, perpendiculairement à AC.

(Fac. des Sc. de Toulouse.)

Solution. — Désignons par S la surface demandée, et par h la distance du point B à la droite AK.

On a

$$\frac{S}{1^{mq}} = \pi \left(\frac{AC}{1^m} + \frac{h}{1^m} \right) \cdot \frac{BC}{1^m} = \pi \left(1 + \frac{h}{1^m} \right) \cdot \frac{BC}{1^m},$$

et comme

$$\frac{h}{1^m} = \frac{AB}{1^m} \cdot \cos 30° = \cos 30°,$$

$$\frac{BC}{1^m} = \frac{AB}{1^m} \cdot \frac{\sin A}{\sin C} = \frac{\sin 30°}{\sin 75°} = \frac{1}{2 \sin 75°},$$

il vient

$$\frac{S}{1^{mq}} = \frac{\pi (1 + \cos 30°)}{2 \sin 75°} = \frac{\pi \cdot \cos^2 15°}{\sin 75°} = \pi \cdot \sin 75°.$$

En appliquant les logarithmes, on obtient

$$\log \frac{S}{1^{mq}} = \left\{ \begin{array}{l} \log \pi = 0{,}497\,1499 \\ + \log \sin 75° = \overline{1}{,}984\,9438 \end{array} \right.$$

$$\log \frac{S}{1^{mq}} = 0{,}482\,0937$$

$$\frac{S}{1^{mq}} = 3{,}0345,$$

$$S = 3^{mq}{,}0345.$$

CXLIII.

Trouver la surface engendrée par la révolution d'une ligne brisée régulière, tournant autour d'un axe mené dans son plan et par son centre.

(Fac. des Sc. de Paris.)

Solution. — Si l'on désigne par S cette surface, par r la distance du centre de la ligne brisée à l'un de ses côtés, et par p la projection de cette ligne sur l'axe, on a

$$S = 2\pi r \cdot p.$$

Ce résultat se démontre absolument comme la proposition IX du livre VIII de la *Géométrie* de Legendre (9e édit. Blanchet).

CXLIV.

Un cercle est donné, dont le rayon est représenté par R; on prend sur le diamètre AB une longueur AM représentée par H. On élève au point M, MP perpendiculaire sur AB; on mène aussi au point B la tangente BX, puis, du point P où MP rencontre la circonférence, on abaisse PQ perpendiculaire sur cette tangente.

Les choses étant ainsi, considérons le contour APQ composé de la droite PQ et de l'arc AP, puis imaginons que ce contour fasse une révolution autour du diamètre AB; on demande la surface qu'il engendre.

Après avoir trouvé la formule, on y fera $R = 2^m,8$; $H = 0^m,7$. Pour le rapport π on prendra la valeur d'Archimède.

(*Fac. des Sc. de Paris.*)

Solution. — Désignons par S la surface demandée, exprimée au moyen du mètre carré comme unité, et respectivement par S′ et S″ les surfaces engendrées par la droite PQ et par l'arc AP.

On a

$$S = S' + S'',$$

$$S' = 2\pi R . H,$$

$$S'' = 2\pi . MP . PQ = 2\pi . MP . BM = 2\pi . BM \sqrt{AM . BM}$$
$$= 2\pi (2R - H) \sqrt{H(2R - H)},$$

et par conséquent

$$S = 2\pi \left[R . H + (2R - H) \sqrt{H(2R - H)} \right].$$

Maintenant, si dans cette formule on pose

$$R = 2^m,8, \quad H = 0^m,7, \quad \pi = \frac{22}{7},$$

il vient

$$S = 1^{mq}\frac{44}{7}(2,8 \cdot 0,7 + 4,9\sqrt{0,7 \cdot 4,9}) = 1^{mq} \cdot \frac{44}{100}(28 + 49\sqrt{7})$$
$$= 1^{mq} \cdot 3,08 (4 + 7\sqrt{7}) = 69^{mq},3624.$$

CXLV.

Une demi-sphère étant donnée, on propose, sur le grand cercle qui sert de base à cette demi-sphère, d'élever un cylindre dont la surface convexe soit égale aux $\frac{5}{6}$ de la surface de la demi-sphère.

(Fac. des Sc. de Paris.)

Solution.— Désignons par x la hauteur de ce cylindre, et par R le rayon de la demi-sphère.

On a

$$\text{surf. convexe du cylindre} = 2\pi R \cdot x,$$
$$\text{surf. de la demi-sphère} = 2\pi R^2,$$

et par conséquent on doit avoir

$$2\pi R \cdot x = 2\pi R^2 \cdot \frac{5}{6},$$

c'est-à-dire

$$x = R \cdot \frac{5}{6}.$$

CXLVI.

En un point A d'une circonférence de 3 mètres de rayon, on mène une tangente sur laquelle on prend une longueur AB égale à 4 mètres; on joint le centre O de la circonférence à l'extrémité B de cette longueur, et l'on abaisse du point A sur OB la perpendiculaire AC. On demande : 1° la valeur de la projection BC de la tangente AB sur la droite OB, ainsi que celle de la perpendiculaire AC; 2° la valeur de la surface engendrée par la révolution de AB, en tournant autour de OB.

(Fac. des Sc. de Toulouse.)

15.

Solution. — Traçons le rayon OA.

Le triangle rectangle ABO donne

$$\overline{BO}^2 = \overline{AB}^2 + \overline{AO}^2, \quad \overline{AB}^2 = BO.BC, \quad AC.BO = AB.AO,$$

et par conséquent

$$BO = 1^m.\sqrt{4^2+3^2} = 5^m, \quad BC = \frac{\overline{AB}^2}{BO} = 1^m.\frac{16}{5} = 3^m,20,$$

$$AC = \frac{AB.AO}{BO} = 1^m.\frac{4.3}{5} = 2^m,40.$$

Maintenant, si l'on désigne par S la surface engendrée par la révolution de AB, en tournant autour de OB, on a

$$S = \pi.AC.AB = 1^{mq}.\pi.2,40.4 = 30^{mq},159289.$$

CLXVII.

Démontrer que la surface de la sphère est égale à la circonférence d'un grand cercle multipliée par le diamètre. Quelle sera la surface d'une sphère de $0^m,21$ de rayon?

$$(\pi = 3,1416).$$

(Fac. des Sc. de Paris.)

La première partie de cette question se trouvant dans tous les éléments de Géométrie, nous n'en parlerons pas.

Cherchons seulement la surface d'une sphère de $0^m,21$ de rayon.

Solution. — Soit X la surface cherchée.

On a

$$X = 1^{mq}.4\pi.(0,21)^2 = 1^{mq}.4.3,1416.0,0441 = 0^{mq},554178.$$

CXLVIII.

Calculer en myriamètres carrés la surface de l'une des deux zones glaciales, sachant que le petit cercle qui lui sert de base est à $23°30'$ du pôle; on suppose que la surface de la Terre est parfaitement sphérique et que la circonférence d'un grand cercle est de 4000 myriamètres.

(Fac. des Sc. de Paris.)

Solution — Désignons par X la surface de la zone en question, par h sa hauteur, et par R le rayon de la Terre.

Comme la surface d'une zone se calcule toujours au moyen de sa hauteur, nous allons commencer ici par calculer la hauteur h, ou plutôt le rapport $\frac{h}{1^{\text{Mm}}}$.

On a

$$\frac{R - h}{R} = \cos 23°30',$$

d'où l'on déduit

$$h = R(1 - \cos 23°30') = 2R.\sin^2 \frac{23°30'}{2} = 2R.\sin^2 11°45',$$

et comme

$$2\pi R = 4000^{\text{Mm}},$$

il vient

$$h = \frac{4000^{\text{Mm}}}{\pi} \cdot \sin^2 11°45'.$$

En appliquant les logarithmes, on trouve

$$\log\left(\frac{h}{1^{\text{Mm}}}\right) = \left\{ \begin{array}{r} \log 4000 = 3,602\,0600 \\ + 2\log\sin 11°45' = \overline{2},617\,7336 \\ - \log\pi = \overline{1},502\,8501 \end{array} \right.$$

$$\log\left(\frac{h}{1^{\text{Mm}}}\right) = 1,722\,6437$$

$$\frac{h}{1^{\text{Mm}}} = 52,801.$$

La valeur de $\frac{h}{1^{\text{Mm}}}$ étant obtenue, comme on a

$$\frac{X}{1^{\text{Mmq}}} = 4000 \cdot \frac{h}{1^{\text{Mm}}},$$

il vient immédiatement

$$\frac{X}{1^{\text{Mmq}}} = 4000.52,801 = 211204,$$

c'est-à-dire

$$X = 211204^{\text{Mmq}}.$$

CXLIX.

En supposant que la Terre soit une sphère parfaite, trouver le rapport de la surface de la zone torride à celle de la Terre entière (on sait que les tropiques sont à $23°28'$ de l'équateur).

(Fac. des Sc. de Grenoble.)

Solution. — Désignons par X le rapport demandé, par h la hauteur de la zone torride, et par R le rayon de la Terre.

On a

$$h = 2\,\mathrm{R}.\sin 23°28'$$

$$\text{surf. de la zone torride} = 2\pi\mathrm{R}.h = 4\pi\mathrm{R}^2.\sin 23°28',$$

$$\text{surf. de la Terre} = 4\pi\mathrm{R}^2,$$

et par conséquent

$$\mathrm{X} = \sin 23°28'.$$

En ayant recours aux logarithmes, on obtient

$$\log \mathrm{X} = \log\sin 23°28' = \overline{1},6001181,$$

et, par suite,

$$\mathrm{X} = 0,398215.$$

CL.

La Terre étant supposée sphérique, et la circonférence d'un grand cercle égale à 40 000 kilomètres, on demande la surface de la zone comprise entre l'équateur et le parallèle dont la latitude est égale à 45 degrés.

(Fac. des Sc. de Paris.)

Solution. — Désignons par X cette surface, par R le rayon de la Terre, et par h la hauteur de la zone en question.

On a

$$\mathrm{X} = 2\pi\mathrm{R}.h,$$

$$2\pi\mathrm{R} = 40000^{\mathrm{km}},$$

$$\frac{h}{\mathrm{R}} = \cos 45° = \frac{1}{2}\sqrt{2},$$

et par conséquent

$$\frac{X}{1^{Kmq}} = (40\,000)^2 \cdot \frac{\sqrt{2}}{4\,\pi} = \frac{4}{\pi} \cdot 10^8 . \sqrt{2} = 180\,063\,263,3,$$

c'est-à-dire

$$X = 180\,063\,263^{Kmq},3.$$

CLI.

La Terre étant supposée sphérique, on demande de calculer son rayon en mètres, et sa surface en mètres carrés.

(Fac. des Sc. de Paris.)

Solution. — Désignons par R le rayon de la Terre. D'après la définition du mètre, on a

$$\frac{1}{2}\,\pi R = 1^m.10\,000\,000,$$

d'où

$$R = 1^m.10\,000\,000 \cdot \frac{2}{\pi},$$

$$4\,\pi R^2 = 4\,\pi R . R = 1^{mq}.80\,000\,000.10\,000\,000 \cdot \frac{2}{\pi}$$

$$= 800\,000\,000\,000\,000^{mq} \cdot \frac{2}{\pi},$$

et comme

$$\frac{2}{\pi} = 0,6366197723675813430755\ldots,$$

il vient

$$R = 6\,366\,197^m,724$$

et

$$4\,\pi R^2 = 509\,295\,817\,894\,065^{mq},07\,44\,60.$$

CLII.

Une chaudière cylindrique est terminée par deux hémisphères. Sa surface totale est de 5 mètres carrés. On la coupe suivant l'axe par un plan qui détermine une section dont le périmètre est de 4 mètres. Trouver la

hauteur et le rayon de la partie cylindrique de la chaudière.

(Fac. des Sc. de Marseille.)

Solution. — Désignons par H cette hauteur et par R ce
rayon.

On a

$$\text{surf. des deux hémisphères} = 4\pi R^2,$$
$$\text{surf. de la partie cylindrique de la chaudière} = 2\pi R.H,$$
$$\text{périmètre de la section faite dans cette chaudière} = 2\pi R + 2H,$$

et, par suite, il vient les deux équations

$$4\pi \left(\frac{R}{1^{m}}\right)^2 + 2\pi \frac{R}{1^{m}} \cdot \frac{H}{1^{m}} = 5,$$

$$2\pi \frac{R}{1^{m}} + 2 \frac{H}{1^{m}} = 4,$$

c'est-à-dire

$$2 \left(\frac{R}{1^{m}}\right)^2 + \frac{R}{1^{m}} \cdot \frac{H}{1^{m}} = \frac{5}{2\pi},$$

$$\pi \frac{R}{1^{m}} + \frac{H}{1^{m}} = 2.$$

De la seconde de ces deux équations on tire

$$(1) \qquad \frac{H}{1^{m}} = 2 - \pi \frac{R}{1^{m}},$$

et portant cette valeur de $\dfrac{H}{1^{m}}$ dans la première, on obtient
l'équation

$$(\pi - 2)\left(\frac{R}{1^{m}}\right)^2 - 2\frac{R}{1^{m}} + \frac{5}{2\pi} = 0$$

qui donne

$$\frac{R}{1^{m}} = \frac{1 \pm \sqrt{\dfrac{5}{\pi} - \dfrac{3}{2}}}{\pi - 2}.$$

Si l'on fait attention à l'équation (1), on doit avoir

$$\pi \frac{R}{1^{m}} < 2,$$

c'est-à-dire

$$\frac{R}{1^m} < \frac{2}{\pi} < 1,$$

et des deux valeurs de $\dfrac{R}{1^m}$ obtenues précédemment, il n'y a que celle où le radical est affecté du signe — qui soit moindre que l'unité; c'est donc la seule qui puisse être prise pour solution du problème.

D'après cela, on a

$$\frac{R}{1^m} = \frac{1 - \sqrt{\dfrac{5}{\pi} - \dfrac{3}{2}}}{\pi - 2} = 0,611,$$

$$R = 0^m,611,$$

et, par suite,

$$\frac{H}{1^m} \left(= 2 - \pi \frac{R}{1^m} \right) = 2 - 1,920 = 0,080,$$

$$H = 0^m,080.$$

CLIII.

La hauteur d'une calotte sphérique ou zone à une base est égale à $0^m,032$, le rayon de la circonférence qui lui sert de base est égal à $0^m,045$. Calculer la surface de cette calotte.

(Fac. des Sc. de Paris.)

Solution. — Désignons par X cette surface, et par R le rayon de la sphère à laquelle cette calotte sphérique appartient.

On a

$$\frac{X}{1^{mq}} = 2\pi \left(\frac{R}{1^m} \right) \cdot 0,032,$$

$$(0,045)^2 = 0,032 . \left[2 \left(\frac{R}{1^m} \right) - 0,032 \right]$$

$$= 2 \left(\frac{R}{1^m} \right) \cdot 0,032 - (0,032)^2,$$

d'où l'on tire

$$\frac{X}{1^{mq}} = \pi\,[(0,045)^2 + (0,032)^2]$$

$$= \pi.0,003049 = 0,009579.$$

ou, ce qui revient au même,

$$X = 0^{mq},009579.$$

CLIV.

On coupe une sphère dont le rayon est de $0^m,50$ par un plan tel, que la section soit un cercle de rayon égal à $0^m,20$. Calculer à un centimètre carré près la surface de chacune des deux calottes sphériques déterminées par le plan sécant.

(Fac. des Sc. de Nancy.)

Solution. — Désignons par S et S′ les surfaces de ces deux calottes sphériques (S $<$ S′).

Le plan sécant est à une distance du centre de la sphère égale à

$$1^m.\sqrt{(0,50)^2 - (0,20)^2},$$

et, par suite, les hauteurs des deux calottes sphériques sont respectivement égales à

$$1^m.\left[0,50 - \sqrt{(0,50)^2 - (0,20)^2}\right],$$
$$1^m.\left[0,50 + \sqrt{(0,50)^2 - (0,20)^2}\right].$$

Maintenant, on sait que la surface d'une calotte sphérique est égale à sa hauteur multipliée par la circonférence d'un grand cercle; on a donc

$$S = 1^{mq}.2\pi.0,50\left[0,50 - \sqrt{(0,50)^2 - (0,20)^2}\right]$$
$$= 1^{mq}.\pi\left[0,50 - \sqrt{(0,50)^2 - (0,20)^2}\right],$$
$$S' = 1^{mq}.2\pi.0,50\left[0,50 + \sqrt{(0,50)^2 - (0,20)^2}\right]$$
$$= 1^{mq}.\pi\left[0,50 + \sqrt{(0,50)^2 - (0,20)^2}\right],$$

c'est-à-dire

$$S = 0^{mq},1312,$$
$$S' = 3^{mq},0105,$$

CLV.

Trouver dans la sphère la hauteur d'une zone dont la surface soit équivalente à celle d'un grand cercle.

(Fac. des Sc. de Paris.)

Solution. — Désignons par x cette hauteur, et par R le rayon de la sphère.

Relativement à cette sphère la surface de toute zone de hauteur x est égale à

$$2\pi R . x,$$

et, par conséquent, l'équation du problème est

$$2\pi R . x = \pi R^2,$$

de laquelle on tire

$$x = \frac{R}{2}.$$

CLVI.

Sur une sphère de $1^m,8$ de rayon, on donne une zone ayant $0^m,20$ de hauteur; trouver le rayon d'un cercle équivalent à la surface de cette zone.

(Fac. des Sc. de Paris.)

Solution. — Désignons par x le rayon demandé.
La surface de la zone est égale à

$$1^{mq}.2\pi.1,8.0,20,$$

et, par conséquent, l'équation du problème est

$$\pi x^2 = 1^{mq}.2\pi.1,8.0,20,$$

c'est-à-dire

$$x^2 = 0^{mq},72,$$

d'où

$$x = 0^m,849.$$

CLVII.

Dans une sphère dont le rayon AO est égal à 1 mètre, la zone engendrée par l'arc de grand cercle AB tournant autour de AO a pour base un cercle dont la surface est les $\frac{3}{4}$ de celle de la zone. Déterminer la hauteur AC de cette zone.

(Fac. des Sc. de Toulouse.)

Solution. — Désignons par x cette hauteur, par S la surface de la zone et par r le rayon du cercle qui lui sert de base.

On a

$$S = 2\pi.\text{AO}.\text{AC},$$
$$r^2 = \text{AC}.(2\,\text{AO} - \text{AC}),$$

et comme, d'après l'énoncé de la question, la surface du cercle de rayon r est les $\frac{3}{4}$ de S, il vient

$$\pi.\text{AC}(2\,\text{AO} - \text{AC}) = \frac{3}{2}\pi.\text{AO}.\text{AC},$$

c'est-à-dire

$$2\,\text{AO} - \text{AC} = \frac{3}{2}\,\text{AO}.$$

D'après cela, l'équation du problème est

$$2 - \frac{x}{1^{\mathrm{m}}} = \frac{3}{2},$$

d'où l'on tire

$$x = 1^{\mathrm{m}}.\left(2 - \frac{3}{2}\right) = 1^{\mathrm{m}}.\frac{1}{2} = 0^{\mathrm{m}},50.$$

CLVIII.

Une sphère, dont le rayon est de 7 mètres, étant coupée par deux plans parallèles, menés d'un même côté du centre à des distances de ce point égales à 3 mètres et à 5 mètres, on demande la surface de la zone comprise entre ces deux plans, et quelles sont les surfaces des deux cercles qui forment ses bases.

(Fac. des Sc. de Paris.)

Solution. — Désignons par X la surface demandée de

la zone, par h la hauteur de cette zone, et respectivement par Y, Z les surfaces des deux petits cercles de la sphère qui sont aux distances 5 mètres et 3 mètres du centre de cette sphère.

On a

$$\frac{X}{1^{mq}} = 2\pi . 7 . \frac{h}{1^{m}},$$

$$\frac{h}{1^{m}} = 5 - 3 = 2,$$

et, par conséquent,

$$\frac{X}{1^{mq}} = 2\pi . 7 . 2 = 28\pi = 87,9646,$$

c'est-à-dire

$$X = 87^{mq},9646.$$

Relativement à Y et Z, il est aisé de voir que l'on a

$$\frac{Y}{1^{mq}} = \pi (7^2 - 5^2) = 24\pi = 75,3983,$$

$$\frac{Z}{1^{mq}} = \pi (7^2 - 3^2) = 40\pi = 125,6638.$$

c'est-à-dire

$$Y = 75^{mq},3983,$$
$$Z = 125^{mq},6638.$$

CLIX.

AB est le diamètre d'une sphère, et l'on veut mener perpendiculairement à ce diamètre deux plans tels, que la surface de la sphère soit partagée en trois zones dont les surfaces soient proportionnelles à trois longueurs données m, n, p. Comment déterminer sur le diamètre AB les deux points par où doivent passer les deux plans sécants?

(Fac. des Sc. de Paris.)

Solution. — Désignons par C et D les deux points du diamètre AB par lesquels doivent passer les deux plans sécants, de telle sorte que le point C soit entre les points A et D, et respectivement par x, y, z les trois distances AC, CD, BD.

Les trois zones déterminées par les deux plans sécants, ayant respectivement pour hauteurs ces trois distances AC, CD, BD, leurs surfaces sont respectivement égales à

$$\pi.AB.AC, \quad \pi.AB.CD, \quad \pi.AB.BD,$$

et, par conséquent, on doit avoir les relations

$$\frac{\pi.AB.AC}{m} = \frac{\pi.AB.CD}{n} = \frac{\pi.AB.BD}{p},$$

c'est-à-dire

$$\frac{AC}{m} = \frac{CD}{n} = \frac{BD}{p}.$$

D'après cela, pour déterminer les points C et D il suffit de partager le diamètre AB en trois parties proportionnelles aux longueurs données m, n et p (voy. *Géométrie* de Legendre, 9ᵉ édit. Blanchet, liv. III, probl. I).

CLX.

On donne une sphère dont le rayon est de 13 mètres, et sur laquelle on considère une zone à deux bases, dont l'une est à une distance du centre de la sphère égale à 1 mètre; la surface de cette zone est de 100 mètres carrés. On demande la surface du cercle que forme la seconde base de la zone?

(*Fac. des Sc. de Paris.*)

Solution. — Comme on a

$$2\pi.13.(13-1) > 100, \quad \text{et} \quad 2\pi.13.1 < 100,$$

il est évident que le problème a deux solutions l'une pour le cas où les deux bases de la zone sont du même côté du centre de la sphère, et l'autre pour le cas où elles sont de différents côtés de ce centre.

Désignons par **X** la surface demandée de la seconde base dans le premier cas, et par **X′** cette surface dans le second.

On a

$$\text{hauteur de la zone (dans les deux cas)} = 1^{\mathrm{m}}.\frac{100}{26\,\pi},$$

et, par suite,

$$\text{carré du rayon de la seconde base.}\quad\begin{cases}(1^{\mathrm{er}}\text{ cas}) = 1^{\mathrm{mq}}.\left[13^2 - \left(\dfrac{100}{26\,\pi} + 1\right)^2\right],\\[4mm](2^{\mathrm{d}}\text{ cas}) = 1^{\mathrm{mq}}.\left[13^2 - \left(\dfrac{100}{26\,\pi} - 1\right)^2\right].\end{cases}$$

On conclut de là que

$$\mathbf{X} = 1^{\mathrm{mq}}.\pi\left[13^2 - \left(\frac{100}{26\,\pi} + 1\right)^2\right] = 515^{\mathrm{mq}},386532,$$

$$\mathbf{X'} = 1^{\mathrm{mq}}.\pi\left[13^2 - \left(\frac{100}{26\,\pi} - 1\right)^2\right] = 530^{\mathrm{mq}},771148.$$

CXLI.

Une sphère étant donnée, menez un rayon quelconque et un plan perpendiculaire au milieu de ce rayon; ce plan partagera la sphère en deux segments. Supprimez le petit segment et remplacez-le par un cône droit de même base que le segment supprimé. On demande à quelle distance du plan sécant doit être placé le sommet de ce cône pour que le corps ainsi composé d'un cône et d'une partie sphérique ait la même surface que la sphère.

(Fac. des Sc. de Paris.)

Solution. — Désignons par x la distance demandée, par R le rayon de la sphère, par r celui de la section faite dans cette sphère par le plan sécant, par S la surface du plus grand des deux segments, par S′ celle (la surface latérale) du cône droit qui doit être substitué au petit segment, et enfin par a le côté de ce cône.

On a

$$S = 2\pi R . 3 \frac{R}{2} = 3\pi R^2,$$

$$r^2 = R^2 - \left(\frac{R}{2}\right)^2 = 3\left(\frac{R}{2}\right)^2,$$

$$a^2 = r^2 + x^2 = 3\left(\frac{R}{2}\right)^2 + x^2,$$

$$S' = \pi r . a = \pi . \frac{R}{2}\sqrt{3} . \sqrt{3 . \left(\frac{R}{2}\right)^2 + x^2},$$

et comme on doit avoir

$$S + S' = 4\pi R^2,$$

il vient, pour équation du problème,

$$3\pi R^2 + \pi . \frac{R}{2}\sqrt{3} . \sqrt{3\left(\frac{R}{2}\right)^2 + x^2} = 4\pi R^2,$$

ou, ce qui revient au même,

$$\frac{1}{2}\sqrt{3}\sqrt{3\left(\frac{R}{2}\right)^2 + x^2} = R.$$

Élevant les deux membres de cette dernière équation au carré, on obtient

$$3x^2 = 7 . \frac{R^2}{4},$$

et, par conséquent,

$$x = \frac{R}{2}\sqrt{\frac{7}{3}} = \frac{R}{6}\sqrt{21} = R . 0,764.$$

CLXII.

Un triangle isocèle ABC, dont la base $BC = 4^m$, et le côté $AB = 2^m,50$, tourne autour d'une droite parallèle à BC passant par le sommet A, on demande le volume engendré.

(Fac. des Sc. de Paris.)

Solution. — Désignons par **X** ce volume, et par **S** la surface engendrée par la base BC dans le mouvement de rotation du triangle

Si du sommet A on abaisse la perpendiculaire AD sur cette base BC, on a

$$V = \frac{1}{3} S . AD,$$

$$S = \pi . \overline{AD}^2 . BC,$$

$$\overline{AD}^2 = \overline{AB}^2 - \overline{BD}^2 = \overline{AB}^2 - \left(\frac{BC}{2}\right),$$

et, par conséquent, il vient

$$V = \frac{1}{3} \pi \left[\overline{AB}^2 - \left(\frac{BC}{2}\right)^2 \right] . BC . \sqrt{\overline{AB}^2 - \left(\frac{BC}{2}\right)^2}$$

$$= \frac{1}{3} \pi . BC . \left[\sqrt{\overline{AB}^2 - \left(\frac{BC}{2}\right)^2} \right]^3.$$

Cette formule donne, conformément aux données de la question,

$$\frac{V}{1^{mc}} = \frac{1}{3} \pi . 4 . \left[\sqrt{(2,50)^2 - 2^2} \right]^3 = 14,137166942,$$

c'est-à-dire

$$V = 14^{mc}, 137\,166\,942.$$

CLXIII.

Dans le plan d'un triangle équilatéral ABC, et par le sommet A, on trace une droite MN faisant avec le côté AC, en dehors de ce triangle, un angle de 24 degrés.

On demande de calculer le volume engendré par le triangle ABC tournant autour de la droite MN, et restant toujours dans la même situation relativement à cette droite.

On supposera le côté de ce triangle égal à $7^m,35$.

(Fac. des Sc. de Paris.)

Solution. — Désignons par X ce volume et par S la

surface engendrée par le côté BC dans le mouvement de rotation du triangle ABC.

Du sommet A abaissons la perpendiculaire AD sur ce côté BC, et des sommets B et C abaissons les perpendiculaires BE, CF sur la droite MN.

On a

$$X = S \cdot \frac{AD}{3},$$

$$S = \pi \,(BE + CF) \cdot BC,$$

$$\overline{AD}^2 = \overline{AB}^2 - \overline{BD}^2 = \overline{AB}^2 - \left(\frac{AB}{2}\right)^2 = 3\left(\frac{AB}{2}\right)^2,$$

$$BE = AB \cdot \sin BAE = AB \cdot \sin 84°,$$
$$CF = AC \cdot \sin CAF = AC \cdot \sin 24°,$$

et par conséquent, à cause de $BC = AC = AB$,

$$X = \pi \overline{AB}^2 \cdot (\sin 84° + \sin 24°) \cdot \frac{1}{3}\frac{AB}{2}\sqrt{3} = \pi \overline{AB}^3 \,\frac{\sin 84° + \sin 24°}{2\sqrt{3}}.$$

De plus, si l'on observe que l'on a

$$\sin 84° + \sin 24° = 2\sin 54° \cdot \cos 30°,$$

$$\sin 54° = \frac{1}{4}\left(1 + \sqrt{5}\right), \quad \cos 30° = \frac{1}{2}\sqrt{3},$$

cette dernière formule peut être remplacée par la suivante :

$$X = \frac{1}{8}\,\pi \overline{AB}^3 \left(1 + \sqrt{5}\right),$$

et, pour $AB = 7^m,35$, on obtient

$$\frac{X}{1^{mc}} = \frac{1}{8}\,\pi \cdot (7,35)^3 \cdot \left(1 + \sqrt{5}\right) = 504,591043,$$

c'est-à-dire

$$X = 504^{mc},591043.$$

CLXIV.

Dans un cercle, dont le rayon OA est égal à 1 mètre, on prend le milieu B d'un quadrant AH; par le point B on mène la corde BC parallèle à OA ; on joint BA et CA. On demande d'évaluer à 0,01 de mètre cube près, le volume engendré par le triangle ABC tournant autour de l'axe OA.

(Fac. des Sc. de Toulouse.)

Solution. — Désignons par X ce volume, par S la surface engendrée par la corde BC tournant autour de l'axe OA, et par δ la distance du point A à cette corde.

On a

$$BC = OA \cdot \sqrt{2} = 1^{m} \cdot \sqrt{2},$$

$$\delta = \frac{1}{2} OA \sqrt{2} = 1^{m} \cdot \frac{\sqrt{2}}{2},$$

$$S = 2\pi\delta \cdot BC = 1^{mq} \cdot 2\pi,$$

et, par suite,

$$X \left(= S \cdot \frac{\delta}{3} \right) = 1^{mc} \cdot \frac{\pi}{3} \sqrt{2} = 1^{mc},49.$$

CLXV.

Dans un triangle ABC, rectangle en A, on donne les deux côtés de l'angle droit AB=3 mètres, AC=8 mètres ; on suppose que ce triangle fait une révolution autour de l'hypoténuse BC, et l'on demande la valeur du volume engendré à 1 centimètre cube près.

(Fac. des Sc. de Toulouse.)

Solution. — Désignons par x ce volume.

Du point A, abaissons la perpendiculaire AD sur l'hypoténuse BC, et représentons respectivement par V et V′ les volumes des cônes circulaires droits engendrés par les triangles rectangles ABD, ACD tournant autour de BC.

On a

$$x = V + V',$$

$$V = \frac{1}{3} \pi \cdot \overline{AD}^{2} \cdot BD,$$

$$V' = \frac{1}{3} \pi \cdot \overline{AD}^{2} \cdot CD,$$

16.

et, par conséquent,

$$x = \frac{1}{3}\,\pi \cdot \overline{AD}^2 \cdot (BD + CD) = \frac{1}{3}\,\pi \cdot \overline{AD}^2 \cdot BC,$$

ou bien, à cause de $AD.BC = AB.AC$,

$$x = \frac{1}{3}\,\pi \cdot \frac{\overline{AB}^2}{BC} \cdot \overline{AC}^2 = \frac{1}{3}\,\pi \cdot \frac{\overline{AB}^2}{\sqrt{\overline{AB}^2 + \overline{AC}^2}} \cdot \overline{AC}^2.$$

D'après les données de la question, on a donc

$$\frac{x}{1^{\text{mc}}} = \frac{1}{3}\,\pi \cdot \frac{3^2}{\sqrt{3^2 + 8^2}} \cdot 8^2 = \frac{192\,\pi}{\sqrt{73}},$$

et, par conséquent,

$$x = 1^{\text{mc}} \cdot \frac{192\,\pi}{\sqrt{73}} = 70^{\text{mc}},597556.$$

CLXVI.

Etant donnée une sphère de rayon R, on veut construire un cône droit qui ait même volume que la sphère et dont la hauteur ne soit que la moitié du rayon de la sphère; quelle devra être le rayon de la base?

(Fac. des Sc. de Paris.)

Solution. — Désignons par x ce rayon.

L'équation du problème est

$$\pi x^2 \cdot \frac{1}{3} \cdot \frac{R}{2} = \frac{4}{3}\,\pi R^3,$$

et on en déduit

$$x = 2R\sqrt{2},$$

c'est-à-dire que x est le double du côté du carré inscrit dans l'un des grands cercles de la sphère.

CLXVII.

Calculer le volume d'un secteur sphérique engendré par la révolution d'un secteur circulaire OAB autour du rayon OA, sachant que ce rayon égale $0^m,2$, et que l'angle AOB égale $54°28'$.

(Fac. des Sc. de Paris.)

Solution. — Désignons par X le volume demandé, et du point B abaissons la perpendiculaire BC sur le rayon OA.

On a

$$X = 2\pi . OA . AC \cdot \frac{OA}{3} = \frac{2}{3}\pi . \overline{OA}^2 . AC,$$

$$AC = OA - OC = OA - OB . \cos AOB = OA (1 - \cos AOB)$$
$$= 2 . OA . \sin^2 \frac{AOB}{2},$$

et par conséquent

$$X = \frac{4}{3}\pi . \overline{OA}^3 . \sin^2 \frac{AOB}{2},$$

c'est-à-dire, conformément aux données de la question,

$$\frac{X}{1^{mc}} = \frac{4}{3}\pi . (0,2)^3 . \sin^2 27°14' = \frac{1}{3}\pi . 0,032 . \sin^2 27°14'.$$

Cette dernière formule donne

$$\log \frac{X}{1^{mc}} = \left\{ \begin{array}{r} \log \pi = 0,497\ 14987 \\ + \log 0,032 = \overline{2},505\ 14998 \\ - \log 3 = \overline{1},522\ 87875 \\ + 2\log \sin 27°14' = \overline{1},321\ 0010 \end{array} \right.$$

$$\log \frac{X}{1^{mc}} = \overline{3},846\ 17960$$

$$\frac{X}{1^{mc}} = 0,007\ 017,$$

$$X = 0^{mc},007\ 017.$$

CLXVIII.

Quel est le diamètre d'un boulet en fonte du poids de 24 kilogrammes?

Le poids du décimètre cube de fonte égale $7^{Kg},2$.

(Fac. des Sc. de Poitiers.)

Solution. — Désignons par x le diamètre du boulet. On a

$$\text{vol. du boulet} = 1^{\mathrm{dmc}} \cdot \frac{1}{6}\,\pi \left(\frac{x}{1^{\mathrm{dm}}}\right)^3,$$

et, par suite,

$$\text{poids du boulet} = 1^{\mathrm{kg}} \cdot \frac{1}{6}\,\pi \left(\frac{x}{1^{\mathrm{dm}}}\right)^3 \cdot 7,2 = 1^{\mathrm{kg}} \cdot 1,2 \cdot \pi \left(\frac{x}{1^{\mathrm{dm}}}\right)^3.$$

D'après cela, l'équation du problème est

$$1,2 \cdot \pi \left(\frac{x}{1^{\mathrm{dm}}}\right)^3 = 24,$$

et on en tire

$$\left(\frac{x}{1^{\mathrm{dm}}}\right)^3 = \frac{20}{\pi}.$$

En appliquant les logarithmes, on obtient

$$3 \log \frac{x}{1^{\mathrm{dm}}} = \begin{cases} \log 20 = 1,30103000 \\ -\log \pi = \overline{1},50285013 \end{cases}$$

$$3 \log \frac{x}{1^{\mathrm{dm}}} = 0,80388013$$

$$\log \frac{x}{1^{\mathrm{dm}}} = 0,26796004$$

$$\frac{x}{1^{\mathrm{dm}}} = 1,853,$$

$$x = 1^{\mathrm{dm}},853.$$

CLXIX.

AB est le diamètre d'un demi-cercle qui a son centre en O, et, dans le plan de ce demi-cercle, sur chacun des rayons OA, OB, comme diamètre, on décrit une demi-circonférence. On demande le volume engendré par la surface plane comprise entre les trois demi-circonférences, lorsque la figure fait une révolution complète autour de AB.

(Fac. des Sc. de Paris.)

Solution. — Désignons par $2R$ le diamètre AB, et par X le volume demandé.

On a

$$X = \frac{4}{3}\pi R^3 - 2 \cdot \frac{4}{3}\pi \left(\frac{R}{2}\right)^3,$$

c'est-à-dire

$$X = \pi R^3.$$

CLXX.

Une sphère creuse en cuivre, ayant $0^m,35$ pour diamètre de surface extérieure, est successivement pesée pleine de mercure et pleine d'eau.

Le rapport du premier poids au deuxième est égal à $5,20$; on demande le volume de la couche sphérique.

Densité du cuivre $= 8,78$; celle du mercure $= 13,60$.

(*Fac. des Sc. de Nancy.*)

Solution. — Désignons par X ce volume, par D le diamètre intérieur de la sphère creuse, par P le poids du mercure, par P′ celui de l'eau, et par P″ celui de la couche sphérique.

On a

$$\frac{P + P''}{P' + P''} = 5,20,$$

$$\frac{1}{6}\pi \left(\frac{D}{1^{dm}}\right)^3 = \frac{1}{6}\pi (3,5)^3 - \frac{X}{1^{dmc}},$$

$$\frac{P}{1^{kg}} = \frac{1}{6}\pi \left(\frac{D}{1^{dm}}\right)^3 \cdot 13,60 = \frac{1}{6}\pi (3,5)^3 \cdot 13,60 - \frac{X}{1^{dmc}} \cdot 13,60,$$

$$\frac{P'}{1^{kg}} = \frac{1}{6}\pi \left(\frac{D}{1^{dm}}\right)^3 = \frac{1}{6}\pi (3,5)^3 - \frac{X}{1^{dmc}},$$

$$\frac{P''}{1^{kg}} = \frac{X}{1^{dmc}} \cdot 8,78,$$

et, par suite, on obtient pour équation du problème l'équation

$$\frac{\dfrac{1}{6}\pi (3,5)^3 \cdot 13,60 - \dfrac{X}{1^{dmc}} \cdot 13,60 + \dfrac{X}{1^{dmc}} \cdot 8,78}{\dfrac{1}{6}\pi (3,5)^3 - \dfrac{X}{1^{dmc}} + \dfrac{X}{1^{dmc}} \cdot 8,78} = 5,20,$$

qui se réduit à la forme plus simple

$$\pi . 5^3 . 0,7 = 66 \cdot \frac{X}{1^{\text{dmc}}}.$$

De cette dernière équation, on tire

$$\frac{X}{1^{\text{dmc}}} = \pi \cdot \frac{5^3 . 0,7}{66} = 4,164\,990,$$

ou, ce qui revient au même,

$$X = 4^{\text{dmc}},164\,990.$$

CLXXI.

La surface d'une sphère est de 32 mètres carrés. Déterminer le volume d'un segment dont la base est déterminée par un plan sécant mené à une distance du centre égale à $0^{\text{m}},50$.

(Fac. des Sc. de Nancy.)

Solution. — Désignons ce volume par V ou par V′, selon qu'il s'agit du plus petit ou du plus grand des deux segments déterminés par le plan sécant.

Représentons respectivement par R et r les rapports au mètre des rayons de la sphère et du cercle qui est l'intersection de cette sphère par le plan sécant.

On a

$$(1) \qquad V = 1^{\text{mc}} . \left[\frac{\pi r^2}{2} (R - 0,50) + \frac{1}{6} \pi (R - 0,50)^3 \right],$$

$$(2) \qquad V' = 1^{\text{mc}} . \left[\frac{\pi r^2}{2} (R + 0,50) + \frac{1}{6} \pi (R + 0,50)^3 \right],$$

$$(3) \qquad\qquad 4\pi R^2 = 32,$$

et

$$(4) \qquad\qquad r^2 + (0,50)^2 = R^2.$$

Les équations (3) et (4) donnent

$$\pi R^2 = 8, \quad \pi r^2 = \pi R^2 - \pi . 0,25 = 8 - \pi . 0,25,$$

et, par suite, on a

$$(5) \quad \frac{\pi r^2}{2}(R - 0,50) = 4R - 2 - \frac{\pi R}{2} \cdot 0,25 + \frac{\pi}{2} \cdot 0,125,$$

$$(6) \quad \frac{\pi r^2}{2}(R + 0,50) = 4R + 2 - \frac{\pi R}{2} \cdot 0,25 - \frac{\pi}{2} \cdot 0,125.$$

De plus, comme les expressions

$$\frac{1}{6}\pi(R - 0,50)^3, \quad \frac{1}{6}\pi(R + 0,50)^3$$

peuvent s'écrire respectivement sous la forme

$$\frac{\pi R^2}{6} \cdot R - \frac{\pi R^2}{2} \cdot 0,50 + \frac{\pi R}{2} \cdot 0,25 - \frac{\pi}{6} \cdot 0,125,$$

$$\frac{\pi R^2}{6} \cdot R + \frac{\pi R^2}{2} \cdot 0,50 + \frac{\pi R}{2} \cdot 0,25 + \frac{\pi}{6} \cdot 0,125,$$

il vient, à cause de $\pi R^2 = 8$,

$$(7) \quad \frac{1}{6}\pi(R - 0,50)^3 = \frac{4}{3}R - 2 + \frac{\pi R}{2} \cdot 0,25 - \frac{\pi}{6} \cdot 0,125,$$

$$(8) \quad \frac{1}{6}\pi(R + 0,50)^3 = \frac{4}{3}R + 2 + \frac{\pi R}{2} \cdot 0,25 + \frac{\pi}{6} \cdot 0,125.$$

D'après les relations (5), (6), (7) et (8), jointes aux formules (1) et (2), on voit que l'on a

$$V = 1^{\text{mc}} \cdot \left(\frac{16}{3}R - 4 + \frac{\pi}{3} \cdot 0,125\right),$$

$$V' = 1^{\text{mc}} \cdot \left(\frac{16}{3}R + 4 - \frac{\pi}{3} \cdot 0,125\right),$$

et, dans ces expressions de V et V', on a

$$R = \sqrt{\frac{8}{\pi}}.$$

En effectuant les calculs, on obtient, à 1 centimètre cube près,

$$V = 4^{\text{mc}},641\,668,$$

$$V' = 12^{\text{mc}},379\,869.$$

CLXXII.

Trouver le volume d'une sphère dans laquelle on connaît la hauteur et la surface d'une zone.

Application. — Trouver le volume d'une sphère, sachant qu'une zone de cette sphère a pour hauteur $0^m,47$, et pour surface 2 mètres carrés.

(Fac. des Sc. de Paris.)

Solution. — Désignons par X le volume demandé, par h la hauteur connue de la zone, par S sa surface, et par D le diamètre de la sphère.

On a

$$X = \frac{1}{6}\,\pi\,D^3,$$

$$S = \pi . D . h,$$

et par conséquent

$$X = \frac{1}{6}\,\pi \cdot \left(\frac{1}{\pi} \cdot \frac{S}{h}\right)^3 = \frac{1}{6} \cdot \frac{1}{\pi^2} \cdot \left(\frac{S}{h}\right)^3.$$

Si l'on donne

$$h = 0^m,47,$$

$$S = 2^{mq},$$

on déduit, de cette dernière formule,

$$\frac{X}{1^{mc}} = \frac{1}{6} \cdot \frac{1}{\pi^2} \cdot \left(\frac{2}{0,47}\right)^3 = 1,301204,$$

c'est-à-dire

$$X = 1^{mc},301204.$$

CLXXIII.

Le diamètre d'une sphère est de $0^m,6$. On demande quel diamètre il faudrait donner à la base d'un cône dont la hauteur est $0^m,3$, pour que le volume de ce cône fût équivalent à celui de la sphère.

(Fac. des Sc. de Paris.)

Solution. — Désignons par x le diamètre demandé.

On a

$$\text{vol. du cône} = 1^{\text{mc}}.\,\pi \left(\frac{x}{1^{m}}\right)^2 \cdot \frac{0,3}{4},$$

$$\text{vol. de la sphère} = 1^{\text{mc}} \cdot \frac{1}{6}\,\pi\,(0,6)^3,$$

et par conséquent l'équation du problème est

$$\pi \left(\frac{x}{1^{m}}\right)^2 \cdot \frac{0,3}{4} = \frac{1}{6}\,\pi\,(0,6)^3,$$

c'est-à-dire

$$\left(\frac{x}{1^{m}}\right)^2 \cdot \frac{0,3}{4} = \frac{1}{6}\,(0,6)^3.$$

Cette dernière équation donne

$$x = 0^{m},693.$$

TROISIÈME PARTIE.

PROBLÈMES RELATIFS A LA TRIGONOMÉTRIE RECTILIGNE.

I.

On sait que le sinus d'un arc compris entre 90 et 180 degrés a pour valeur 0,75825. On demande de calculer le cosinus, la tangente, la cotangente, la sécante et la cosécante de cet arc. Trouver le signe de chacune de ces quantités et les calculer à 0,001 près.

(Fac. des Sc. de Paris.)

Solution. — Désignons par A l'arc en question. On a

$$\cos A = -\sqrt{1 - \sin^2 A} = -\sqrt{(1 + \sin A)(1 - \sin A)}$$
$$= -\sqrt{1,75825 \cdot 0,24175} = -5^2 \sqrt{0,07033 \cdot 0,00967}$$
$$= -\frac{1}{4}\sqrt{6,800911} = -0,6520,$$

$$\text{tang}\, A = \frac{\sin A}{\cos A} = -\frac{0,75825 \cdot 4}{\sqrt{6,800911}} = -1,163,$$

$$\cot A = \frac{\cos A}{\sin A} = -\frac{\sqrt{6,800911}}{0,75825 \cdot 4} = -0,8598,$$

$$\sec A = \frac{1}{\cos A} = -\frac{4}{\sqrt{6,800911}} = -1,533,$$

$$\text{coséc}\, A = \frac{1}{\sin A} = \frac{1}{0,75825} = 1,318.$$

II.

Calculer à 1 centimètre près la corde qui sous-tend un

arc de 12 degrés dans un cercle dont le rayon est de $386^{m},29$.

(Fac. des Sc. de Paris.)

Solution. — Désignons par x la longueur de cette corde.
On a

$$\frac{\frac{1}{2}x}{386^{m},29} = \sin 6^{\circ},$$

d'où l'on déduit

$$\frac{x}{1^{m}} = 772,58.\sin 6^{\circ},$$

et, par suite, il vient

$$\log \frac{x}{1^{m}} = \begin{cases} \log 772,58 = 2,8879435 \\ + \log \sin 6^{\circ} = \overline{1},0192346 \end{cases}$$

$$\log \frac{x}{1^{m}} = 1,9071781$$

$$\frac{x}{1^{m}} = 80,76,$$

$$x = 80^{m},76.$$

III.

Calculer le nombre de degrés, minutes et secondes contenus dans un arc de cercle, sachant que la corde qui le sous-tend est égale aux deux tiers du diamètre.

(Fac. des Sc. de Paris.)

Solution. — Désignons par x le nombre à calculer, et par R le rayon du cercle auquel l'arc appartient.
On a

$$\sin \frac{x}{2} = \frac{\frac{1}{2}\,\mathrm{C}x}{R},$$

et comme, par hypothèse,

$$\mathrm{C}x = \frac{2}{3}.2R,$$

il vient

$$\sin \frac{x}{2} = \frac{2}{3},$$

d'où l'on tire

$$\log \sin \frac{x}{2} = \left\{ \begin{array}{l} \log 2 = 0,30103000 \\ -\log 3 = \overline{1},52287875 \end{array} \right.$$

$$\log \frac{x}{2} = \overline{1},82390875$$

$$\frac{x}{2} = 41°48'37'',16,$$

$$x = 83°37'14'',32.$$

IV.

Calculer le nombre de degrés, minutes, secondes contenus dans un arc de cercle, sachant que la corde de cet arc est égale à $238^{m},355$, et que le rayon du cercle a pour valeur $196^{m},273$.

(Fac. des Sc. de Paris.)

Solution. — Désignons par X le nombre de degrés, minutes et secondes, que doit contenir l'arc en question.

On a

$$\sin \frac{X}{2} = \frac{\frac{1}{2} \cdot 238^{m},355}{196^{m},273} = \frac{238,355}{392,546},$$

et par suite

$$\log \sin \frac{X}{2} = \left\{ \begin{array}{l} \log 238,355 = 2,3772243 \\ -\log 392,546 = \overline{3},4061094 \end{array} \right.$$

$$\log \sin \frac{X}{2} = \overline{1},7833337$$

$$\frac{X}{2} = 37°23'15'',05$$

$$X = 74°46'30'',1.$$

V.

Démontrer que pour toute valeur de l'arc x l'expression

$$\frac{\sin 7x}{\sin x} - 2\cos 2x - 2\cos 4x - 2\cos 6x$$

est toujours égale à l'unité.

(Fac. des Sc. de Paris.)

Démonstration. — Pour abréger, désignons cette expression par A.

On a

$$A = \frac{\sin 7x - 2\sin x \cos 2x - 2\sin x \cos 4x - 2\sin x \cos 6x}{\sin x},$$

$$2\sin x \cos 2x = \sin 3x + \sin(-x) = \sin 3x - \sin x,$$
$$2\sin x \cos 4x = \sin 5x + \sin(-3x) = \sin 5x - \sin 3x,$$
$$2\sin x \cos 6x = \sin 7x + \sin(-5x) = \sin 7x - \sin 5x,$$

et par conséquent

$$A = \frac{\sin 7x - (\sin 3x - \sin x) - (\sin 5x - \sin 3x) - (\sin 7x - \sin 5x)}{\sin x}$$

$$= \frac{\sin x}{\sin x} = 1.$$

Donc, etc.

VI.

L'arc de 75 degrés peut se partager en deux arcs dont on peut trouver facilement les sinus et les cosinus au moyen de la géométrie. On propose de trouver ces quatre rapports trigonométriques et de s'en servir ensuite pour calculer le sinus, le cosinus et la tangente de 75 degrés,

(Fac. des Sc. de Paris.)

Solution. — On a

$$75° = 30° + 45°,$$

$$\sin 30° = \frac{1}{2} \cdot \text{G} \, 60° = \frac{1}{2} \, (^*),$$

$$\cos 30° = \sin 60° = \frac{1}{2} \cdot \text{G} \, 120° = \frac{1}{2}\sqrt{3},$$

(*) Le rayon du cercle est supposé égal à l'unité.

$$\sin 45° = \frac{1}{2} \cdot \cancel{G} 90° = \frac{1}{2}\sqrt{2},$$

$$\cos 45° = \sin 45° = \frac{1}{2}\sqrt{2},$$

et comme

$$\sin 75° = \sin(30° + 45°) = \sin 30° \cos 45° + \cos 30° \sin 45°,$$
$$\cos 75° = \cos(30° + 45°) = \cos 30° \cos 45° - \sin 30° \sin 45°,$$
$$\operatorname{tang} 75° = \operatorname{tang}(30° + 45°)$$
$$= \frac{\operatorname{tang} 30° + \operatorname{tang} 45°}{1 - \operatorname{tang} 30° \cdot \operatorname{tang} 45°} = \frac{\dfrac{\sin 30°}{\cos 30°} + \dfrac{\sin 45°}{\cos 45°}}{1 - \dfrac{\sin 30°}{\cos 30°} \cdot \dfrac{\sin 45°}{\cos 45°}},$$

il vient

$$\sin 75° = \frac{1}{2} \cdot \frac{1}{2}\sqrt{2} + \frac{1}{2}\sqrt{2} \cdot \frac{1}{2}\sqrt{3} = \frac{1}{4}(\sqrt{2} + \sqrt{6}) = 0,9659258,$$

$$\cos 75° = \frac{1}{2}\sqrt{2} \cdot \frac{1}{2}\sqrt{3} - \frac{1}{2} \cdot \frac{1}{2}\sqrt{2} = \frac{1}{4}(\sqrt{6} - \sqrt{2}) = 0,2588190,$$

$$\operatorname{tang} 75° = \frac{\dfrac{1}{\sqrt{3}} + 1}{1 - \dfrac{1}{\sqrt{3}}} = \frac{\sqrt{3} + 1}{\sqrt{3} - 1} = \frac{(\sqrt{3} + 1)^2}{2} = 2 + \sqrt{3}$$
$$= 3,7320508.$$

VII.

Trouver un nombre x et un arc y compris entre o et 360 degrés qui vérifient le système des deux équations

$$x \sin y = -549,7827,$$
$$x \cos y = 324,6219.$$

(Fac. des Sc. de Paris.)

Solution. — En divisant ces deux équations membre à membre, on obtient

$$(1) \qquad \operatorname{tang} y = -\frac{549,7827}{324,6219}.$$

Cette expression de tang y indique qu'il y a deux valeurs pour y, l'une comprise entre 90 et 180 degrés, et l'autre entre $3 \cdot 90°$ et $4 \cdot 90°$ ou 360 degrés.

Désignons respectivement ces deux valeurs par y' et y'', et par x' et x'' les deux valeurs de x correspondantes.

On a

$$y'' = y' + 180°,$$
$$\sin y'' = \sin(y' + 180°) = -\sin y',$$
$$\cos y'' = \cos(y' + 180°) = -\cos y',$$

et par conséquent

$$x'' = -x'.$$

De plus, à l'inspection seule des équations proposées, on reconnaît tout de suite que x' est un nombre négatif.

Cela posé, l'équation (1) donne

$$\tan(180° - y') = \frac{549,7827}{324,6219},$$

et, par suite,

$$\log \tan(180° - y') = \begin{cases} \log 549,7827 = 2,7401910 \\ -\log 324,6219 = \overline{3},4886222 \end{cases}$$
$$\overline{\log \tan(180° - y') = 0,2288132}$$
$$180° - y' = 59°26'24'',22$$
$$y' = 120°33'35'',78$$
$$y'' = y' + 180° = 300°33'35'',78.$$

Maintenant, pour calculer x' il suffit de remarquer que la première des deux équations proposées entraîne la suivante :

$$(-x') \sin(180° - y') = 549,7827,$$

à laquelle on peut appliquer les logarithmes, et il vient

$$\log(-x') = \begin{cases} \log 549,7827 = 2,7401910 \\ -\log \sin(180° - y') = 0,0649476 \end{cases}$$
$$\overline{\log(-x') = 2,8051386}$$
$$x'' = -x' = 638,467$$
$$x' = -638,467.$$

Scolie. — On aurait pu calculer directement les deux

valeurs de x, sans les faire dépendre de la détermination de y, et voici comment :

Les équations proposées donnent

$$x^2 \sin^2 y = (549,7827)^2,$$
$$x^2 \cos^2 y = (324,6219)^2,$$

et ajoutant ces deux dernières équations membre à membre, il vient

$$x^2 = (549,7827)^2 + (324,6219)^2,$$

d'où l'on tire

$$x = \pm \sqrt{(549,7827)^2 + (324,6219)^2} = \pm 638,467.$$

VIII.

On a

$$(1) \qquad \sin x = \frac{1}{2}, \quad \sin y = \frac{1}{3},$$

calculer $\sin(x+y)$.

(Fac. des Sc. de Paris.)

Solution. — Les équations (1) donnent

$$\cos x \left(= \pm \sqrt{1 - \sin^2 x}\right) = \pm \sqrt{1 - \frac{1}{4}} = \pm \frac{1}{2} \sqrt{3},$$

$$\cos y \left(= \pm \sqrt{1 - \sin^2 y}\right) = \pm \sqrt{1 - \frac{1}{9}} = \pm \frac{2}{3} \sqrt{2},$$

et, par suite, comme on a

$$\sin(x+y) = \sin x \cos y + \sin y \cos x,$$

il vient les quatre valeurs suivantes v_1, v_2, v_3, v_4 pour $\sin(x+y)$,

$$v_1 = \frac{1}{3} \sqrt{2} + \frac{1}{6} \sqrt{3} = 0,7600797,$$

$$v_2 = \frac{1}{3} \sqrt{2} - \frac{1}{6} \sqrt{3} = 0,1827294,$$

$$v_3 = -\frac{1}{3} \sqrt{2} + \frac{1}{6} \sqrt{3} = -0,1827294,$$

$$v_4 = -\frac{1}{3} \sqrt{2} - \frac{1}{6} \sqrt{3} = -0,7600797.$$

IX.

On a deux arcs A et B

$$A = 38° 24' 36'',$$
$$B = 49° 19' 43''.$$

On demande de calculer un troisième arc X, compris entre o et 90 degrés, tel qu'on ait

(1) $$\text{tang } X = \text{tang } A + \text{tang } B.$$

(*Fac. des Sc. de Paris.*)

Solution. — On a

$$\text{tang } A + \text{tang } B = \frac{\sin A}{\cos A} + \frac{\sin B}{\cos B} = \frac{\sin A \cos B + \sin B \cos A}{\cos A \cos B}$$
$$= \frac{\sin (A + B)}{\cos A \cos B},$$

et par conséquent l'équation (1) revient à la suivante

$$\text{tang } X = \frac{\sin (A + B)}{\cos A \cos B}.$$

En appliquant les logarithmes à cette dernière équation, on obtient, conformément aux données de la question,

$$\log \text{tang } X = \begin{cases} \log \sin (A+B) = \log \sin 87° 44' 19'' = \overline{1},9996616 \\ - \log \cos A = - \log \cos 38° 24' 36'' = 0,1059139 \\ - \log \cos B = - \log \cos 49° 19' 43'' = 0,1859392 \end{cases}$$

$$\log \text{tang } X = 0,2915147$$
$$X = 62° 55' 46'', 28.$$

X.

Calculer, jusqu'à 6 décimales, le sinus et le cosinus de l'arc de 30 degrés.

Déterminer (au moyen d'une figure) les formules qui donnent sinus et cosinus de 15 degrés par sinus et cosinus de 30 degrés.

(*Fac. des Sc. de Poitiers.*)

17.

Solution. — 1° On a

$$\sin 30° = \frac{1}{2} \cdot 60° \, (^*) = \frac{1}{2} = 0,5$$

$$\cos 30° = \sqrt{1 - \sin^2 30°} = \frac{1}{2}\sqrt{3} = 0,866025.$$

2° Considérons une circonférence quelconque ayant le point O pour centre, et désignons son rayon par R.

Supposons que l'on trace un diamètre quelconque AA′ de cette circonférence, puis, qu'à partir du point A on

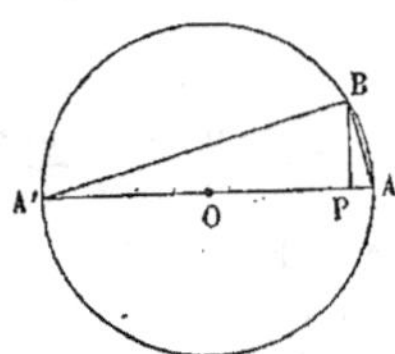

prenne l'arc AB de 30 degrés. Traçons les cordes AB et A′B, et du point B abaissons la perpendiculaire BP sur AA′.

Le triangle rectangle ABA′ donne

$$\overline{AB}^2 = AA'. \, AP = 2R\,(R - OP),$$

$$\overline{A'B}^2 = AA'. \, A'P = 2R\,(R + OP),$$

d'où l'on tire

$$\left(\frac{AB}{R}\right)^2 = 2\left(1 - \frac{OP}{R}\right),$$

$$\left(\frac{A'B}{R}\right)^2 = 2\left(1 + \frac{OP}{R}\right),$$

et comme on a

$$\frac{AB}{R} = 2\sin 15°,$$

$$\frac{A'B}{R} = 2\sin\frac{180° - 30°}{2} = 2\sin(90° - 15°) = 2\cos 15°,$$

$$\frac{OP}{R} = \cos 30°,$$

---

il vient

$$\sin^2 15° = \frac{1 - \cos 30°}{2},$$

$$\cos^2 15° = \frac{1 + \cos 30°}{2}.$$

XI.

On suppose **un** cercle dont le rayon R surpasse le produit de 75 mètres par le nombre $\frac{1}{\pi}$, et l'on demande quelle autre condition il suffit d'imposer à ce rayon pour que, dans ce cercle, la différence entre un arc de 75 mètres et sa corde soit moindre qu'un millimètre.

La relation spécifiée dans cet énoncé, savoir $R > 75^m . \frac{1}{\pi}$, exprime que dans le cercle de rayon R la demi-circonférence a une longueur plus grande que 75 mètres.

(Fac. des Sc. de Paris.)

Solution. — Si, dans le cercle de rayon R, on désigne par α la longueur d'un arc quelconque moindre que le quadrant, on sait que l'on a

$$(1) \qquad \frac{\alpha}{R} - \sin \alpha < \frac{1}{4} \left(\frac{\alpha}{R} \right)^3 \; (*),$$

ou bien, à cause de $\sin \alpha = \frac{G \, 2\alpha}{2R}$,

$$\frac{\alpha}{R} - \frac{G \, 2\alpha}{2R} < \frac{1}{4} \left(\frac{\alpha}{R} \right)^3,$$

ou bien encore

$$2\alpha - G \, 2\alpha < \frac{1}{2} \alpha . \left(\frac{\alpha}{R} \right)^2,$$

et en posant $\alpha = \frac{1}{2} . 75^m$, il vient

$$75^m - G \, 75^m < \frac{1}{16} . 75^m . \left(\frac{75^m}{R} \right)^2.$$

(*) *Voyez* nos *Leçons sur la Théorie des Fonctions circulaires et la Trigonométrie*, p. 80.

D'après cette dernière relation, pour que la différence

$$75^{m} - \complement\, 75^{m}$$

soit moindre que 1 millimètre, il suffit que l'on ait

$$\frac{1}{16} \cdot 75^{m} \cdot \left(\frac{75^{m}}{R}\right)^{2} \leqq 0^{m},001,$$

ou, ce qui revient au même,

$$R \geqq 75^{m} \cdot \frac{1}{4} \sqrt{\frac{75}{0,001}} = 937^{m},50 . \sqrt{30},$$

c'est-à-dire

$$R \geqq 5134^{m},899.$$

Scolie. — Pour résoudre la question, nous sommes parti de la relation (1), parce que cette relation se trouve indiquée dans la plupart des Traités de Trigonométrie, mais on aurait pu partir de cette autre, moins connue,

$$\frac{\alpha}{R} - \sin \alpha < \frac{1}{6}\left(\frac{\alpha}{R}\right)^{3} (^{*}),$$

et en traitant alors la question comme précédemment, on serait arrivé, pour que l'on ait

$$75^{m} - \complement\, 75^{m} < 0^{m},001 ,$$

à la condition

$$R \geqq 4192^{m},628.$$

XII.

Dans un triangle ABC, rectangle en A, l'angle aigu B est égal à 60 degrés, et le côté b opposé à cet angle est égal à 1 mètre. Calculer l'hypoténuse a et le côté c, à 1 centimètre près, sans faire usage des Tables de logarithmes.

(Fac. des Sc. de Toulouse.)

(*) *Voyez* nos *Leçons sur la Théorie des Fonctions circulaires et la Trigonométrie*, p. 78.

Solution. — On a

$$BC = \frac{AC}{\sin B}, \quad AB = AC \cdot \cot B,$$

c'est-à-dire

$$a = 1^m \cdot \frac{1}{\sin 60^\circ} = 1^m \cdot \frac{2}{\sqrt{3}} = 1^m \cdot \frac{2}{3}\sqrt{3} = 1^m,16,$$

$$c = 1^m \cdot \cot 60^\circ = 1^m \cdot \frac{1}{\sqrt{3}} = 1^m \cdot \frac{1}{3}\sqrt{3} = 0^m,58.$$

On peut résoudre le problème sans recourir à la Trigonométrie, et voici comment :

Joignons le point A au point O milieu de l'hypoténuse BC.

On sait que l'on a

$$BO = AO,$$

et, par suite,

$$\text{angle } BAO = \text{angle } B = 60^\circ,$$

Le triangle ABO ayant deux angles égaux chacun à 60 degrés, le troisième angle BOA a aussi même valeur, et par conséquent on a

$$BO = AB,$$

c'est-à-dire

$$\frac{a}{2} = c.$$

Maintenant, si dans la relation connue

$$a^2 = b^2 + c^2,$$

on pose

$$b = 1^m, \quad \text{et} \quad c = \frac{a}{2},$$

il vient

$$a^2 = 1^{mq} + \frac{a^2}{4},$$

d'où l'on tire

$$a = 1^m \cdot \frac{2}{\sqrt{3}} = 1^m \frac{2}{3}\sqrt{3} = 1^m,16,$$

et, par suite,

$$c\left(=\frac{a}{2}\right) = 1^m \cdot \frac{1}{\sqrt{3}} = 1^m \cdot \frac{1}{3}\sqrt{3} = 0^m,58.$$

Cette dernière manière de présenter la solution du problème ne pourrait pas être appliquée si la valeur de l'angle B était différente de 60 degrés.

XIII.

Un côté d'un triangle a pour valeur $35^m,42$; les deux angles adjacents sont respectivement de $48°52'13''$ et de $75°18'25''$; calculer le troisième angle, les deux côtés qui le comprennent et la surface du triangle.

(Fac. des Sc. de Paris.)

Solution. — Désignons par **X** le troisième angle demandé, par y et z les deux côtés qui le comprennent, y étant celui qui est opposé à l'angle de $48°52'13''$, et par S la surface du triangle.

On a

$$X = 180° - (48°52'13'' + 75°18'25'') = 55°49'22'',$$

$$\frac{y}{35^m,42} = \frac{\sin 48°52'13''}{\sin 55°49'22''},$$

$$\frac{z}{35^m,42} = \frac{\sin 75°18'25''}{\sin 55°49'22''},$$

$$2\frac{S}{1^{mq}} = (35,42)^2 \frac{\sin 48°52'13'' . \sin 75°18'25''}{\sin 55°49'22''},$$

et, par conséquent,

$$\text{lo}\left(\frac{y}{1^m}\right) = \begin{cases} \log 35,42 = 1,5492486 \\ + \log \sin 48°52'13'' = \overline{1},8769231 \\ - \log \sin 55°49'22'' = 0,0823349 \end{cases}$$

$$\log\left(\frac{y}{1^m}\right) = 1,5085066$$

$$\frac{y}{1^m} = 32,248,$$

$$y = 32^m,248,$$

$$\log\left(\frac{z}{1^m}\right) = \left\{ \begin{array}{l} \log 35,42 = 1,5492486 \\ + \log \sin 75°18'25'' = \overline{1},9855605 \\ - \log \sin 55°49'22'' = 0,0823349 \end{array} \right.$$

$$\log\left(\frac{z}{1^m}\right) = 1,6171440$$

$$\frac{z}{1^m} = 41,414,$$

$$z = 41^m,414,$$

$$\log\left(2\frac{S}{1^{mq}}\right) = \left\{ \begin{array}{l} 2\log 35,42 = 3,0984972 \\ + \log \sin 48°52'13'' = \overline{1},8769231 \\ + \log \sin 75°18'25'' = \overline{1},9855605 \\ - \log \sin 55°49'22'' = 0,0823349 \end{array} \right.$$

$$\log\left(2\frac{S}{1^{mq}}\right) = 3,0433157$$

$$2\frac{S}{1^{mq}} = 1104,88$$

$$\frac{S}{1^{mq}} = 552,44$$

$$S = 552^{mq},44.$$

Pour calculer S, on aurait pu se servir de la formule connue

$$2S = yz.\sin X = yz.\sin 55°49'22'',$$

et on aurait obtenu

$$\log\left(2\frac{S}{1^{mq}}\right) = \left\{ \begin{array}{l} \log\left(\frac{y}{1^m}\right) = 1,5085066 \\ + \log\left(\frac{z}{1^m}\right) = 1,6171440 \\ + \log \sin 55°49'22'' = \overline{1},9176651 \end{array} \right.$$

$$\log\left(2\frac{S}{1^{mq}}\right) = 3,0433157$$

$$2\frac{S}{1^{mq}} = 1104,88$$

$$\frac{S}{1^{mq}} = 552,44,$$

$$S = 552^{mq},44.$$

XIV.

Dans un triangle on connaît un des angles égal à $35°18'46''$, et les deux côtés adjacents qui sont égaux, l'un à 87 mètres, et l'autre à 72 mètres; calculer la surface du triangle, en évaluant en ares et centiares.

(Fac. des Sc. de Paris.)

Solution. — Désignons par X cette surface.

On a

$$\frac{X}{1^{mq}} = \frac{1}{2} \cdot 87 \cdot 72 \cdot \sin 35°18'46'' = 3132 \cdot \sin 35°18'46'',$$

et, par suite,

$$\log \frac{X}{1^{mq}} = \left\{ \begin{array}{r} \log 3132 = 3,4958218 \\ + \log \sin 35°18'46'' = \overline{1},7619576 \end{array} \right.$$

$$\log \frac{X}{1^{mq}} = 3,2577794$$

$$\frac{X}{1^{mq}} = 1810,42$$

$$X = 1810^{mq},42,$$

c'est-à-dire

$$X = 18^{a}10^{ca},42.$$

XV.

On donne dans le triangle ABC,

$$\text{l'angle A} = 24°23'44'',$$
$$\text{le côté AB} = 268^{m},84,$$
$$\text{le côté BC} = 198^{m},37;$$

calculer l'angle B.

(Fac. des Sc. de Paris.)

Solution. — On a

$$\frac{\sin C}{\sin A} = \frac{AB}{BC},$$

ou, ce qui revient au même,

$$\frac{\sin(A+B)}{\sin A} = \frac{AB}{BC},$$

d'où l'on tire

$$\sin(A+B) = \frac{AB}{BC} \cdot \sin A,$$

ou bien, conformément aux données de la question,

$$\sin(A+B) = \frac{268,84}{198,37} \cdot \sin 24^\circ 23' 44'',$$

et, par suite, il vient

$$\log \sin(A+B) = \begin{cases} \log 268,84 = 2,4294939 \\ + \log \sin 24^\circ 23' 44'' = \overline{1},6159856 \\ - \log 198,37 = \overline{3},7025240 \end{cases}$$

$$\log \sin(A+B) = \overline{1},7480035$$

Première solution $\begin{cases} A+B = 34^\circ 2' 21'',63, \\ B = 34^\circ 2' 21'',63 - 24^\circ 23' 44'' \\ = 9^\circ 38' 37'',63. \end{cases}$

Deuxième solution $\begin{cases} A+B = 145^\circ 57' 38'',37, \\ B = 145^\circ 57' 38'',37 - 24^\circ 23' 44'' \\ = 121^\circ 33' 54'',37. \end{cases}$

Scolie. — Dans la question précédente, il y a eu deux solutions, parce que l'on avait

$$A < 90'' \quad \text{et} \quad AB > BC \, (*).$$

De plus, les deux valeurs obtenues de $A+B$ sont les deux valeurs de l'angle C, c'est-à-dire que si l'on prend

$$B = 9^\circ 38' 37'',63, \quad \text{on a} \quad C = 145^\circ 57' 38'',37,$$

et que si l'on prend

$$B = 121^\circ 33' 54'',37, \quad \text{on a} \quad C = 34^\circ 2' 21'',63.$$

(*) *Voyez nos Leçons sur la Théorie des Fonctions circulaires et la Trigonométrie*, p. 281, 282.

XVI.

On donne l'angle A d'un triangle ABC, et les logarithmes des rapports au mètre des côtés b, c qui comprennent cet angle, savoir :

$$A = 69°51'28'',5,$$

$$\log\left(\frac{b}{1^{m}}\right) = 1,1159263, \quad \log\left(\frac{c}{1^{m}}\right) = 3,2714872.$$

On propose de résoudre le triangle, c'est-à-dire de déterminer B, C, a, et d'en calculer la surface.

(Fac. des Sc. de Paris.)

Solution. — Comme on a

$$\log b < \log c,$$

on a, par suite,

$$b < c, \quad B < C.$$

Si l'on pose

$$\operatorname{tang} \psi = \frac{b}{c},$$

on a la formule

$$\operatorname{tang} \frac{C - B}{2} = \operatorname{tang}(45° - \psi) \cot \frac{A}{2},$$

qui sert à calculer $\dfrac{C - B}{2}$, et comme on connaît

$$\frac{C + B}{2} = 90° - \frac{A}{2},$$

on a, par suite, les angles B et C.

Le côté a se calcule au moyen de la formule

$$a = b\,\frac{\sin A}{\sin B}.$$

D'après cela, et conformément aux données de la question, nous allons présenter ici le tableau des calculs qui conduisent à la solution demandée :

1° *Calcul de l'angle ψ.*

$$\tang \psi = \frac{b}{c},$$

$$\log \tang \psi = \begin{cases} \log\left(\dfrac{b}{1^{\mathrm{m}}}\right) = 1,1159263 \\[2ex] - \log\left(\dfrac{c}{1^{\mathrm{m}}}\right) = \overline{4},7285128 \end{cases}$$

$$\log \tang \psi = \overline{3},8444391$$
$$\psi = 0°24'1'',6.$$

2° *Calcul de* $\dfrac{C - B}{2}$.

$$\tang \frac{C - B}{2} = \tang(45° - \psi)\cot \frac{A}{2},$$

$$45° - \psi = 44°35'58'',4,$$

$$\frac{A}{2} = 34°55'44'',2,$$

$$\log \tang \frac{C - B}{2} = \begin{cases} \log \tang(45° - \psi) = \overline{1},9939292 \\[2ex] + \log \cot \frac{A}{2} = 0,1559200 \end{cases}$$

$$\log \tang \frac{C - B}{2} = 0,1498492$$

$$\frac{C - B}{2} = 54°41'39'',1.$$

3° *Calcul de* B *et* C.

$$B = \frac{C + B}{2} - \frac{C - B}{2} = 0°22'36'',6,$$

$$C = \frac{C + B}{2} + \frac{C - B}{2} = 109°45'54'',9.$$

4°. *Calcul de a.*

$$a = b\,\frac{\sin A}{\sin B}.$$

$$\log\left(\frac{a}{1^{\mathrm{m}}}\right) = \begin{cases} \log\left(\dfrac{b}{1^{\mathrm{m}}}\right) = 1,1159263 \\ + \log\sin A = \overline{1},9725923 \\ - \log\sin B = 2,1819791 \end{cases}$$

$$\log\left(\frac{a}{1^{\mathrm{m}}}\right) = 3,2704977$$

$$\frac{a}{1^{\mathrm{m}}} = 1864,22$$

$$a = 1864^{\mathrm{m}},22.$$

XVII.

Calculer la formule qui donne la tangente de la moitié de l'angle A d'un triangle ABC en fonction des trois côtés.

Appliquer au cas de

$$a = 127^{\mathrm{m}},5, \quad b = 263^{\mathrm{m}},8, \quad c = 196^{\mathrm{m}},9,$$

(Fac. des Sc. de Grenoble.)

Solution. — On a

$$a^2 = b^2 + c^2 - 2\,bc\,.\cos A,$$

et comme

$$\cos A = 1 - 2\sin^2\frac{A}{2} = 2\cos^2\frac{A}{2} - 1,$$

il vient

$$a^2 = (b - c)^2 + 4\,bc\sin^2\frac{A}{2},$$

$$a^2 = (b + c)^2 - 4\,bc\cos^2\frac{A}{2},$$

ou, ce qui revient au même,

$$4\,bc\sin^2\frac{A}{2} = a^2 - (b - c)^2 = (a + b - c)\,(a - b + c),$$

$$4\,bc\cos^2\frac{A}{2} = (b + c)^2 - a^2 = (a + b + c)\,(b + c - a),$$

d'où

$$\tan^2 \frac{A}{2} = \frac{(a+b-c)(a-b+c)}{(a+b+c)(b+c-a)},$$

ou bien, en désignant par p le demi-périmètre du triangle,

$$\tan^2 \frac{A}{2} = \frac{(p-b)(p-c)}{p(p-a)}.$$

Faisons maintenant l'application de cette formule au cas proposé.

On a

$$a = 127^m,5,$$
$$b = 263^m,8,$$
$$c = 196^m,9,$$

d'où

$$p = 294^m,1,$$
$$p - a = 166^m,6,$$
$$p - b = 30^m,3,$$
$$p - c = 97^m,2,$$

$$- \log \frac{p}{1^m} = \overline{3},5315050$$

$$- \log \frac{p-a}{1^m} = \overline{3},7783250$$

$$\log \frac{p-b}{1^m} = 1,4814426$$

$$\log \frac{p-c}{1^m} = 1,9876663$$

et, par suite,

$$2 \log \tan \frac{A}{2} = \overline{2},7789389$$

$$\log \tan \frac{A}{2} = \overline{1},3894694$$

$$\frac{A}{2} = 13°46'31'',99,$$

$$A = 27°33'3'',98.$$

XVIII.

Les trois côtés d'un triangle ont pour valeur, l'un
35 mètres, l'autre 39 mètres, le troisième 48 mètres. On
demande de calculer à une seconde près la valeur de chacun de ses trois angles.

(Fac. des Sc. de Paris.)

Solution. — Désignons les trois côtés 35 mètres,
39 mètres, 48 mètres, respectivement par les lettres a, b,
c, et les angles respectivement opposés à ces côtés, par
les lettres A, B, C.

Posons de plus, pour abréger,

$$\frac{1}{2}\,(a + b + c) = p.$$

On a

$$p = 61^m, \quad p - a = 26^m, \quad p - b = 22^m, \quad p - c = 13^m;$$

et, par conséquent, les formules connues

$$\operatorname{tang}^2 \frac{A}{2} = \frac{(p - b)(p - c)}{p(p - a)},$$

$$\operatorname{tang}^2 \frac{B}{2} = \frac{(p - a)(p - c)}{p(p - b)},$$

$$\operatorname{tang}^2 \frac{C}{2} = \frac{(p - a)(p - b)}{p(p - c)},$$

donnent

$$\operatorname{tang}^2 \frac{A}{2} = \frac{22.13}{61.26} = \frac{22}{61.2} = \frac{11}{61},$$

$$\operatorname{tang}^2 \frac{B}{2} = \frac{26.13}{61.22} = \frac{13.13}{61.11} = \frac{169}{671},$$

$$\operatorname{tang}^2 \frac{C}{2} = \frac{26.22}{61.13} = \frac{2.22}{61} = \frac{44}{61},$$

d'où l'on tire

$$\log \operatorname{tang}^2 \frac{A}{2} = \left\{ \begin{array}{l} \log 11 = 1,04139269 \\ -\log 61 = \bar{2},21467016 \end{array} \right.$$

$$\log \operatorname{tang}^2 \frac{A}{2} = \bar{1},25606285$$

$$\log \operatorname{tang} \frac{A}{2} = \bar{1},62803142,$$

$$\frac{A}{2} = 23° 0' 30'',7,$$

$$A = 46° 1' 1''.$$

$$\log \operatorname{tang}^2 \frac{B}{2} = \left\{ \begin{array}{l} \log 169 = 2,22788670 \\ -\log 671 = \bar{3},17327748 \end{array} \right.$$

$$\log \operatorname{tang}^2 \frac{B}{2} = \bar{1},40116418$$

$$\log \operatorname{tang} \frac{B}{2} = \bar{1},70058209,$$

$$\frac{B}{2} = 26° 39' 0'',8,$$

$$B = 53° 18' 2''.$$

$$\log \operatorname{tang}^2 \frac{C}{2} = \left\{ \begin{array}{l} \log 44 = 1,64345268 \\ -\log 61 = \bar{2},21467016 \end{array} \right.$$

$$\log \operatorname{tang}^2 \frac{C}{2} = \bar{1},85812284$$

$$\log \operatorname{tang} \frac{C}{2} = \bar{1},92906142,$$

$$\frac{C}{2} = 40° 20' 28'',5,$$

$$C = 80° 40' 57''.$$

Scolie. — Le troisième angle C aurait pu s'obtenir immédiatement au moyen de la formule

$$C = 180° - (A + B).$$

XIX.

Résoudre un triangle ABC, connaissant les deux côtés a, b, et sa surface S.

Application :

$$a = 0^m,2854, \quad b = 0^m,489, \quad S = 0^{mq},02948.$$

(Fac. des Sc. de Nancy.)

Solution. — De la formule connue

$$S = \frac{ab}{2} \sin C,$$

on tire

$$\sin C = 2 \cdot \frac{S}{ab},$$

et cette dernière égalité fournira généralement deux valeurs pour l'angle C, l'une C′ moindre que 90 degrés, et l'autre égale à $180° - C'$.

Il n'y aurait que dans le cas où le produit ab égalerait 2S que l'on aurait une seule valeur pour l'angle C, laquelle valeur serait égale à 90 degrés.

Ayant ainsi calculé l'angle C, on achèvera la résolution du triangle en se servant des formules connues (*) :

$$\operatorname{tang} \frac{A - B}{2} = \frac{a - b}{a + b} \cot \frac{C}{2},$$

$$\frac{A + B}{2} = 90° - \frac{C}{2},$$

$$A = \frac{A + B}{2} + \frac{A - B}{2},$$

$$B = \frac{A + B}{2} - \frac{A - B}{2},$$

et

$$c = \frac{(a + b) \sin \dfrac{C}{2}}{\cos \dfrac{A - B}{2}}.$$

(*) *Voyez* la résolution des triangles rectilignes dans le cas où l'on connaît deux côtés et l'angle compris.

Application. — Étant donnés

$$a = 0^m,2854, \quad b = 0^m,489, \quad S = 0^{mq},02948,$$

on a

$$\log \sin C = \begin{cases} \log 2 = 0,3010300 \\[1ex] + \log \dfrac{S}{1^{mq}} = \overline{2},4695275 \\[1ex] - \log \dfrac{a}{1^m} = 0,5445460 \\[1ex] - \log \dfrac{b}{1^m} = 0,3106911 \end{cases}$$

$$\overline{\log \sin C = \overline{1},6257946}$$

$$C' = 24°\,59'\,25'',97,$$

$$180° - C' = 155°\,0'\,34'',03.$$

$1°$ *Calcul des éléments* A, B, c, *pour* $C = 24°\,59'\,25'',97.$

$$\text{Calcul préliminaire.} \begin{cases} b - a = 0^m,2036, \\[1ex] a + b = 0^m,7744, \\[1ex] \dfrac{C}{2} = 12°\,29'\,42'',98. \end{cases}$$

$$\log \tan \frac{B - A}{2} = \begin{cases} \log \dfrac{b - a}{1^m} = \overline{1},3087778 \\[1ex] - \log \dfrac{a + b}{1^m} = 0,1110347 \\[1ex] + \log \cot \dfrac{C}{2} = 0,6544144 \end{cases}$$

$$\overline{\log \tan \frac{B - A}{2} = 0,0742269}$$

$$\frac{B - A}{2} = 49°\,52'\,21'',54,$$

$$\frac{B + A}{2} = 77°\,30'\,17'',02,$$

$$A = 27°\,37'\,55'',48,$$

$$B = 127°\,22'\,38'',56.$$

18.

$$\log \frac{c}{\mathrm{1^m}} = \begin{cases} \log \dfrac{a+b}{\mathrm{1^m}} = \overline{1},8889653 \\[2mm] +\log \sin \dfrac{C}{2} = \overline{1},3351751 \\[2mm] -\log \cos \dfrac{B-A}{2} = 0,1907847 \end{cases}$$

$$\log \frac{c}{\mathrm{1^m}} = \overline{1},4149251$$

$$\frac{c}{\mathrm{1^m}} = 0,25997,$$

$$c = 0^{\mathrm{m}},25997.$$

2° *Calcul des éléments* A, B, c *pour* $C = 155^\circ 0' 34'',03.$

$$\text{Calcul préliminaire.} \begin{cases} b-a = 0^{\mathrm{m}},2036, \\ a+b = 0^{\mathrm{m}},7744, \\ \dfrac{C}{2} = 77^\circ 30' 17'',02. \end{cases}$$

$$\log \tan \frac{B-A}{2} = \begin{cases} \log \dfrac{b-a}{\mathrm{1^m}} = \overline{1},3087778 \\[2mm] -\log \dfrac{a+b}{\mathrm{1^m}} = 0,1110347 \\[2mm] +\log \cot \dfrac{C}{2} = \overline{1},3455856 \end{cases}$$

$$\log \tan \frac{B-A}{2} = \overline{2},7653981$$

$$\frac{B-A}{2} = 3^\circ 20' 4'',18,$$

$$\frac{B+A}{2} = 12^\circ 29' 42'',98;$$

$$A = 9^\circ 9' 38'',80,$$

$$B = 15^\circ 49' 47'',16.$$

$$\log \frac{c}{1^{\mathrm{m}}} = \begin{cases} \log \dfrac{a+b}{1^{\mathrm{m}}} = \overline{1},8889653 \\[2mm] + \log \sin \dfrac{C}{2} = \overline{1},9895894 \\[2mm] - \log \cos \dfrac{B-A}{2} = 0,0007359 \end{cases}$$

$$\log \frac{c}{1^{\mathrm{m}}} = \overline{1},8792906$$

$$\frac{c}{1^{\mathrm{m}}} = 0,75734,$$

$$c = 0^{\mathrm{m}},75734.$$

XX.

La surface d'un triangle est de 342865 décimètres carrés; on connaît de plus la longueur de deux côtés, savoir $92^{\mathrm{m}},35$ et $103^{\mathrm{m}},57$: on demande de calculer l'angle compris entre ces deux côtés.

(Fac. des Sc. de Paris.)

Solution. — Désignons cet angle par X.

On a

$$3428,65 = \frac{1}{2} \cdot 92,35 \cdot 103,57 \cdot \sin X,$$

d'où l'on tire

$$\sin X = \frac{2 \cdot 3428,65}{92,35 \cdot 103,57} = \frac{685,73}{9,235 \cdot 103,57},$$

et, par suite, il vient

$$\log \sin X = \begin{cases} \log 685,73 = 2,8361531 \\[2mm] - \log 9,235 = \overline{1},0345631 \\[2mm] - \log 103,57 = \overline{3},9847660 \end{cases}$$

$$\log \sin X = \overline{1},8554822$$

$$X = 45^{\circ}48'8'',39$$

XXI.

On donne dans un triangle ABC

$$\text{l'angle B} = 68° 26' 17'',$$
$$\text{l'angle C} = 75° 8' 23'',$$
$$\text{et sa hauteur AH} = 148^m,19.$$

On demande de calculer les longueurs des trois côtés.

(Fac. des Sc. de Paris.)

Solution. — On a

$$AH = AB.\sin B = AC.\sin C,$$
$$\frac{BC}{AB} = \frac{\sin A}{\sin C},$$
$$A = 180° - (B + C) = 36° 25' 20'',$$

d'où l'on tire

$$AB = \frac{AH}{\sin B} = \frac{148^m,19}{\sin 68° 26' 17''},$$
$$AC = \frac{AH}{\sin C} = \frac{148^m,19}{\sin 75° 8' 23''},$$
$$BC = AB \frac{\sin A}{\sin C} = AB \cdot \frac{\sin 36° 25' 20''}{\sin 75° 8' 23''},$$

et, par suite, il vient

$$\log\left(\frac{AB}{1^m}\right) = \left\{ \begin{array}{l} \log 148,19 = 2,1708189 \\ - \log \sin 68° 26' 17'' = 0,0315073 \end{array} \right.$$

$$\log\left(\frac{AB}{1^m}\right) = 2,2023262$$
$$\frac{AB}{1^m} = 159,341$$
$$AB = 159^m,341,$$

$$\log\left(\frac{AC}{1^m}\right) = \left\{ \begin{array}{l} \log 148,19 = 2,1708189 \\ - \log \sin 75° 8' 23'' = 0,0147738 \end{array} \right.$$

$$\log\left(\frac{AC}{1^m}\right) = 2,1855927$$
$$\frac{AC}{1^m} = 153,318,$$
$$AC = 153^m,318.$$

$$\log\left(\frac{\mathrm{BC}}{\mathrm{1^m}}\right) = \begin{cases} \log\left(\frac{\mathrm{AB}}{\mathrm{1^m}}\right) = 2{,}2023262 \\ + \log \sin 36^\circ\, 25'\, 20'' = \overline{1}{,}7735897 \\ - \log \sin 75^\circ\, 8'\, 23'' = 0{,}0147738 \end{cases}$$

$$\log\left(\frac{\mathrm{BC}}{\mathrm{1^m}}\right) = 1{,}9906897$$

$$\frac{\mathrm{BC}}{\mathrm{1^m}} = 97{,}879,$$

$$\mathrm{BC} = 97^m{,}879.$$

XXII.

Calculer à $\frac{1}{10}$ de seconde près les angles d'un losange, sachant que le périmètre de ce losange est égal à $842^m{,}698$ et que l'une des diagonales est égale à $92^m{,}355$.

(Fac. des Sc. de Paris.)

Solution. — Comme dans tout parallélogramme, et par conséquent dans un losange les angles opposés sont égaux, il n'y a ici qu'à calculer deux angles, et nous désignerons ces deux angles par A et B, A étant celui qui est opposé à la diagonale connue.

Représentons, en outre, par a le côté du losange.

On a

$$4\,a = 842^m{,}698,$$

et par conséquent

$$a = 210^m{,}6745.$$

Maintenant, on sait que dans tout losange les diagonales se coupent en parties égales et à angle droit, et de plus qu'elles sont bissectrices des angles du losange.

D'après cela, les deux diagonales de notre losange forment avec l'un de ses côtés un triangle rectangle dans lequel l'hypoténuse égale $a\,(= 210^m{,}6745)$, un côté de l'angle droit égale la moitié de la diagonale connue $\left(= \dfrac{92^m,355}{2} = 46^m,1775 \right)$, et l'angle opposé à ce côté égale $\dfrac{A}{2}$.

On a donc

$$\sin \frac{A}{2} = \frac{46,1775}{210,6745},$$

et, par suite,

$$\log \sin \frac{A}{2} = \left\{ \begin{aligned} &\log 46,1775 = 1,6644304 \\ -\ &\log 210,6745 = \overline{3},6763880 \end{aligned} \right.$$

$$\log \sin \frac{A}{2} = \overline{1},3408184$$

$$\frac{A}{2} = 12°\,39'\,41'',$$

$$A = 25°\,19'\,22''.$$

La valeur de A étant obtenue, pour avoir celle de B il suffit de remarquer que l'on a

$$B = 180° - A = 154°\,40'\,38''.$$

XXIII.

On connaît une droite $AB = 3784$ mètres. Deux points C et D sont dans un même plan avec cette droite, et ils sont déterminés, par rapport à cette même droite, au moyen des angles

$$BAC = 87°25', \quad ABC = 46°34',$$
$$BAD = 47°32', \quad ABD = 84°35',$$

formés en joignant les points C et A, C et B, D et A, D et B.

Avec ces données, on propose de calculer la distance des deux points C et D.

(Fac. des Sc. de Paris.)

Solution. — On a

$$ACB = 180° - (BAC + ABC) = 46°1',$$
$$ADB = 180° - (BAD + ABD) = 47°53',$$

$$AC = AB \cdot \frac{\sin ABC}{\sin ACB}; \quad AD = AB \cdot \frac{\sin ABD}{\sin ADB},$$

$$\frac{AC}{AD} = \frac{\sin ABC \cdot \sin ADB}{\sin ACB \cdot \sin ABD} = \frac{\sin 46°34' \cdot \sin 47°53'}{\sin 46°1' \cdot \sin 84°35'},$$

et en posant $\dfrac{AC}{AD} = \tang\varphi$, il vient

$$\log \tang \varphi = \begin{cases} \log \sin 46°34' = \overline{1},8610412 \\ + \log \sin 47°53' = \overline{1},8702756 \\ - \log \sin 46°1' = 0,1429439 \\ - \log \sin 84°35' = 0,0019437 \end{cases}$$

$$\log \tang \varphi = \overline{1},8762044$$
$$\varphi = 36°56'32'',3,$$
$$45° - \varphi = 8°3'27'',7.$$

Maintenant, on a

$$CAD = BAC - BAD = 39°53',$$

$$\tang \frac{1}{2}(ACD - ADC) = \tang(45° - \varphi) \cdot \cot \frac{CAD}{2}$$
$$= \tang(8°3'27'',7) \cdot \cot 19°56'30'',$$

et, par suite,

$$\log \tang \frac{1}{2}(ACD - ADC) = \begin{cases} \log \tang 8°3'27'',7 = \overline{1},1509646 \\ + \log \cot 19°56'30'' = 0,4403116 \end{cases}$$

$$\log \tang \frac{1}{2}(ACD - ADC) = \overline{1},5912762$$
$$\frac{1}{2}(ACD - ADC) = 21°18'54'',8$$

$$\frac{1}{2}(ACD + ADC) = \frac{1}{2}(180° - CAD) = 70°3'30''$$

$$ACD = 91°22'24'',8.$$

Enfin, la formule

$$CD = AD\,\frac{\sin CAD}{\sin ACD} = AB \cdot \frac{\sin ABD}{\sin ADB} \cdot \frac{\sin CAD}{\sin ACD}$$

$$= 3784^{m} \cdot \frac{\sin 84°35'}{\sin 47°53'} \cdot \frac{\sin 39°53'}{\sin 91°22'24'',8}$$

donne finalement

$$\log \frac{CD}{1^{m}} = \left\{ \begin{array}{l} \log 3784 = 3,5779511 \\ + \log \sin 84°35' = \overline{1},9980563 \\ + \log \sin 39°53' = \overline{1},8070114 \\ - \log \sin 47°53' = 0,1297244 \\ - \log \sin 91°22'24'',8 = 0,0001248 \end{array} \right.$$

$$\log \frac{CD}{1^{m}} = 3,5128680$$

$$\frac{CD}{1^{m}} = 3257,38,$$

$$CD = 3257^{m},38.$$

XXIV.

On donne un cercle dont le centre est O et le rayon égal à 2 mètres; sur un rayon OB prolongé on prend BA = 3 mètres; on demande de calculer l'angle A que doit faire avec OA une sécante AMN pour que la partie MN interceptée par le cercle soit égale à 3 mètres.

(Fac. des Sc. de Paris.)

Solution. — Traçons le rayon ON (le point N est celui des deux points M et N qui est le plus éloigné du point A), et du centre O abaissons la perpendiculaire OC sur la corde MN.

On a

$$CN = \frac{1}{2}MN = 1^{m},50,$$

$$\cos CNO = \frac{CN}{ON} = \frac{1,50}{2},$$

$$\frac{\sin A}{\sin CNO} = \frac{ON}{OA} = \frac{2}{5},$$

et par conséquent

$$\sin A = \frac{2}{5}\sin CNO = \frac{2}{5}\sqrt{1 - \cos^2 CNO} = \frac{2}{5}\sqrt{1 - \frac{(1,5o)^2}{4}}$$

$$= \frac{1}{5}\sqrt{3,5o\,.\,o,5o} = \sqrt{o,o7},$$

d'où l'on tire

$$\log \sin A = \frac{1}{2}\cdot\log o,o7 = \overline{1},4225490,$$

$$A = 15^\circ 20' 31'', 17.$$

XXV.

Dans un triangle isocèle ABC, la base BC est de 1235 mètres, et la valeur commune des angles B et C est égale à 64°22'; trouver le rayon du cercle inscrit au triangle.

(Fac. des Sc. de Paris.)

Solution. — Prenons le point D milieu de la base BC, et joignons-le au point A. On sait que la droite AD est bissectrice de l'angle A du triangle isocèle, et qu'elle est perpendiculaire sur cette base BC. D'où il suit que le centre O du cercle inscrit au triangle ABC est situé sur cette droite AD, et que la distance OD est le rayon de ce cercle.

Pour déterminer la valeur de OD au moyen des données du problème, traçons la droite BO.

Le triangle rectangle BOD donne

$$OD = BD\,.\,\text{tang}\,OBD,$$

et comme on a

$$BD = \frac{1}{2}BC = 617^m,5,$$

$$\text{angle } OBD = \frac{1}{2}\text{ angle } B = 32^\circ 11',$$

il vient

$$OD = 617^m,5 \cdot \tan g\ 32° 11',$$

d'où

$$\log \frac{OD}{1^m} = \left\{ \begin{array}{l} \log 617,5 = 2,7906370 \\ + \log \tan g\ 32° 11' = \overline{1},7988767 \end{array} \right.$$

$$\log \frac{OD}{1^m} = 2,5895137$$

$$\frac{OD}{1^m} = 388,610,$$

$$OD = 388^m,610.$$

XXVI.

Calculer le nombre de degrés, minutes et secondes que doit contenir un arc de cercle, pour que l'aire de la zone engendrée par la révolution de cet arc autour du diamètre qui le divise en deux parties égales soit égale à la moitié de l'aire du cercle auquel ce même arc appartient.

(Fac. des Sc. de Paris.)

Solution. — Désignons par X le nombre de degrés, minutes et secondes que doit contenir l'arc en question, par R le rayon du cercle auquel cet arc appartient, par h la hauteur de la zone dont il est parlé dans l'énoncé du problème, et par S la surface de cette zone.

On a

$$\cos \frac{X}{2} = \frac{R - h}{R} = 1 - \frac{h}{R},$$

$$2\pi R \cdot h\ (= S) = \frac{1}{2} \pi R^2,$$

et par conséquent

$$\cos \frac{X}{2} = 1 - \frac{1}{4} = \frac{3}{4},$$

d'où l'on déduit

$$\log \cos \frac{X}{2} = \begin{cases} \log 3 = 0,47712125 \\ -\log 4 = \overline{1},39794001 \end{cases}$$

$$\log.\cos \frac{X}{2} = \overline{1},87506126$$

$$\frac{X}{2} = 41°24'34'',62,$$

$$X = 82°49'9'',24.$$

QUATRIÈME PARTIE.
PROBLÈMES RELATIFS AUX COURBES USUELLES.

I.

On donne le grand axe d'une ellipse
$$AA' = 126 \text{ mètres},$$
et la distance des deux foyers
$$FF' = 84 \text{ mètres}.$$
Par le foyer F on mène une perpendiculaire au grand axe, laquelle rencontre l'ellipse au point D. Évaluer chacun des rayons vecteurs DF, DF'.

(Fac. des Sc. de Toulouse.)

Solution. — Désignons par O le centre de l'ellipse.

Le foyer F étant la projection du point D sur le grand axe AA', on sait que l'on a (*)

$$DF = OA - \frac{OF}{OA} \cdot OF,$$

$$DF' = OA + \frac{OF}{OA} \cdot OF,$$

et, par conséquent, conformément aux données de la question, il vient

$$DF = 1^{m} \cdot \left(63 - \frac{42}{63} \cdot 42\right) = 1^{m} \cdot (63 - 28) = 35^{m},$$

$$DF' = 1^{m} \cdot \left(63 + \frac{42}{63} \cdot 42\right) = 1^{m} \cdot (63 + 28) = 91^{m}.$$

Scolie. — Dans la solution précédente, on aurait pu se borner à calculer DF, comme nous l'avons fait, et con-

---

(*) *Voyez* nos *Notions élémentaires sur les Courbes usuelles*, à l'usage des candidats au Baccalauréat ès sciences et à l'Ecole de Saint-Cyr, 1864. 1 vol. in-8 de 90 pages; prix, 2^{f}, 50; chez Gauthier-Villars, à Paris.

clure ensuite DF′ de la relation connue

$$DF + DF' = AA',$$

laquelle aurait donné

$$DF' = AA' - DF = 1^m.(126 - 35) = 91^m.$$

II.

La durée de la révolution de la Terre autour du Soleil étant égale à $365^j,256$, on demande de calculer le demi-grand axe de l'ellipse décrite par la planète Mars qui effectue sa révolution en $686^j,980$.

On prendra pour unité de longueur le demi-grand axe de l'ellipse décrite par la Terre.

(Fac. des Sc. de Paris.)

Solution. — Désignons par x le demi-grand axe à calculer, et par a celui de l'ellipse décrite par la Terre.

On sait que les carrés des temps de révolution des planètes sont proportionnels aux cubes des grands axes de leurs orbites.(Loi de Képler).

D'après cette loi, on a

$$\frac{(686,980)^2}{(365,256)^2} = \frac{x^3}{a^3} = \left(\frac{x}{a}\right)^3,$$

d'où l'on tire

$$3\log\frac{x}{a} = \begin{cases} 2\log 686,980 = 5,6738882 \\ -2\log 365.256 = \overline{6},8748054 \end{cases}$$

$$3\log\frac{x}{a} = 0,5486936$$

$$\log\frac{x}{a} = 0,1828979$$

$$\frac{x}{a} = 1,52369.$$

Il suit de là que si l'on prend a pour unité de mesure, x sera exprimé par le nombre $1,52369$.

III.

Une circonférence dont le rayon augmente indéfiniment
de manière à devenir aussi grand que l'on veut, est supposée toujours située d'un même côté d'une droite fixe AB
et constamment tangente en un même point C de cette
droite, et sur cette circonférence on considère l'arc variable MCM′ dont le point C est le point milieu et dont
les deux extrémités M, M′ sont constamment à la même
distance Δ de ce point.

On propose de démontrer que l'arc MCM′ tend de plus
en plus à se confondre avec la partie DE de cette droite
qui est égale à 2Δ et qui a le point C pour son point milieu, et qu'il peut en différer d'aussi peu que l'on veut,
soit quant à la position, soit quant à la grandeur.

Démonstration. — Soit O le centre mobile de la circonférence en question ; ce centre demeure toujours sur

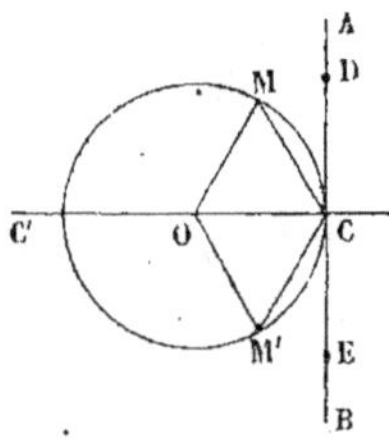

la droite CC′ menée par le point C perpendiculairement
à la droite AB.

Traçons les rayons OM, OM′ et les cordes CM, CM′.

Les triangles isocèles COM, COM′ conservent constamment les mêmes bases CM, CM′ (CM = CM′ = Δ),
et comme les côtés égaux OC, OM, OM′ augmentent indéfiniment, de manière à devenir aussi grands que l'on veut,
chacun des angles COM, COM′ diminue de plus en plus
et tend vers zéro comme limite, d'où il suit que chacun
des angles aigus OCM, OCM′ augmente de plus en plus

et tend vers un droit comme limite, c'est-à-dire que l'on a

$$\text{limite de l'angle OCM} = \text{angle OCD},$$
$$\text{limite de l'angle OCM}' = \text{angle OCE}.$$

D'après cela, il est permis de conclure que l'arc MCM', qui est toujours compris entre la ligne brisée MCM' et la droite AB, tend de plus en plus à se confondre avec la partie CD de cette droite AB et qu'elle peut en différer d'aussi peu que l'on veut, soit quant à la position, soit quant à la grandeur.

Donc, etc.

IV.

On suppose une ellipse dont le grand axe AA' augmente indéfiniment de manière à devenir aussi grand que l'on veut, et qui est telle, que l'excès de ce grand axe sur la distance FF' des foyers F, F' est constante. Sur cette ellipse on considère l'arc variable MAM' dont le sommet A est le milieu, et dont les deux extrémités M, M' sont constamment à la même distance Δ de ce sommet.

On propose de démontrer que l'arc elliptique MAM' tend de plus en plus à se confondre avec un arc parabolique, et qu'il peut en différer d'aussi peu que l'on veut.

Démonstration. — Supposons, ce qui est permis, que

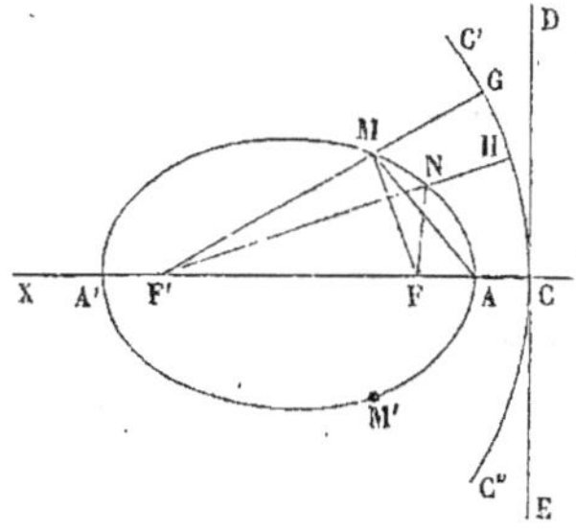

le sommet A de l'ellipse soit fixe, et que la direction du grand axe AA' soit toujours la même, savoir la droite AX.

Soit F le foyer le plus voisin du sommet A.

Comme on a

$$AF = \frac{1}{2}(AA' - FF'),$$

la distance AF est invariable, et, par conséquent, le foyer F peut être considéré comme demeurant toujours dans la même situation.

Quant au foyer F', il s'éloigne de plus en plus du sommet A, et sa distance à ce sommet peut devenir aussi grande que l'on veut, puisque le grand axe AA' croît au delà de toute limite et que la différence AA' — FF' est constante.

Sur la droite AX prenons le point C symétrique du foyer F par rapport au sommet A, et par ce point traçons la droite DE perpendiculaire sur cette droite AX.

Considérons la circonférence variable C'CC" assujettie à être constamment tangente à cette droite DE au point C, et à avoir pour centre le second foyer F' de l'ellipse.

Soit N un point quelconque de l'arc elliptique MAM'.

Traçons les rayons vecteurs FM, F'M, FN, F'N, ainsi que la corde AM, et désignons par G et H les points de la circonférence C'CC" qui appartiennent respectivement aux rayons vecteurs F'M, F'N prolongés dans le sens de F' vers M, et de F' vers N.

On a

$$FM + F'M = FN + F'N = AA' = F'C,$$
$$GM + F'M = HN + F'N = F'C,$$

et, par conséquent,

$$FM = GM, \quad FN = HN.$$

De plus, les inégalités

$$GM \, (= FM) < AM + AF,$$
$$GCH < GCG < AC + AM + GM,$$

donnent

$$GCH < GCG < 2\,(AM + AF),$$

c'est-à-dire que, quel que soit le grand axe de l'ellipse,

la longueur de la corde de l'arc de cercle CH ne s'étend pas au delà d'une certaine limite qui peut être prise égale à la longueur invariable 2 (AM + AF).

Cela posé, tandis que le grand axe AA' de l'ellipse augmente indéfiniment de manière à pouvoir dépasser toute longueur que l'on veut, la droite F'H, constamment égale à ce grand axe, tend, comme position limite, à devenir parallèle à la droite AX, ou, ce qui revient au même, à être perpendiculaire sur la droite DE, et, d'après le théorème établi précédemment (IVe Partie, III), l'arc CH tend de plus en plus à se confondre avec une partie de cette dernière droite, et est susceptible d'en différer aussi peu que l'on veut.

Il suit de là, et de l'égalité HN = FN déjà établie, que l'arc elliptique MAM' tend à jouir de la propriété d'avoir chacun de ses points, tels que N, également distant et de la droite DE et du foyer F, et qu'il peut approcher d'aussi près que l'on veut, d'avoir cette propriété.

Donc, etc.

Scolie.—On établirait, à peu près de la même manière, la question suivante :

On suppose une hyperbole dont l'axe transverse AA' augmente indéfiniment, de manière à devenir aussi grand que l'on veut, et qui est telle, que l'excès de la distance FF' des foyers F, F', sur cet axe, est constante. Sur cette hyperbole on considère l'arc variable MAM' dont le sommet A est le point milieu, et dont les deux extrémités M, M' sont constamment à la même distance Δ de ce sommet.

On propose de démontrer que l'arc hyperbolique MAM' tend de plus en plus à se confondre avec un arc parabolique, et qu'il peut en différer d'aussi peu que l'on veut.

Observation. — Relativement aux questions III et IV (IVe Partie) traitées précédemment, nous ferons observer que plusieurs auteurs établissent : 1° qu'une circonférence dont le rayon augmente indéfiniment, de manière à devenir aussi grand que l'on veut, et qui est toujours située d'un même côté d'une droite fixe à laquelle elle est constamment tangente en un même point, tend à se transformer en une ligne droite, et 2° que la parabole peut être considérée comme une ellipse infiniment allongée.

Ces deux propositions ainsi énoncées nous semblent fausses, car une circonférence demeure toujours une circonférence, quelle que soit l'étendue de son rayon, et une ellipse est toujours une ellipse, et non une parabole, quels que soient ses axes. Pour qu'elles deviennent correctes, il nous a semblé qu'on devait y apporter les restrictions que nous avons indiquées (IVe Partie, III et IV).

CINQUIÈME PARTIE.
PROBLÈMES RELATIFS A LA MÉCANIQUE ET A LA PHYSIQUE.

I.

Un corps pesant est tombé dans le vide d'une hauteur de $240^m,3156$. Calculer sa vitesse finale.

(*Fac. des Sc. de Nancy.*)

Solution. — Si l'on désigne par V cette vitesse finale, par t le temps de la chute, et par g l'accélération due à la pesanteur, c'est-à-dire la longueur $9^m,8088$ (*), on sait que l'on a

$$V = g \cdot \frac{t}{1''}, \quad 240^m,3156 = \frac{1}{2} g \left(\frac{t}{1''}\right)^2,$$

d'où l'on déduit

$$\frac{\left(\frac{V}{1^m}\right)^2}{240,3156} = \frac{\left(\frac{g}{1^m}\right)^2 \left(\frac{t}{1''}\right)^2}{\frac{1}{2}\left(\frac{g}{1^m}\right)\left(\frac{t}{1''}\right)^2} = 2\left(\frac{g}{1^m}\right),$$

et, par conséquent,

$$\frac{V}{1^m} = \sqrt{2\left(\frac{g}{1^m}\right)\cdot 240,3156} = \sqrt{9,8088.480,6312} = 68,6616,$$

c'est-à-dire

$$V = 68^m,6616.$$

II.

Trouver (par logarithmes) la longueur du pendule simple au moyen de la formule

$$t = \pi \sqrt{\frac{l}{g}},$$

(*) Nous prenons ici pour valeur de cette accélération la valeur qu'elle a à Paris.

où

$$t = 1'', \quad g = 9^m,8088 \quad \text{et} \quad \pi = 3,1416.$$

(Fac. des Sc. de Poitiers.)

Solution. — Cette formule donne

$$l = \frac{gt^2}{\pi^2},$$

et, par conséquent, conformément aux données de la question,

$$l = \frac{9^m,8088}{(3,1416)^2}.$$

Cette dernière égalité donne

$$\log \frac{l}{1^m} = \left\{ \begin{array}{l} \log 9,8088 = 0,9916159 \\ - 2\log 3,1416 = \overline{1},0056982 \end{array} \right.$$

$$\log \frac{l}{1^m} = \overline{1},9973141$$

$$l = 0^m,993836$$

Cette valeur de l est la longueur du pendule simple qui, à Paris, *bat la seconde*, c'est-à-dire qui accomplit chacune de ses oscillations en une seconde.

III.

L'un des bras d'un levier ordinaire a $0^m,286$, et porte 5 kilogrammes. Quel poids pourra supporter l'autre (longueur de $0^m,714$) pour l'équilibre?

(Fac. des Sc. de Poitiers.)

Solution. — Si l'on désigne par x le poids demandé, on sait que l'on a

$$\frac{\left(\dfrac{x}{1^{Kg}}\right)}{5} = \frac{0,286}{0,714} = \frac{143}{357},$$

d'où l'on tire

$$\frac{x}{1^{Kg}} = \frac{143.5}{357} = 2,003,$$

ou, ce qui revient au même,

$$x = 2^{Kg},003.$$

IV.

On pèse un corps dans l'un des plateaux d'une balance, et l'on constate que pour lui faire équilibre il faut placer dans l'autre plateau un poids de 1 kilogramme. On le place alors dans l'autre plateau, et on trouve qu'il faut 1200 grammes placés dans le premier pour que l'équilibre persiste. On demande quel est le rapport qui existe entre les longueurs des deux bras de cette balance, et quel est le poids réel du corps.

(Fac. des Sc. de Paris.)

Solution. — Désignons par x et y les longueurs des deux bras de la balance, et par P le poids réel du corps.

Supposons que dans la première opération indiquée par l'énoncé du problème, le corps ait été placé dans le plateau suspendu à l'extrémité du bras de longueur x.

Cela posé, on a

$$\frac{x}{y} = \frac{1^{kg}}{P}, \quad \frac{x}{y} = \frac{P}{1^{kg},2},$$

et multipliant ces deux équations membre à membre, il vient

$$\left(\frac{x}{y}\right)^2 = \frac{1}{1,2} = \frac{5}{6}.$$

De cette dernière équation, on tire

$$\frac{x}{y} = \frac{\sqrt{30}}{6} = 0,91287,$$

et, par suite, on obtient

$$P = 1^{kg},2 \cdot \frac{\sqrt{30}}{6} = 1^{kg},095.$$

V.

Un mobile descend sur un plan incliné et parcourt une distance de 35 mètres.

La projection de ce chemin sur un plan horizontal est égale à 18 mètres.

Le coefficient de frottement est pris égal à 0,20.

On demande le temps que mettra le mobile à parcourir la distance de 35 mètres.

(Fac. des Sc. de Nancy.)

Solution. — Désignons par x ce temps, par m la masse du mobile, et par α l'angle que fait le plan incliné avec le plan horizontal.

Si l'on décompose le poids mg du mobile (g représente l'accélération due à la pesanteur, c'est-à-dire la longueur $9^m,8088$) en deux composantes A et B, la première perpendiculaire au plan incliné, et la seconde parallèle à ce plan, on a

$$A = mg \cdot \cos\alpha, \quad B = mg \cdot \sin\alpha.$$

De plus, en désignant par F le frottement qu'éprouve le mobile de la part du plan incliné, et par k l'accélération de la force sous l'action de laquelle ce mobile se meut, on a

$$F = 0,20 \cdot A = 0,20 \cdot mg \cdot \cos\alpha,$$
$$k = \frac{B - F}{m},$$

et, par conséquent,

$$k = g\,(\sin\alpha - 0,20 \cdot \cos\alpha).$$

Maintenant, entre la longueur du plan incliné qui est de 35 mètres, et les quantités k et x, on sait qu'on a la relation

$$35 = \frac{1}{2} \cdot \frac{k}{1^m} \cdot \left(\frac{x}{1''}\right)^2 = \frac{1}{2} \cdot \frac{g}{1^m}\,(\sin\alpha - 0,20 \cdot \cos\alpha) \cdot \left(\frac{x}{1''}\right)^2,$$

de laquelle on tire

$$\left(\frac{x}{1''}\right)^2 = \frac{70}{\dfrac{g}{1^m}\,(\sin\alpha - 0,20 \cdot \cos\alpha)}.$$

Pour rendre cette expression de $\left(\dfrac{x}{1''}\right)^2$ calculable par logarithmes, posons

$$0,20 = \tang\varphi,$$

par suite il vient

$$\left(\frac{x}{1''}\right)^2 = \cfrac{70}{\dfrac{g}{1^m}\,(\sin\alpha - \tang\varphi\cdot\cos\alpha)},$$

c'est-à-dire

$$\left(\frac{x}{1''}\right)^2 = \cfrac{70\cdot\cos\varphi}{\dfrac{g}{1^m}\cdot\sin(\alpha - \varphi)}.$$

Exécutons actuellement le calcul numérique :

1° Calcul de l'angle α : on a

$$\cos\alpha = \frac{18}{35},$$

$$\log\cos\alpha = \begin{cases} \log 18 = 1,2552725 \\ -\log 35 = \overline{2},4559319\overline{6} \end{cases}$$

$$\log\cos\alpha = \overline{1},7112044\overline{7}$$

$$\alpha = 59°3'0'',99.$$

2° Calcul de l'angle φ :

$$\log\tang\varphi = \log 0,20 = \overline{1},30103000,$$

$$\varphi = 11°18'35'',76.$$

3° Calcul de l'angle $\alpha - \varphi$:

$$\alpha - \varphi = 47°44'25'',23.$$

4° Calcul de $\dfrac{x}{1''}$:

$$2\log\frac{x}{1''} = \begin{cases} \log 70 = 1,8450980 \\ +\log\cos\varphi = \overline{1},9914833 \\ -\log\dfrac{g}{1^m} = \overline{1},0083841 \\ -\log\sin(\alpha - \varphi) = 0,1307068 \end{cases}$$

$$2\log\frac{x}{1''} = 0,9756722$$

$$\log\frac{x}{1''} = 0,4878361$$

$$\frac{x}{1''} = 3,075,$$

$$x = 3'',075.$$

VI.

On donne la surface totale d'un prisme droit hexagonal régulier; la surface des deux bases supérieure et inférieure, augmentée des six faces latérales, est égale à 12 décimètres carrés; la hauteur du prisme est de 1 décimètre; le prisme est un aluminium dont la densité est 2,5. On demande de calculer le volume du prisme et son poids.

(Fac. des Sc. de Paris.)

Solution. — On sait que les deux bases du prisme sont deux hexagones réguliers égaux.

Désignons par x le côté de l'une de ces deux bases.

La surface de l'une des bases est égale à

$$1^{dmq} \cdot \frac{12 - 6\left(\dfrac{x}{1^{dm}}\right)}{2},$$

c'est-à-dire à

$$1^{dmq}\left(6 - 3 \cdot \frac{x}{1^{dm}}\right).$$

D'un autre côté, on sait que l'apothème de cette base est égal à

$$\frac{1}{2} \cdot \frac{x}{1^{dm}} \cdot \sqrt{3},$$

et que, par suite, la surface de cette même base égale

$$1^{dmq} \cdot \frac{3}{2}\left(\frac{x}{1^{dm}}\right)^{2}\sqrt{3}.$$

D'après cela, on a l'équation

$$\frac{3}{2}\left(\frac{x}{1^{dm}}\right)^{2}\sqrt{3} = 6 - 3 \cdot \frac{x}{1^{dm}},$$

ou, ce qui revient au même,

$$\left(\frac{x}{1^{dm}}\right)^{2}\sqrt{3} + 2 \cdot \frac{x}{1^{dm}} - 4 = 0,$$

d'où l'on tire

$$\frac{x}{1^{dm}} = \frac{-2 + \sqrt{4 + 16\sqrt{3}}}{2\sqrt{3}} = \frac{-\sqrt{3} + \sqrt{3 + 12\sqrt{3}}}{3},$$

et par conséquent la surface de l'une des deux bases est
égale à

$$1^{dmq}\left(6 + \sqrt{3} - \sqrt{3 + 12\sqrt{3}}\right) = 2^{dmq},85510405\ldots$$

On conclut immédiatement de là que le volume et le
poids du prisme ont respectivement pour valeurs

$$2^{dmc},855104,$$
$$7^{kg},137761.$$

VII.

Une pyramide en pierre a pour base un hexagone régulier de 15 mètres de côté; les faces latérales sont incli-
nées de 60 degrés sur cette base. On demande ce que pèse
la pyramide; la densité de la pierre étant 2,5.

(Fac. des Sc. de Paris.)

Solution. — Désignons par X le poids demandé, par V
le volume de la pyramide, par S son sommet, par A et B
deux sommets consécutifs de sa base, et par O le pied de
la perpendiculaire abaissée du point S sur le plan de
cette base.

De ce point O, abaissons la droite OI perpendiculaire
sur le côté AB de la base, et traçons la droite SI qui,
d'après un théorème connu (*Géométrie* de Legendre,
9ᵉ édit. Blanchet, liv. V, prop. VII), se trouve perpendiculaire sur AB.

On a

$$\text{angle } SIO = 60°,$$

et, par conséquent, le triangle rectangle SOI donne

$$(1) \qquad SO = OI \cdot \tan g\, 60°,$$

ou, ce qui revient au même,

$$OI = \frac{SO}{\tan g\, 60°}.$$

Cette égalité montre que la distance OI est toujours la même, quels que soient les deux sommets consécutifs A et B de la base, c'est-à-dire que le point O est le centre de cette base, et par conséquent la pyramide est régulière.

Si l'on joint le point O au point A, on a

$$OA = AB = 15^m,$$

et le triangle rectangle OAI donne

$$\overline{OI}^2 = \overline{OA}^2 - \overline{AI}^2 = \overline{OA}^2 - \left(\frac{OA}{2}\right)^2 = 3 \cdot \frac{\overline{OA}^2}{4},$$

c'est-à-dire

$$OI = \frac{OA}{2}\sqrt{3} = 7^m,5.\sqrt{3}.$$

La valeur de OI étant connue, l'équation (1) donne

$$SO = 7^m,5.\sqrt{3}.\tang 60^o = 7^m,5.3 = 22^m,5.$$

Maintenant, comme on a

$$\frac{V}{1^{mc}} = 6.15 \cdot \frac{1}{2}\frac{OI}{1^m} \cdot \frac{1}{3}\frac{SO}{1^m} = 172,96875.\sqrt{3},$$

$$\frac{X}{1^{Kg}} = 1000 \cdot \frac{V}{1^{mc}} \cdot 2,5,$$

il vient

$$\frac{X}{1^{Kg}} = 172968,75.2,5.\sqrt{3} = 748976,658,$$

ou, ce qui revient au même,

$$X = 748976^{Kg},658.$$

Scolie. — Dans la question précédente, on aurait pu éviter de recourir à la trigonométrie, et voici comment :

Dans le triangle rectangle SOI, l'angle SIO étant égal à 6o degrés, l'angle OSI est égal à 3o degrés, et par conséquent d'après un théorème démontré dans ce Recueil (IIe Partie, XI), on a

$$SI = 2.OI,$$

et, par suite,

$$\overline{SO}^2 \left(= \overline{SI}^2 - \overline{OI}^2\right) = 4\,\overline{OI}^2 - \overline{OI}^2 = 3.\overline{OI}^2,$$

c'est-à-dire

$$SO = OI.\sqrt{3}.$$

Cette relation n'est autre que l'égalité (1), car

$$\tan 60° = \sqrt{3}.$$

VIII.

Calculer le poids d'un obélisque ayant la forme d'un tronc de pyramide, à bases carrées, dont les côtés sont $0^m,72$ et $2^m,4$; la hauteur 48 mètres; la densité de la matière 2,68.

(Fac. des Sc. de Paris.)

Solution. — Désignons par X le poids demandé, et par V le volume de l'obélisque.

On a

$$\frac{X}{1^{kg}} = \frac{V}{1^{mc}} \cdot 1000.2,68,$$

$$\frac{V}{1^{mc}} = \frac{48}{3}\left[(2,4)^2 + (0,72)^2 + 2,4.0,72\right]$$

$$= 16.8,0064 = 128,1024,$$

et, par suite,

$$\frac{X}{1^{kg}} = 128,1024.1000.2,68 = 343\,314,432,$$

c'est-à-dire

$$X = 343\,314^{kg},432.$$

IX.

Calculer le poids d'un bloc de granit ayant la forme d'un tronc de pyramide dont la base inférieure est de $4^{mq},15$, la base supérieure de $0^{mq},92$, et la hauteur de $3^m,25$. On sait que le mètre cube de granit pèse 2780 kilogrammes.

(Fac. des Sc. de Paris.)

Solution. — Désignons par X le poids demandé, et par V le volume du bloc de granit.

On a

$$\frac{X}{1^{Kg}} = \frac{V}{1^{mc}} \cdot 2780,$$

$$\frac{V}{1^{mc}} = \frac{3,25}{3}\left(4,15 + 0,92 + \sqrt{4,15.0,92}\right)$$

$$= \frac{3.25}{3}\left(5,07 + \sqrt{4,15.0,92}\right).$$

et, par conséquent,

$$\frac{X}{1^{Kg}} = \frac{3,25}{3}\left(5,07 + \sqrt{4,15.0,92}\right).2780$$

$$= \frac{9035}{3}\left(5,07 + \sqrt{4,15.0,92}\right) = 21153,858,$$

ou, ce qui revient au même,

$$X = 21153^{Kg},858.$$

X.

Quel est le diamètre d'un fil de platine qui pèse 27 grammes par mètre de longueur? On prendra pour densité du platine 21,53.

(Fac. des Sc. de Paris.)

Solution. — Désignons par x ce diamètre, et par V le volume d'un mètre de ce fil.

On a

$$\frac{V}{1^{mmc}} = \pi \cdot \left(\frac{1}{2} \cdot \frac{x}{1^{mm}}\right)^2 \cdot 1000,$$

et comme, par hypothèse,

$$\frac{V}{1^{mmc}} \cdot 21,53 = 27.1000,$$

il vient l'équation.

$$\pi \cdot \left(\frac{1}{2} \cdot \frac{x}{1^{mm}}\right)^2 \cdot 21,53 = 27,$$

de laquelle on tire

$$x = 1^{mm}.6\sqrt{\frac{3}{21,53.\pi}} = 1^{mm},26.$$

XI.

On demande la longueur d'un fil cylindrique en platine de $\frac{1}{1200}$ de millimètre d'épaisseur et du poids de 1 gramme. Le poids spécifique du platine est 20.

(*Fac. des Sc. de Poitiers.*)

Solution. — Désignons par x la longueur demandée. Le volume du fil cylindrique est égal à

$$1^{\text{mmc}} \cdot \pi \cdot \left(\frac{1}{2400} \right)^2 \cdot 1000 \cdot \frac{x}{1^{\text{m}}},$$

et, par conséquent, à

$$1^{\text{cmc}} \cdot \pi \cdot \left(\frac{1}{2400} \right)^2 \cdot \frac{x}{1^{\text{m}}}.$$

L'équation du problème est donc

$$\pi \cdot \left(\frac{1}{2400} \right)^2 \cdot \frac{x}{1^{\text{m}}} \cdot 20 = 1,$$

d'où

$$\frac{x}{1^{\text{m}}} = \frac{288000}{\pi} = 91673,247,$$

c'est-à-dire

$$x = 91673^{\text{m}},247.$$

XII.

Calculer le rayon d'un cylindre de cuivre de $0^{\text{m}},4$ de hauteur, par la condition que le poids de ce cylindre soit de $9^{\text{g}},5$; ce rayon doit être obtenu avec une erreur relative moindre que $0,1$.

La densité du cuivre est de $8,788$.

(*Fac. des Sc. de Grenoble.*)

Solution. — Désignons par x la longueur du rayon du cylindre.

Le volume du cylindre est égal à

$$1^{\text{cmc}} \cdot \pi \left(\frac{x}{1^{\text{m}}} \right)^2 \cdot 0,4 \cdot 10^6,$$

et, par suite, l'équation du problème est

$$\pi \left(\frac{x}{1^{\mathrm{m}}}\right)^2 . 0,4 . 10^6 . 8,788 = 9,5,$$

d'où l'on tire

$$\left(\frac{x}{1^{\mathrm{m}}}\right)^2 = \frac{19}{\pi . 7030400},$$

$$\frac{x}{1^{\mathrm{m}}} = 0,00092,$$

$$x = 0^{\mathrm{m}},00092.$$

XIII.

Étant donné un cylindre dont la hauteur est de $0^{\mathrm{m}},8$, et la circonférence de la base de $0^{\mathrm{m}},3$, on demande : 1° le poids de l'eau que ce cylindre peut contenir, et 2° le poids de l'air qu'il peut contenir.

(Fac. des Sc. de Nancy.)

Solution. — Désignons par x le poids de l'eau qui peut être contenue dans le cylindre, et par y le poids de l'air que ce même cylindre peut renfermer. Nous supposerons ces deux poids exprimés, le premier au moyen du kilogramme, et le second au moyen du gramme, comme unités.

La circonférence de la base du cylindre étant de 3 décimètres, son rayon a pour valeur

$$\frac{0^{\mathrm{m}},3}{2\pi},$$

et, par suite, le volume du cylindre est égal à

$$1^{\mathrm{dmc}} . \frac{(0,3)^2}{4\pi} . 0,8 . 1000,$$

c'est-à-dire à

$$1^{\mathrm{dmc}} . \frac{18}{\pi}.$$

D'après cela, comme 1 décimètre cube d'eau pèse 1 kilogramme, et que 1 décimètre cube d'air pèse $1^{\mathrm{g}},3$ (*),

---

(*) 1 kilogramme est le poids d'un litre d'eau distillée à la température de 4 degrés au-dessus de zéro, et $1^{\mathrm{gr}},3$ est le poids d'un litre d'air pur à $0°$, et à la pression $0^{\mathrm{m}},76$.

on a

$$x = \frac{18^{kg}}{\pi} = 5^{kg},729,$$

$$y = \frac{1^g,3.18}{\pi} = \frac{23^g,4}{\pi} = 7^g,448.$$

XIV.

On veut lester un cylindre de bois de longueur égale à 1 mètre, de manière à ce qu'il affleure dans l'eau jusqu'à sa partie supérieure. On prend pour lest un cylindre de platine de même section droite que le cylindre de bois, et l'on fixe ce cylindre de platine à la partie inférieure du cylindre de bois, de façon à ce qu'il en soit le prolongement; la densité du bois est 0,5; celle du platine est 21,5. On demande quelle longueur il faut donner au cylindre de platine pour satisfaire à la condition énoncée.

(Fac. des Sc. de Paris.)

Solution. — Désignons par x la longueur demandée du cylindre de platine, et par a la surface de la section droite de chacun des deux cylindres.

On a

$$\text{volume du cylindre de bois}\ldots = 1^{mc} \cdot \frac{a}{1^{mq}},$$

$$\text{volume du cylindre de platine} = 1^{mc} \cdot \frac{a}{1^{mq}} \cdot \frac{x}{1^{m}},$$

$$\text{poids du cylindre de bois}\ldots = 1000^{kg} \cdot \frac{a}{1^{mq}} \cdot 0,5,$$

$$\text{poids du cylindre de platine}.. = 1000^{kg} \cdot \frac{a}{1^{mq}} \cdot \frac{x}{1^{m}} \cdot 21,5,$$

$$\left.\begin{array}{l}\text{poids d'un volume d'eau égal}\\ \text{au vol. des deux cyl. réunis}\end{array}\right\} = 1000^{kg} \cdot \frac{a}{1^{mq}} \left(1 + \frac{x}{1^{m}}\right),$$

et, par conséquent, l'équation du problème est

$$\frac{a}{1^{mq}}\left(1 + \frac{x}{1^{m}}\right) = \frac{a}{1^{mq}} \cdot 0,5 + \frac{a}{1^{mq}} \cdot \frac{x}{1^{m}} \cdot 21,5,$$

ou, ce qui revient au même,

$$1 + \frac{x}{1^m} = 0,5 + 21,5 \cdot \frac{x}{1^m},$$

d'où l'on déduit

$$\frac{x}{1^m} = \frac{5}{2o5} = \frac{1}{41} = 0,02439,$$

c'est-à-dire

$$x = 0^m,02439.$$

XV.

On a un cylindre de bois de 3 décimètres de longueur ; le poids spécifique du bois est 0,6 ; on ajoute à la partie inférieure un cylindre de fer de $0^m,01$ de longueur, dont le poids spécifique est 8. On demande : 1° de quelle longueur plonge l'ensemble des deux cylindres dans un vase plein d'eau ; 2° si le centre de gravité s'élève au-dessus ou au-dessous du centre de poussée.

(Fac. des Sc. de Nancy.)

Solution. — Désignons par S la section droite de chacun des deux cylindres, et par x la longueur dont l'ensemble de ces deux cylindres plonge dans l'eau.

On a

$$\text{poids de l'eau déplacée par l'ensemble des deux cylindres} = 1^{Kg} \cdot \frac{S}{1^{mq}} \cdot \frac{x}{1^m},$$

$$\text{poids du cylindre de bois} = 1^{kg} \cdot \frac{S}{1^{mq}} \cdot 0,3.0,6,$$

$$\text{poids du cylindre de fer} = 1^{Kg} \cdot \frac{S}{1^{mq}} \cdot 0,01.8,$$

et, par conséquent, on doit avoir

$$\frac{S}{1^{mq}} \cdot \frac{x}{1^m} = \frac{S}{1^{mq}} \cdot 0,3.0,6 + \frac{S}{1^{mq}} \cdot 0,01.8,$$

c'est-à-dire

$$\frac{x}{1^m} = 0,3.0,6 + 0,01.8 = 0,26,$$

ou, ce qui revient au même,

$$x = 0^{\mathrm{m}}, 26.$$

Maintenant, désignons respectivement par A et B les centres de gravité du cylindre de bois et du cylindre de fer, c'est-à-dire les points milieux de leurs axes, et par C le centre de la base inférieure du cylindre de fer. Ce point C n'est autre que le point où la droite passant par A et B rencontre cette base inférieure.

Le centre de gravité G de l'ensemble des deux cylindres est situé sur la droite AB, entre A et B, de telle sorte que le rapport

$$\frac{AG}{BG}$$

est égal au poids du cylindre de fer divisé par celui du cylindre de bois, c'est-à-dire que l'on a

$$\frac{AG}{BG} = \frac{S.0,01.8}{S.0,3.0,6} = \frac{4}{9},$$

d'où l'on tire

$$\frac{AB}{BG} = \frac{13}{9},$$

et comme

$$AB = \frac{0^{\mathrm{m}},3 + 0^{\mathrm{m}},01}{2} = 0^{\mathrm{m}},155,$$

cette dernière égalité donne

$$BG = \frac{0^{\mathrm{m}},155.9}{13} = 0^{\mathrm{m}},107,$$

et, par suite,

$$CG = \frac{0^{\mathrm{m}},01}{2} + 0^{\mathrm{m}},107 = 0^{\mathrm{m}},112.$$

Enfin, désignons par P le centre de poussée. Comme ce centre se trouve sur la droite indéfinie AB et à une distance du point C égale à la moitié de x, on a

$$CP = \frac{0^{\mathrm{m}},26}{2} = 0^{\mathrm{m}},13,$$

et, par conséquent,

$$CG < CP,$$

c'est-à-dire que le centre de gravité est au-dessous du centre de poussée.

XVI.

On donne un vase cylindrique dont le rayon intérieur est de $0^m,5o$; on y verse 18 kilogrammes de mercure dont la densité est $13,6o$; 20 kilogrammes d'eau et 12 kilogrammes d'alcool dont la densité est $0,79$ (on suppose qu'il n'y a pas mélange de ces deux derniers liquides) ; on demande à quelle hauteur s'élèvera chacun des trois liquides ?

(Fac. des Sc. de Nancy.)

Solution. — Désignons respectivement par x, y, z les hauteurs auxquelles s'élèvent le mercure, l'eau et l'alcool dans le vase.

On a

$$\text{volume du mercure} = 1^{mc}.\pi.(0,5o)^2.\frac{x}{1^m},$$

$$\text{volume de l'eau} = 1^{mc}.\pi.(0,5o)^2.\frac{y-x}{1^m},$$

$$\text{volume de l'alcool} = 1^{mc}.\pi.(0,5o)^2.\frac{z-y}{1^m},$$

et, par suite, il vient les équations

$$1000.\pi.(0,5o)^2.\frac{x}{1^m}.13,6o = 18,$$

$$1000.\pi.(0,5o)^2.\frac{y-x}{1^m} = 20,$$

$$1000.\pi.(0,5o)^2.\frac{z-y}{1^m}.0,79 = 12.$$

Ces équations donnent

$$\frac{x}{1^{\mathrm{m}}} = \frac{18}{\pi.25.136} = \frac{9}{\pi.1700} = 0,00169,$$

$$\frac{y-x}{1^{\mathrm{m}}} = \frac{20}{\pi.25.10} = \frac{2}{\pi.25} = 0,02546,$$

$$\frac{z-y}{1^{\mathrm{m}}} = \frac{12}{\pi.25.7,9} = \frac{12}{\pi.197,5} = 0,01934,$$

c'est-à-dire

$$x = 0^{\mathrm{m}},00169,$$
$$y - x = 0^{\mathrm{m}},02546,$$
$$z - y = 0^{\mathrm{m}},01934,$$

et, par conséquent,

$$y = 0^{\mathrm{m}},02546 + x = 0^{\mathrm{m}},02715,$$
$$z = 0^{\mathrm{m}},01934 + y = 0^{\mathrm{m}},04649.$$

XVII.

Un vase cylindrique vertical, dont le fond est un cercle horizontal de 5 centimètres de rayon intérieur, est en partie rempli par de l'eau distillée à 4 degrés pesant 4 kilogrammes. On y plonge une boule sphérique de 3 centimètres de rayon, et il arrive que l'eau monte exactement jusqu'au bord du vase. Quelle est la hauteur de ce vase ?

(Fac. des Sc. de Toulouse.)

Solution. — Désignons par x cette hauteur, par V le volume de l'eau, et par V′ celui de la boule sphérique.

La capacité du vase est égale à

$$1^{\mathrm{mc}}.\pi\,(0,05)^2.\frac{x}{1^{\mathrm{m}}},$$

et, par conséquent, on a

$$1^{\mathrm{mc}}.\pi\,(0,05)^2.\frac{x}{1^{\mathrm{m}}} = \mathrm{V} + \mathrm{V}'.$$

Cherchons, maintenant, les valeurs de V et V′. Pour déterminer le premier de ces deux volumes, il suffit de se rappeler qu'un gramme d'eau distillée prise à la température de 4 degrés, occupe un volume égal à 1 centimètre cube, et que, par conséquent, 1 kilogramme de cette eau a pour volume 1 décimètre cube.

Par suite de cette observation, on peut immédiatement poser

$$V = 0^{mc},004.$$

Quant au second volume V′, on sait que l'on a

$$V' = 1^{mc}.\frac{4}{3}\pi\,(0,03)^3.$$

L'équation du problème est donc

$$\pi\,(0,05)^2.\frac{x}{1^m} = 0,004 + \frac{4}{3}\pi\,(0,03)^3,$$

et on en tire

$$\frac{x}{1^m} = \frac{0,004 + 4\pi.0,000009}{\pi.0,0025} = \frac{\dfrac{8}{\pi} + 0,072}{5} = 0,524,$$

ou, ce qui revient au même

$$x = 0^m,524.$$

XVIII.

Une boule de verre pèse 1 kilogramme. On demande quelle est la surface extérieure de cette boule, la densité du verre étant 2,38.

(Fac. des Sc. de Paris.)

Solution. — Désignons par x la surface demandée, par V le volume de la boule, et par R son rayon.

Comme 1 kilogramme est le poids de 1 décimètre cube

d'eau distillée, prise à la température de 4 degrés, on a

$$\frac{V}{1^{dmc}} = \frac{1}{2,38},$$

c'est-à-dire

$$\frac{4}{3}\,\pi\left(\frac{R}{1^{dm}}\right)^3 = \frac{1}{2,38},$$

et, par suite,

$$\left(\frac{R}{1^{dm}}\right)^3 = \frac{3}{\pi \cdot 9,52}.$$

Si l'on applique les logarithmes, cette dernière formule donne

$$3\log\frac{R}{1^{dm}} = \left\{ \begin{array}{l} \log 3 = 0,4771213 \\ -\log \pi = \overline{1},5028501 \\ -\log 9,52 = \overline{1},0213631 \end{array} \right.$$

$$3\log\frac{R}{1^{dm}} = \overline{1},0013344$$

$$\log\frac{R}{1^{dm}} = \overline{1},6671115$$

$$\frac{R}{1^{dm}} = 0,4646345,$$

$$R = 0^{dm},4646345.$$

Ayant R, on obtient immédiatement

$$S = 1^{dmq} \cdot \frac{1}{2,38} \cdot \frac{3}{\left(\dfrac{R}{1^{dm}}\right)} = 2^{dmq},7128.$$

Observation. — Dans la solution précédente, on pour-rait se borner à calculer $\log\dfrac{R}{1^{dm}}$, puis on obtiendrait S à l'aide des logarithmes, comme il suit :

Là formule

$$S = 1^{dmq} \cdot \frac{7}{2,38} \cdot \frac{3}{\left(\dfrac{R}{1^{dm}}\right)}$$

donne

$$\log \frac{S}{1^{dmq}} = \left\{ \begin{array}{l} \qquad \log 3 = 0,4771213 \\ - \log 2,38 = \overline{1},6234230 \\ - \log \frac{R}{1^{dm}} = 0,3328885 \end{array} \right.$$

$$\log \frac{S}{1^{dmq}} = 0,4334328$$

$$\frac{S}{1^{dmq}} = 2,7128,$$

$$S = 2^{dmq},7128.$$

XIX.

Une sphère solide en argent a $0^{m},375$ de circonférence. On demande quel est le poids de cette sphère, la densité de l'argent étant $10,47$.

(Fac. des Sc. de Paris.)

Solution. — Désignons par x le poids demandé.
On a

$$\text{rayon de la sphère} = \frac{0^{m},375}{2\pi},$$

et, par suite,

$$\text{volume de la sphère} = 1^{dmc} \cdot \frac{4}{3}\pi \cdot \left(\frac{0,375}{2\pi}\right)^{3} \cdot 10^{3}$$

$$= 1^{dmc} \cdot \frac{(3,75)^{3}}{6\pi^{2}};$$

d'où

$$\frac{x}{1^{kg}} = \frac{(3,75)^{3}}{6\pi^{2}} \cdot 10,47 = \frac{(3,75)^{3} \cdot 1,745}{\pi^{2}},$$

$$\log \frac{x}{1^{kg}} = \left\{ \begin{array}{l} 3 \log 3,75 = 1,7220938 \\ + \log 1,745 = 0,2417954 \\ - 2 \log \pi = \overline{1},0057003 \end{array} \right.$$

$$\log \frac{x}{1^{kg}} = 0,9695895$$

$$\frac{x}{1^{kg}} = 9,323726,$$

$$x = 9^{kg},323726.$$

XX.

On veut faire avec du taffetas verni qui pèse 250 grammes le mètre carré, un ballon propre à contenir $904^{mc},78$ de gaz hydrogène. On demande le poids du taffetas employé.

(Fac. des Sc. de Paris.)

Solution. — Soit x le poids du taffetas employé. La surface de ce taffetas sera égale à

$$1^{mq}.\frac{\left(\dfrac{x}{1^g}\right)}{250},$$

et en supposant le ballon parfaitement sphérique, on aura

$$\text{rayon du ballon} = 1^m.\sqrt{\frac{\left(\dfrac{x}{1^g}\right)}{250.4\pi}} = 1^m.\sqrt{\frac{\left(\dfrac{x}{1^g}\right)}{10^3.\pi}},$$

et, par suite,

$$\text{volume du ballon} = 1^{mc}.\frac{4}{3}\pi\sqrt{\frac{\left(\dfrac{x}{1^g}\right)^3}{10^9.\pi^3}} = 1^{mc}.\sqrt{\frac{16\left(\dfrac{x}{1^g}\right)^3}{9.10^9.\pi}}.$$

L'équation du problème sera donc

$$\sqrt{\frac{16\left(\dfrac{x}{1^g}\right)^3}{9.10^9.\pi}} = 904,78,$$

d'où l'on tirera

$$\left(\frac{x}{1^g}\right)^3 = \frac{(904,78)^2.9.10^9.\pi}{16},$$

et, par suite,

$$3 \log \frac{x}{1^{\mathrm{g}}} = \left\{ \begin{array}{l} 2 \log 904,78 = 5,9130860 \\ + \log 9 = 0,9542425 \\ + \log 10^9 = 9 \\ + \log \pi = 0,4971499 \\ - \log 16 = \overline{2},7958800 \end{array} \right.$$

$$3 \log \frac{x}{1^{\mathrm{g}}} = 15,1603584$$

$$\log \frac{x}{1^{\mathrm{g}}} = 5,0534528$$

$$\frac{x}{1^{\mathrm{g}}} = 113097,$$

$$x = 113097^{\mathrm{g}}.$$

XXI.

Calculer la force ascensionnelle d'un ballon sphérique de 5 mètres de rayon et rempli d'hydrogène pur, sachant que la densité de ce gaz est égale à 0,0692.

On supposera que la température est à 0 degré, et que le poids d'un litre d'air égale $1^{\mathrm{g}},293$.

(Fac. des Sc. de Páris.)

Solution. — Le volume du ballon est égal à

$$1^{\mathrm{mc}}.\frac{4}{3}\pi.125,$$

et, par suite, le poids de l'air déplacé par ce ballon et le poids de l'hydrogène qui y est contenu ont respective‑ment pour valeurs

$$1^{\mathrm{kg}}.1,293.\frac{4}{3}\pi.125, \quad 1^{\mathrm{kg}}.1,293.0,0692.\frac{4}{3}\pi.125.$$

D'après cela, si l'on désigne par x la force ascension‑nelle demandée, on a

$$x = 1^{\mathrm{kg}}.1,293.\frac{4}{3}\pi.125\,(1 - 0,0692) = 630^{\mathrm{kg}},163903.$$

XXII.

Une boule de cire et une boule de platine suspendues dans l'air aux deux extrémités du fléau d'une balance, se font équilibre. Trouver le rapport des poids réels de ces deux boules.

La densité de la cire est 0,96; celle du platine est 22; et celle de l'air est 0,0013.

(Fac. des Sc. de Poitiers.)

Solution. — Désignons respectivement par P et P′ les poids réels de la boule de cire et de la boule de platine, par P_1 et P'_1 leurs poids dans l'air, et par V et V′ les volumes de ces deux boules.

On a

$$\frac{P}{1^{Kg}} = \frac{V}{1^{dc}} \cdot 0,96, \qquad \frac{P'}{1^{Kg}} = \frac{V'}{1^{dc}} \cdot 22,$$

$$\frac{P_1}{1^{Kg}} = \frac{P}{1^{Kg}} - \frac{V}{1^{dc}} \cdot 0,0013 = \frac{V}{1^{dc}}(0,96 - 0,0013)$$

$$= \frac{V}{1^{dc}} \cdot 0,9587,$$

$$\frac{P'_1}{1^{Kg}} = \frac{P'}{1^{Kg}} - \frac{V'}{1^{dc}} \cdot 0,0013 = \frac{V'}{1^{dc}}(22 - 0,0013)$$

$$= \frac{V'}{1^{dc}} \cdot 21,9987,$$

et comme, par hypothèse, $P_1 = P'_1$, il vient

$$V \cdot 0,9587 = V' \cdot 21,9987,$$

ou, ce qui revient au même,

$$\frac{V}{V'} = \frac{219987}{9587}.$$

Cette dernière égalité donne

$$\frac{V}{V'} \cdot \frac{0,96}{22} = \frac{219987 \cdot 0,96}{9587 \cdot 22},$$

c'est-à-dire

$$\frac{P}{P'} = \frac{219987 \cdot 0,96}{9587 \cdot 22} = 1,001.$$

XXIII.

Les décimes que l'on fabrique actuellement pèsent 10 grammes, et sont composés d'un alliage de 0,95 de cuivre, 0,04 d'étain, et de 0,01 de zinc; la densité du cuivre est 8,85, celle de l'étain 7,29, et celle du zinc 7,19. Combien faudrait-il de ces pièces pour fournir le métal nécessaire à la fabrication d'un boulet sphérique de $0^m,25$ de diamètre à la température de 0 degré?

(Fac. des Sc. de Paris.)

Solution. — Désignons par x le nombre des pièces qu'il faut pour la fabrication du boulet.

Le poids total de ces x pièces a pour valeur $1^g.10x$.

Les volumes des quantités de cuivre, d'étain et de zinc qui entrent dans la totalité de ces mêmes pièces, sont respectivement égaux à

$$1^{cmc}.\frac{10x.0,95}{8,85}, \quad 1^{cmc}.\frac{10x.0,04}{7,29}, \quad 1^{cmc}.\frac{10x.0,01}{7,19},$$

et le volume du boulet doit avoir pour valeur

$$1^{cmc}.\frac{1}{6}\pi(25)^3.$$

D'après cela, pour résoudre le problème, il faut déterminer la plus petite valeur entière de x qui donne

$$\frac{10x.0,95}{8,85} + \frac{10x.0,04}{7,29} + \frac{10x.0,01}{7,19} \geqq \frac{1}{6}\pi(25)^3,$$

ou, ce qui revient au même,

$$\left(\frac{19}{177} + \frac{4}{729} + \frac{1}{719}\right)12x \geqq \pi.3125.$$

Or, si l'on calcule la valeur de x qui satisfait à l'équation

$$\left(\frac{19}{177} + \frac{4}{729} + \frac{1}{719}\right)12x = \pi.3125,$$

on trouve que cette valeur est comprise entre 7162 et 7163, et par conséquent la solution du problème proposé est

$$x = 7163.$$

XXIV.

Aux deux extrémités d'un fléau de balance à bras égaux, sont attachés, d'une part une boule creuse, d'autre part un poids de laiton pesant 100 grammes. Dans le vide, la boule et le poids sont en équilibre; dans l'air, pour que l'équilibre subsiste, il faut réduire le poids du laiton à 99 grammes. On demande le volume de la boule.

Dans les circonstances où l'on opère, un litre d'air pèse $1^g,233$, et le décimètre cube de laiton pèse $8^{kg},393$.

(*Fac. des Sc. de Paris.*)

Solution. — Désignons par X le volume demandé.

Dans l'air le poids de la boule éprouve une diminution égale à

$$1^g,233 \cdot \frac{X}{1^{dmc}}.$$

De plus, le volume des 100 grammes de laiton a pour valeur

$$1^{dmc} \cdot \frac{100}{8393},$$

et, par suite, ce poids de laiton subit, dans l'air, une diminution égale à

$$1^g,233 \cdot \frac{100}{8393}.$$

D'après cela, l'équation du problème est

$$1,233 \cdot \frac{X}{1^{dmc}} - 1,233 \cdot \frac{100}{8393} = 1,$$

d'où l'on tire

$$\frac{X}{1^{dmc}} = \frac{8516,3}{10348,569} = 0,823,$$

$$X = 0^{dmc},823.$$

XXV.

Un vase sphérique de 60 millimètres de diamètre intérieur contient du mercure jusqu'à la hauteur de 45 millimètres; quel est le poids de ce mercure?

La densité du mercure est 13,6.

(Fac. des Sc. de Poitiers.)

Solution. — La surface supérieure du mercure, dans
le vase, est un cercle dont la surface est égale à

$$1^{mmq}.\pi(30^2-15^2)$$

c'est-à-dire à

$$1^{mmq}.\pi.15.45,$$

et, par suite, d'après un théorème connu (*voyez* les *Éléments de Géométrie*), le volume du mercure égale

$$1^{mmc}.\left(\frac{1}{2}\pi.15.45^2+\frac{1}{6}\pi.45^3\right);$$

c'est-à-dire

$$1^{mmc}.\pi.30375.$$

De ce résultat on conclut immédiatement que le poids
de ce mercure a pour valeur

$$1^{g}.\pi.30,375.13,6,$$

c'est-à-dire

$$1297^{g},792.$$

XXVI.

Trouver le volume occupé par 1 kilogramme d'air, sachant qu'un litre d'air pèse $1^{g},293$.

(Fac. des Sc. de Caen.)

Solution. — De ce que $1^{g},293$ d'air occupe un volume
d'un litre, on conclut

1° Que 1293 grammes d'air occupent un volume de
1000 litres, c'est-à-dire de 1 mètre cube;

2° Que 1 gramme d'air occupe un volume égal à $\dfrac{1^{me}}{1293}$;

3° Et enfin, que 1^{kg} (c'est-à-dire 1000 grammes) d'air occupe un volume égal à

$$\frac{1000^{me}}{1293},$$

c'est-à-dire à

$$0^{me},773395.$$

XXVII.

Une couronne pesant 300 grammes est formée d'or ou d'argent, ou bien d'un alliage de ces deux métaux. On la pèse dans l'eau, et on trouve qu'elle a perdu 20 grammes de son poids ; on demande quelle est la composition de la couronne, sachant que la densité de l'or est 19,3 et celle de l'argent 10,5 ?

(Fac. des Sc. de Paris.)

Solution. — Désignons respectivement par x et y les poids des quantités d'or et d'argent qui peuvent être contenues dans la couronne.

Cette couronne pesant 300 grammes, on a pour première équation du problème

$$\frac{x}{1^g} + \frac{y}{1^g} = 300.$$

Cherchons, maintenant, une seconde équation entre x et y :

Une quantité d'or, dont le poids est x, étant plongée dans l'eau perd de son poids

$$1^g \cdot \frac{\left(\dfrac{x}{1^g}\right)}{19,3},$$

et une quantité d'argent, dont le poids est y, étant plongée aussi dans ce même liquide, perd de son poids

$$1^{\mathrm{g}} \cdot \frac{\left(\dfrac{y}{1^{\mathrm{g}}}\right)}{10,5}.$$

D'après cela, la couronne étant plongée dans l'eau, doit éprouver une perte de poids égale à

$$1^{\mathrm{g}} \cdot \left[\frac{\left(\dfrac{x}{1^{\mathrm{g}}}\right)}{19,3} + \frac{\left(\dfrac{y}{1^{\mathrm{g}}}\right)}{10,5}\right],$$

et, par conséquent, la seconde équation du problème est

$$(2) \qquad \frac{\left(\dfrac{x}{1^{\mathrm{g}}}\right)}{19,3} + \frac{\left(\dfrac{y}{1^{\mathrm{g}}}\right)}{10,5} = 20.$$

Si l'on résout le système des équations (1) et (2), on trouve finalement

$$\frac{x}{1^{\mathrm{g}}} = 197,386,$$

$$\frac{y}{1^{\mathrm{g}}} = 102,614,$$

c'est-à-dire

$$x = 197^{\mathrm{g}},386,$$
$$y = 102^{\mathrm{g}},614.$$

XXVIII.

Il s'est déclaré à fond de cale d'un navire une voie d'eau de forme circulaire et d'un rayon de $0^{\mathrm{m}},1$. La hauteur verticale de l'eau depuis son niveau à l'extérieur jusqu'au centre de l'ouverture est de $3^{\mathrm{m}},03$. L'eau de mer a une densité de 1,07. On demande, à 1 hectogramme près, le poids qu'il faudrait maintenir sur le tampon qui bouche cette voie, pour empêcher l'eau d'entrer.

(Fac. des Sc. de Paris.)

Solution. — Désignons par x ce poids.

On sait qu'il est égal au poids d'une colonne cylindrique (cylindre circulaire droit) de l'eau de mer, dont la base aurait 1 décimètre de rayon, et dont la hauteur serait de $30^{dm},3$.

D'après cela, on a

$$\frac{x}{1^{Kg}} = \pi \cdot 1 \cdot 30,3 \cdot 1,07 = \pi \cdot 32,421 = 101,9,$$

c'est-à-dire

$$x = 101^{Kg},9.$$

XXIX.

On a un tonneau auquel on a adapté un long tube dont la hauteur est de 4 mètres, et le rayon de 5 millimètres. Ce tonneau est formé de deux cônes tronqués réunis par la grande base.

Le rayon de cette grande base est de $0^{m},30$; celui de l'autre est de $0^{m},23$.

La hauteur totale du tonneau est de $0^{m},50$.

L'appareil est rempli d'eau jusqu'à l'extrémité du tube.

On demande le poids total de l'eau, ainsi que la pression exercée sur le fond du tonneau.

(Fac. des Sc. de Nancy.)

Solution. — Désignons par x ce poids, et par y cette pression.

Représentons, en outre, par V le volume de l'eau renfermée dans le tonneau, par v celui de l'eau qui se trouve dans le tube, et enfin par W le volume du cylindre qui aurait pour base un cercle de 23 centimètres de rayon (c'est-à-dire un cercle précisément égal au fond même du tonneau), et pour hauteur, la hauteur du tonneau augmentée de celle du tube.

On sait que l'on a

$$V = 1^{dmc} \cdot 5 \cdot \frac{\pi}{3}\left[(2,3)^2 + 3^2 + 2,3 \cdot 3\right] = 1^{dmc} \cdot \frac{\pi}{3} \cdot 105,95,$$

$$v = 1^{dmc} \cdot \pi \cdot (0,05)^2 \cdot 40 = 1^{dmc} \cdot \pi \cdot 0,1,$$

$$W = 1^{dmc} \cdot \pi \cdot (2,3)^2 (5 + 40) = 1^{dmc} \cdot \pi \cdot 238,05;$$

21

et, par suite, il vient

$$x = 1^{Kg}\left(\frac{\pi}{3} \cdot 105,95 + \pi \cdot 0,1\right) = 1^{Kg} \cdot \frac{\pi}{3} \cdot 106,25$$

$$= 111^{Kg},264740,$$

$$y = 1^{Kg} \cdot \pi \cdot 238,05 = 747^{Kg},856132.$$

XXX.

Un cône en liége a $0^{m},6$ pour rayon de base et $0^{m},8$ pour hauteur; il s'enfonce dans l'eau par son sommet; de quelle quantité, comptée sur sa hauteur, doit-il s'enfoncer (en supposant que la densité du liége soit $0,24$)?

(Calcul à faire par logarithmes.)

(Fac. des Sc. de Poitiers.)

Solution. — Désignons par x la partie de la hauteur du cône qui pénètre dans l'eau.

On a

$$\text{volume du cône} = 1^{mc} \cdot \pi \cdot (0,6)^2 \cdot \frac{0,8}{3} = 1^{mc} \cdot \pi \cdot 0,096,$$

et, par suite,

$$\text{volume de l'eau déplacée} = 1^{mc} \cdot \pi \cdot 0,096 \cdot \frac{\left(\dfrac{x}{1^m}\right)^3}{(0,8)^3}.$$

L'équation du problème est donc

$$\pi \cdot 0,096 \cdot 0,24 = \pi \cdot 0,096 \cdot \frac{\left(\dfrac{x}{1^m}\right)^3}{(0,8)^3},$$

c'est-à-dire

$$\left(\frac{x}{1^m}\right)^3 = 0,24 \cdot 0,512,$$

$$\left(\frac{x}{1^m}\right)^3 = 0,12288.$$

Cette dernière équation donne

$$3 \log \frac{x}{1^{m}} = \log 0,12288 = \overline{1},0894812,$$

$$\log \frac{x}{1^{m}} = \overline{1},6964937,$$

$$\frac{x}{1^{m}} = 0,497,$$

$$x = 0^{m},497.$$

XXXI.

Un morceau de bois dont la densité est $0,729$ a la forme d'un cône droit ; on le fait flotter sur l'eau de manière que son axe soit vertical, en mettant d'abord le sommet en bas, puis le sommet en haut, et l'on demande quelle fraction de la hauteur du cône s'enfoncera dans l'eau dans chaque cas.

(Fac. des Sc. de Paris.)

Solution. — Désignons par V le volume du côné, par R le rayon de sa base et par H sa hauteur.

Premier cas. — Le cône flotte et son sommet est en bas.

Dans ce cas, la partie du cône qui est plongée dans l'eau est un cône droit : désignons par v son volume, par r le rayon de sa base et par h sa hauteur.

On a

$$V.0,729 = v,$$

$$V = \frac{1}{3}\pi R^{2}.H, \quad v = \frac{1}{3}\pi r^{2}.h.$$

d'où l'on déduit

$$\frac{1}{3}\pi R^{2}.H.0,729 = \frac{1}{3}\pi r^{2}.h,$$

ou, ce qui revient au même,

$$\frac{h}{H}.\left(\frac{r}{R}\right)^{2} = 0,729,$$

et comme

$$\frac{r}{R} = \frac{h}{H},$$

il vient

$$\left(\frac{h}{H}\right)^3 = 0,729.$$

En appliquant les logarithmes, on trouve

$$3 \cdot \log \frac{h}{H} = \log 0,729 = \overline{1},8627275,$$

$$\log \frac{h}{H} = \overline{1},9542425,$$

$$\frac{h}{H} = 0,9.$$

Deuxième cas. — Le cône flotte et son sommet est en haut.

Dans ce cas, la partie du cône qui est plongée dans l'eau est un tronc de cône droit à bases parallèles : désignons par v son volume, par r le rayon de sa petite base, et par h sa hauteur.

On a

$$V \cdot 0,729 = v,$$

$$V = \frac{1}{3}\pi R^2 . H, \quad v = \frac{1}{3}\pi h\left(R^2 + r^2 + R r\right),$$

d'où l'on déduit

$$\frac{1}{3}\pi R^2 . H . 0,729 = \frac{1}{3}\pi h\left(R^2 + r^2 + R r\right);$$

ou, ce qui revient au même,

$$\frac{h}{H}\left[1 + \left(\frac{r}{R}\right)^2 + \frac{r}{R}\right] = 0,729,$$

et comme

$$\frac{r}{R} = \frac{H-h}{H} = 1 - \frac{h}{H},$$

il vient

$$\frac{h}{H}\left(3 + \frac{h^2}{H^2} - 3 \cdot \frac{h}{H}\right) = 0,729,$$

c'est-à-dire

$$\left(\frac{h}{H}-1\right)^3+1=0,729.$$

Cette dernière équation donne

$$\left(1-\frac{h}{H}\right)^3=1-0,729=0,271,$$

et, en appliquant les logarithmes, on obtient

$$3\log\left(1-\frac{h}{H}\right)=\log 0,271=\overline{1},43296929,$$

$$\log\left(1-\frac{h}{H}\right)=\overline{1},81098976,$$

$$1-\frac{h}{H}=0,64712\ ..,$$

$$\frac{h}{H}=0,353.$$

XXXII.

Un convoi parti à 8 heures 20 minutes du matin d'une des extrémités d'un chemin de fer de 471 kilomètres, doit mettre 16 heures 40 minutes pour atteindre l'autre extrémité ; on veut qu'un second convoi, partant à 9 heures 40 minutes, rejoigne le premier à 356 kilomètres du point de départ. Quelle doit être la vitesse moyenne de ce second convoi ?

(Fac. des Sc. de Grenoble.)

Solution. — Désignons par x la vitesse cherchée, c'est-à-dire l'espace qui doit être parcouru à l'heure par le second convoi.

La vitesse du premier convoi (c'est-à-dire l'espace qu'il parcourt à l'heure) est égale à

$$471^{\text{Km}}\cdot\frac{3}{50},$$

et par suite le temps qu'il met à parcourir la distance de

356 kilomètres, égale

$$1^h \cdot \frac{356.50}{471.3}.$$

De même, le temps que met le second convoi à parcourir la même distance de 356 kilomètres a pour valeur

$$1^h \cdot \frac{356}{\left(\dfrac{x}{1^{Km}}\right)},$$

et de plus, on a

$$9^h 40' - 8^h 20' = 1^h 20' = \frac{4^h}{3}.$$

D'après cela, l'équation du problème est

$$\frac{356.50}{471.3} - \frac{356}{\left(\dfrac{x}{1^{Km}}\right)} = \frac{4}{3},$$

c'est-à-dire

$$356.50 \cdot \frac{x}{1^{Km}} - 3.356.471 = 4.471 \cdot \frac{x}{1^{Km}},$$

d'où

$$\frac{x}{1^{Km}} = \frac{503028}{15916} = 31,605,$$

ou, ce qui revient au même,

$$x = 31^{Km},605.$$

XXXIII.

Une pierre est tombée au fond d'un puits. On a entendu le bruit de sa chute $4'' \frac{1}{2}$ après son départ. Quelle est la profondeur du puits ?

(Fac. des Sc. de Poitiers.)

Solution. — Désignons par x cette profondeur.

D'après deux principes de physique, on sait :

1° Que le temps (exprimé au moyen de la seconde comme unité) employé par la pierre pour atteindre la surface de l'eau du puits est égal à

$$\sqrt{\frac{2.x}{g}},$$

g désignant la longueur $9^{\mathrm{m}},8088$, c'est-à-dire la vitesse acquise, au bout d'une seconde, par un corps tombant dans le vide ;

2° Que le temps (exprimé aussi au moyen de la seconde comme unité) écoulé depuis l'instant où la pierre a atteint la surface de l'eau du puits jusqu'au moment où le bruit de sa chute est entendu, a pour valeur le rapport de x à la longueur de 337 mètres qui représente à peu près l'espace parcouru en une seconde, et dans l'air, par le son.

L'équation du problème est donc

$$(1) \qquad \sqrt{\frac{2 \cdot \left(\frac{x}{1^{\mathrm{m}}}\right)}{9,8088}} + \frac{\left(\frac{x}{1^{\mathrm{m}}}\right)}{337} = 4,5,$$

ou, ce qui revient au même,

$$(2) \qquad \sqrt{\frac{\left(\frac{x}{1^{\mathrm{m}}}\right)}{4,9044}} = 4,5 - \frac{\left(\frac{x}{1^{\mathrm{m}}}\right)}{337},$$

et en élevant les deux membres de cette dernière équation au carré, on obtient finalement, toutes réductions faites, l'équation

$$(3) \quad 1,2261 \left(\frac{x}{1^{\mathrm{m}}}\right)^2 - 32111,0113 \cdot \frac{x}{1^{\mathrm{m}}} + 2819750,755725 = 0,$$

que nous regarderons comme ayant $\frac{x}{1^{\mathrm{m}}}$ pour inconnue, et qui se trouve avoir ses deux racines réelles, positives et inégales.

Or, en faisant à l'égard de deux puits de profondeur différente, l'expérience indiquée par l'énoncé de la question, on ne peut évidemment arriver, pour tous les deux, au même temps $4''\frac{1}{2}$, et par conséquent le problème proposé qui est toujours susceptible d'une solution, n'en admet qu'une seule (*). Il y a donc lieu d'examiner quelle est celle des deux racines de l'équation (3) qui doit être prise pour solution de ce problème.

A cet effet, remarquons que si A et B désignent les deux membres d'une équation, l'équation $A^2 = B^2$ admet non-seulement les solutions de l'équation $A = B$, mais encore celles de l'équation $A = -B$, car la différence $A^2 - B^2$ étant égale à $(A - B)(A + B)$, est annulée, soit lorsque $A = B$, soit lorsque $A = -B$.

D'après cette remarque, et par suite de ce qui a été dit ci-dessus, des deux racines de l'équation (3), l'une $\dfrac{x'}{1^m}$ est propre à vérifier l'équation (2), et l'autre $\dfrac{x''}{1^m}$ est propre à vérifier l'équation

$$(4) \qquad \sqrt{\dfrac{\left(\dfrac{x}{1^m}\right)}{4,9044}} = \dfrac{\left(\dfrac{x}{1^m}\right)}{337} - 4,5.$$

De plus, comme les équations (2) et (4) montrent immédiatement que l'on a

$$4,5 - \dfrac{\left(\dfrac{x'}{1^m}\right)}{337} > 0 \quad \text{et} \quad \dfrac{\left(\dfrac{x''}{1^m}\right)}{337} - 4,5 > 0,$$

il en résulte la relation

$$\dfrac{x'}{1^m} < \dfrac{x''}{1^m}.$$

Ainsi, la valeur de $\dfrac{x}{1^m}$ qui est solution du problème proposé, est la plus petite des deux racines de l'équa-

____

(*) D'ailleurs, l'équation (1) ne peut être vérifiée par deux valeurs positives et inégales de x ; car plus la valeur positive que l'on donne à x est grande, plus aussi le premier membre de cette équation est grand.

tion (3) : en la calculant, on la trouve sensiblement égale à 88,109.

On a donc

$$x = 88^m,109.$$

XXXIV.

Une lampe et une bougie sont distantes l'une de l'autre de $4^m,15$, et on sait que les intensités des deux lumières sont entre elles comme 6 est à 1. A quelle distance de la lampe, sur la ligne droite qui passe par les deux lumières, doit-on placer un écran pour qu'il soit également éclairé par l'une et par l'autre?

(Fac. des Sc. de Paris.)

Solution. — Soit x la distance demandée.

On a

Intensité de la lampe, à la distance x, $= \dfrac{6}{\left(\dfrac{x}{1^m}\right)^2}$,

Intensité de la bougie, à la distance de $4^m,15 - x$

(dans l'hypothèse de $x < 4^m,15$), $= \dfrac{1}{\left(4,15 - \dfrac{x}{1^m}\right)^2}$,

Intensité de cette même bougie, à la distance de $x - 4^m,15$

(dans l'hypothèse de $x > 4^m,15$), $= \dfrac{1}{\left(\dfrac{x}{1^m} - 4,15\right)^2}$,

et par conséquent l'équation du problème est

$$\frac{6}{\left(\dfrac{x}{1^m}\right)^2} = \frac{1}{\left(4,15 - \dfrac{x}{1^m}\right)^2},$$

ou bien

$$\frac{6}{\left(\dfrac{x}{1^m}\right)^2} = \frac{1}{\left(\dfrac{x}{1^m} - 4,15\right)^2},$$

selon que l'on suppose $x <$ ou $> 4^m,15$.

Mais, comme ces deux équations donnent respectivement

$$\frac{\left(\dfrac{x}{1^{\mathrm{m}}}\right)}{4,15 - \left(\dfrac{x}{1^{\mathrm{m}}}\right)} = + \sqrt{6},$$

$$\frac{\left(\dfrac{x}{1^{\mathrm{m}}}\right)}{4,15 - \left(\dfrac{x}{1^{\mathrm{m}}}\right)} = - \sqrt{6},$$

le problème peut, en quelque sorte, être considéré comme ne donnant lieu qu'à une seule équation, savoir :

$$\frac{\left(\dfrac{x}{1^{\mathrm{m}}}\right)}{4,15 - \left(\dfrac{x}{1^{\mathrm{m}}}\right)} = \pm \sqrt{6},$$

de laquelle on déduit

$$\frac{\left(\dfrac{x}{1^{\mathrm{m}}}\right)}{4,15} = \frac{\sqrt{6}}{\sqrt{6} \pm 1},$$

ou, ce qui revient au même,

$$\frac{x}{1^{\mathrm{m}}} = 4,15 \cdot \frac{\sqrt{6}}{\sqrt{6} \pm 1} = 4,15 \cdot \frac{\sqrt{6}\,(\sqrt{6} \mp 1)}{5} = 0,83.\,(6 \mp \sqrt{6}),$$

c'est-à-dire

$$x = 0^{\mathrm{m}},83.\,(6 \mp \sqrt{6}).$$

On a ainsi deux valeurs de x, et en les désignant par x' et x'', on trouve

$$x' = 2^{\mathrm{m}},947,$$
$$x'' = 7^{\mathrm{m}},013.$$

SIXIÈME PARTIE.

PROBLÈMES RELATIFS AUX MAXIMA ET AUX MINIMA.

1.

On donne un angle BAC moindre qu'un angle droit et un point D sur l'un des côtés AC de cet angle. On demande : 1° la formule qui exprime la longueur de la droite DE comprise entre le point D et le côté AB et formant un angle α avec AD ; 2° la valeur que doit avoir cet angle α pour que la longueur DE soit la plus petite possible ; 3° la valeur minimum de la ligne DE, en supposant l'angle BAC égal à $53°28'15''$ et la distance AD égale à $25^m,15$.

(*Fac. des Sc. de Paris.*)

Solution. — 1° Le triangle ADE donne

$$\frac{DE}{AD} = \frac{\sin A}{\sin E} = \frac{\sin A}{\sin (A + \alpha)},$$

et, par suite,

$$DE = \frac{AD \cdot \sin A}{\sin (A + \alpha)}.$$

2° D'après cette dernière formule, on voit que la longueur DE sera la plus petite possible lorsque $\sin (A + \alpha)$ aura la plus grande valeur possible, c'est-à-dire lorsqu'on aura

$$A + \alpha = 90°,$$

ou, ce qui revient au même,

$$\alpha = 90° - A.$$

3° Dans le cas du minimum de DE, si l'on suppose

$$A = 53° 28' 15'',$$

$$AD = 25^m,15,$$

il vient

$$\frac{DE}{1^m} = 25,15 . \sin 53° 28' 15'',$$

et, par suite,

$$\log \frac{DE}{1^m} = \begin{cases} \qquad \log 25,15 = 1,4005380 \\ + \log \sin 53° 28' 15'' = \overline{1},9050150 \end{cases}$$

$$\log \frac{DE}{1^m} = 1,3055530$$

$$\frac{DE}{1^m} = 20,209,$$

$$DE = 20^m,209.$$

Dans ce cas du minimum de la droite DE, cette droite fait avec AD un angle égal à

$$36° 31' 45''.$$

II.

Si dans le trinôme

$$a^2 x^2 - 2abx + 2b^2$$

on donne à x des valeurs quelconques, quelle est la valeur minimum de ce trinôme?

(Fac. des Sc. de Toulouse.)

Solution. — On a

$$a^2 x^2 - 2abx + 2b^2 = (ax - b)^2 + b^2,$$

et par suite on voit que la valeur minimum demandée est b^2, et qu'elle a lieu pour

$$ax - b = 0,$$

c'est-à-dire pour

$$x = \frac{b}{a} .$$

Scolie. — La méthode si simple que nous venons de

donner pour résoudre la question proposée peut être employée pour résoudre la question suivante, plus générale :

Si dans le trinôme

$$ax^2 + bx + c,$$

où les coefficients a, b, c satisfont aux relations

$$a > 0, \quad b^2 - 4ac < 0 \ (*),$$

on donne à x des valeurs quelconques, quelle est la valeur minimum de ce trinôme ?

Car on a identiquement

$$ax^2 + bx + c = \frac{1}{a}\left[\left(ax + \frac{b}{2}\right)^2 + \frac{1}{4}(4ac - b^2)\right],$$

et sous cette forme, on voit que le trinôme proposé a pour valeur minimum $\frac{1}{4}(4ac - b^2)$, laquelle a lieu pour

$$ax + \frac{b}{2} = 0,$$

c'est-à-dire pour

$$x = -\frac{b}{2a}.$$

III.

Partager le nombre 27 en deux parties telles, que la somme de quatre fois le carré de la première et de cinq fois le carré de la seconde soit la plus petite possible.

(*Fac. des Sc. de Paris.*)

Solution. — Cette question revient à celle-ci :

Parmi tous les nombres positifs moindres que 27, quel est celui qui, mis à la place de x dans l'expression

(1) $$4x^2 + 5(27 - x)^2,$$

jouit de la propriété de la rendre minimum ?

(*) La condition $b^2 - 4ac < 0$ exprime que l'équation $ax^2 + bx + c = 0$ a ses racines imaginaires.

Pour trouver ce nombre, posons

$$4x^2 + 5(27 - x)^2 = m,$$

ou, ce qui revient au même,

$$9x^2 - 270x + 5.27^2 - m = 0.$$

De cette dernière équation, on tire

$$x = \frac{270 \pm \sqrt{270^2 - 4.9(5.27^2 - m)}}{18} = 15 \pm \frac{1}{3}\sqrt{m - 1620},$$

et, par suite, on voit que si dans l'expression (1) on sub-stitue à x un nombre quelconque (réel, positif ou négatif), ce nombre donnera toujours pour valeur de m correspondante, une valeur telle, qu'on aura

$$m \gtreqless 1620,$$

et qu'il n'y aura que pour $x = 15$ que l'on trouvera $m = 1620$.

D'après cela, on peut donc conclure que $x = 15$ correspond au minimum de l'expression (1), et que, par suite, les deux nombres 15 et 12 ($= 27 - 15$) sont les deux parties demandées du nombre 27.

Scolie. — On voit, d'après ce qui précède, que tout nombre réel, positif ou négatif, autre que 15, mis à la place de x dans l'expression (1), fait acquérir à cette expression une valeur plus grande que 1620 qui est celle qu'elle reçoit pour $x = 15$.

IV.

On donne les hauteurs h et h' de deux cylindres et on propose de déterminer les rayons de ces cylindres, de ma-nière que la somme de leurs surfaces latérales soit égale à celle d'une sphère de rayon a, et que la somme de leurs volumes soit la plus petite possible.

(Fac. des Sc. de Paris.)

Solution. — Désignons respectivement par x et x' les rayons des deux cylindres.

On a

$$2\pi(hx + h'x') = 4\pi a^2,$$

ou, ce qui revient au même,

$$(1) \qquad hx + h'x' = 2a^2,$$

et il s'agit de déterminer x et x' de manière que la quantité

$$(2) \qquad \pi(hx^2 + h'x'^2)$$

qui représente la somme des volumes des deux cylindres, soit la plus petite possible.

Comme l'équation (1) donne

$$x' = \frac{2a^2 - hx}{h'}$$

et, par suite,

$$hx^2 + h'x'^2 = hx^2 + h'\frac{(2a^2 - hx)^2}{h'^2}$$
$$= \frac{h(h + h')x^2 - 4a^2hx + 4a^4}{h'},$$

on voit que le minimum de l'expression (2) est égal à celui de l'expression

$$(3) \qquad h(h + h')x^2 - 4a^2hx + 4a^4$$

multiplié par $\frac{\pi}{h'}$, et qu'il est fourni par la même valeur de x que ce dernier.

Si pour déterminer le minimum de l'expression (3) on suit la méthode ordinaire indiquée dans tous les Traités élémentaires d'Algèbre, on trouve

$$\frac{4a^4h'}{h + h'}$$

pour valeur de ce minimum, et $\frac{2a^2}{h + h'}$ pour valeur de x correspondante.

D'après cela, le minimum de l'expression (2) est donc

$$\frac{4\pi a^4}{h + h'}.$$

et les valeurs de x et x' qui lui correspondent sont toutes deux égales à la quantité

$$\frac{2\,a^2}{h + h'}.$$

V.

Étant donnée une droite AB dont la longueur est de 575 mètres, partager cette droite en deux parties AC et BC telles, que la valeur

$$\overline{AC}^2 + 3\,\overline{BC}^2.$$

soit la moindre possible. Donner cette moindre valeur.

(Fac. des Sc. de Paris.)

Solution. — Si l'on désigne par x la longueur AC, cette question revient à la suivante :

Parmi tous les nombres positifs moindres que 575, quel est celui qui, mis à la place de x dans l'expression

$$(1) \qquad\qquad x^2 + 3\,(575 - x)^2,$$

jouit de la propriété de la rendre minimum ?

Pour trouver ce nombre, posons

$$x^2 + 3\,(575 - x)^2 = m,$$

ou, ce qui revient au même,

$$4\,x^2 - 6.575\,x + 3.575^2 - m = 0.$$

De cette dernière équation, on tire

$$x = \frac{6.575 \pm \sqrt{36.575^2 - 16\,(3.575^2 - m)}}{8}$$

$$= 431,25 \pm \frac{1}{4}\sqrt{4\,m - 991875},$$

et, par suite, on voit que si dans l'expression (1) on substitue à x un nombre quelconque, ce nombre donnera toujours pour valeur de m correspondante, une valeur telle, qu'on aura

$$4\,m \geqq 991875,$$

c'est-à-dire

$$m \geq \frac{991875}{4} = 247968,75,$$

et qu'il n'y aura que pour $x = 431,25$ que l'on trouvera $m = 247968,75$.

D'après cela, on peut donc conclure que $x = 431,25$ correspond au minimum de l'expression (1), et que, par suite, les valeurs demandées de AC et BC sont

$$AC = 431^m,25, \quad BC = 143^m,75 (= 575^m - 431^m,25).$$

Quant à la moindre valeur de la surface

$$\overline{AC}^2 + 3\,\overline{BC}^2,$$

elle est égale à $247968^{mq},75$.

Scolie. — Si dans la question précédente on avait laissé la longueur AB indéterminée, on aurait été amené, par la méthode de solution qui vient d'être indiquée, aux conclusions suivantes :

Que le minimum de $\overline{AC}^2 + 3\,\overline{BC}^2$ a lieu pour $AC = \frac{3}{4}\,AB$,

ou, ce qui revient au même, pour $BC = \frac{1}{4}\,AB$, et, par suite, que ce minimum est

$$\left(\frac{3}{4}\,AB\right)^2 + 3\left(\frac{1}{4}\,AB\right)^2,$$

c'est-à-dire $\frac{3}{4}\,\overline{AB}^2$.

Les résultats numériques obtenus precédemment s'accordent, comme cela doit être, avec ces conclusions.

VI.

Deux nombres x et y étant supposés variables, et leur somme étant constamment égale à un nombre donné a, le produit de ces deux nombres variables est maximum lorsqu'ils sont égaux.

Démonstration. — Quelle que soit la valeur x, si l'on désigne par z la différence $x - \dfrac{a}{2}$, il vient

$$(1) \qquad x = \frac{a}{2} + z,$$

et comme $x + y = a$, on a, par suite,

$$(2) \qquad y = \frac{a}{2} - z.$$

Les inégalités (1) et (2) donnent

$$xy = \left(\frac{a}{2} + z \right) \left(\frac{a}{2} - z \right) = \frac{a^2}{4} - z^2,$$

d'où l'on conclut que le produit xy est maximum pour $z = 0$, c'est-à-dire pour

$$x = y = \frac{a}{2}.$$

Donc, etc.

Corollaire. — m et n étant deux nombres inégaux, on a

$$mn < \left(\frac{m + n}{2} \right)^2,$$

car dans chacun des deux produits

$$mn, \quad \left(\frac{m + n}{2} \right)^2,$$

la somme des deux facteurs est la même, et dans le second les deux facteurs sont égaux.

L'inégalité précédente peut se vérifier immédiatement indépendamment de la question de maximum que nous venons d'établir, car on a

$$\left(\frac{m + n}{2} \right)^2 - mn = \frac{m^2 + n^2 + 2mn}{4} - mn = \frac{m^2 + n^2 - 2mn}{4}$$
$$= \left(\frac{m - n}{2} \right)^2,$$

et, par conséquent,

$$\left(\frac{m+n}{2}\right)^2 - mn > 0,$$

c'est-à-dire

$$mn < \left(\frac{m+n}{2}\right)^2.$$

VII.

Parmi tous les triangles de même base et de même périmètre, quel est le plus grand en surface?

(Fac. des Sc. de Poitiers.)

Solution. — Désignons par $2p$ le périmètre commun de tous les triangles considérés, par a leur base commune, par x et y les deux autres côtés de l'un d'eux, et par S la surface de ce triangle.

On sait que l'on a

$$S^2 = p(p-a)(p-x)(p-y),$$

et par conséquent la surface S est la plus grande possible quand le produit

$$(p-x)(p-y)$$

est maximum.

Or, comme dans ce produit la somme des deux facteurs $p-x$ et $p-y$, c'est-à-dire $2p-(x+y)$, est constamment égale à a, pour tous les triangles considérés, il s'ensuit que son maximum a lieu quand on a

$$p-x = p-y,$$

c'est-à-dire

$$x = y.$$

Ainsi, parmi tous les triangles de même base a et de même périmètre, le plus grand en surface est celui dans lequel les deux autres côtés sont égaux.

Nous allons maintenant établir cette propriété d'une manière purement géométrique.

22.

Supposons que BC soit la base commune de deux triangles, l'un isocèle ABC (AB = AC), et l'autre quelconque, mais de même périmètre que le premier.

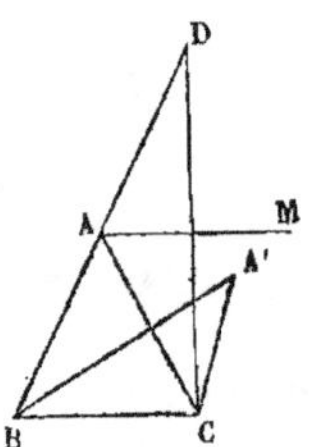

Il s'agit de démontrer que l'on a

$$\text{surface ABC} > \text{surface A}'\text{BC}.$$

Pour cela, prolongeons le côté AB d'une longueur AD égale à lui-même, puis joignons le point D aux points C et A′, et par le point A menons la droite AM parallèle à la base BC.

Comme AB = AC = AD, le point A est également distant des trois sommets du triangle BCD, et par conséquent l'angle BCD est droit (IIe Partie, IX, note).

Cet angle étant droit, et le triangle ACD étant isocèle, la droite AM est perpendiculaire sur le milieu de CD.

Maintenant, le triangle A′BD donne

$$BD < A'B + A'D,$$

c'est-à-dire

$$AB + AC < A'B + A'D,$$

et comme, par hypothèse, on a

$$AB + AC = A'B + A'C,$$

il vient

$$A'D > A'C.$$

Cette dernière inégalité indique que le point A′ est situé entre les deux parallèles AM et BC, c'est-à-dire que, relativement à la base commune BC, le triangle ABC a une plus grande hauteur que le triangle A′BC.

Donc, etc.

VIII.

Inscrire un carré dans un carré donné par son côté ;
on demande le carré inscrit *minimum*.

(*Fac. des Sc. de Poitiers.*)

Solution. — 1° Soit ABCD le carré donné.

Supposons que A′ soit un point quelconque du côté AB,

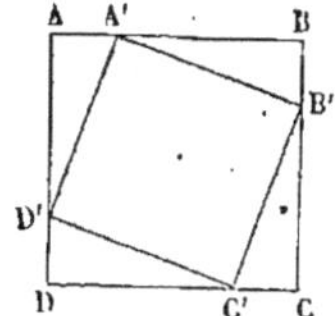

et que sur les autres côtés BC, CD, DA du carré, on
prenne les distances BB′, CC′, DD′ toutes égales entre
elles et à la distance AA′.

Si l'on trace les droites A′B′, B′C′, C′D′, D′A′, le quadrilatère A′B′C′D′ qui se trouve inscrit au carré ABCD
est lui-même un carré.

Pour le démontrer, remarquons que les égalités

$$AB = BC = CD = DA$$
$$AA′ = BB′ = CC′ = DD′$$

entraînent les suivantes

$$BA′ = CB′ = DC′ = AD′,$$

d'où il suit que les triangles rectangles AA′D′, BA′B′,
CB′C′, DC′D′ sont égaux comme ayant un angle égal
$(A = B = C = D)$ compris entre côtés égaux chacun à
chacun, c'est-à-dire que l'on a

$$A′D′ = A′B′ = B′C′ = C′D′,$$
$$\text{angle } AA′D′ = \text{angle } BB′A′,$$

angle AA′D′ + angle BA′B′ = angle BB′A′ + angle BA′B′ = 1^{dr},
et, par conséquent,

$$\text{angle } B′A′D′ = 1^{dr},$$

D'après cela, la figure $A'B'C'D'$ est un carré.

Réciproquement, un carré $A'B'C'D'$ étant supposé inscrit dans un autre carré $ABCD$, les distances AA', BB', CC', DD' sont égales.

Car, on a
$$\text{angle } AA'D' + \text{angle } BA'B' = 1^{dr},$$
$$\text{angle } BB'A' + \text{angle } BA'B' = 1^{dr},$$

c'est-à-dire
$$\text{angle } AA'D' = \text{angle } BB'A',$$

et, par conséquent, à cause de $A'B' = A'D'$, les deux triangles rectangles $AA'D'$ et $BA'B'$ sont égaux, ce qui donne
$$AA' = BB'.$$

On démontrerait de même que l'on a $BB' = CC' = DD'$.

2° Désignons par a le côté AB du carré donné, par x le côté $A'B'$ d'un carré inscrit au premier, et par z la distance AA'.

On a
$$\overline{A'B'}^2 = \overline{A'B}^2 + \overline{BB'}^2,$$

c'est-à-dire
$$x^2 = (a - z)^2 + z^2,$$

ou, ce qui revient au même,
$$x^2 = a^2 - 2z(a - z),$$

et, par conséquent, x^2 sera minimum lorsque le produit $z(a - z)$ sera maximum.

Or, comme la somme des deux facteurs z et $a - z$ de ce produit est toujours égale à a pour tous les carrés inscrits dans le carré $ABCD$, il en résulte que son maximum a lieu pour
$$z = a - z,$$

c'est-à-dire pour
$$z = \frac{a}{2}.$$

D'après cela, le carré minimum inscrit dans le carré $ABCD$ est celui dont les sommets sont les points milieux des côtés de ce dernier.

IX.

L'hypoténuse d'un triangle rectangle ayant une longueur de $33^m,5o$, on propose de calculer, à un centimètre près, les deux côtés de l'angle droit, de manière à rendre la surface du triangle maximum.

Évaluer cette surface en ares et centiares.

(Fac. des Sc. de Nancy.)

Solution. — Désignons par x et y les longueurs demandées de ces deux côtés.

La surface du triangle est égale à $\dfrac{1}{2}\,xy$, et par conséquent il faut déterminer x et y de manière que le produit xy, ou, ce qui revient au même, $x^2 y^2$, soit maximum.

Or, par hypothèse, on a

$$x^2 + y^2 = 1^{mq}.(33,5o)^2,$$

d'où il suit que le maximum en question a lieu pour $x^2 = y^2$, ce qui donne

$$2x^2 = 2y^2 = 1^{mq}.(33,5o)^2,$$

c'est-à-dire

$$x = y = \frac{33^m,5o}{\sqrt{2}} = \frac{33^m,5o}{2}\sqrt{2} = 16^m,75.\sqrt{2} = 23^m,69.$$

De plus, dans ce cas du maximum, on a

$$\frac{1}{2}\,xy = 1^{mq}.\left(\frac{33,5o}{2}\right)^2 = 1^{mq}.(16,75)^2 = 280^{mq},5625,$$

c'est-à-dire que la surface du triangle est alors à peu près égale à 2 ares, plus 81 centiares.

X.

Décomposer le nombre $1oo$ en deux facteurs dont la somme soit minimum.

(Fac. des Sc. de Poitiers.)

Solution. — Désignons par x et y deux nombres positifs quelconques tels qu'on ait

$$xy = 100.$$

Il s'agit de trouver le minimum de la somme $x + y$.

Première méthode. — On a

$$x + y = x + \frac{100}{x}.$$

Si l'on pose

$$x + \frac{100}{x} = z,$$

il vient

$$x^2 - zx + 100 = 0,$$

et pour que les racines de cette équation du second degré en x, soient réelles, il faut que l'on ait

$$z^2 - 4 \cdot 100 \geqq 0,$$

c'est-à-dire

$$z \geqq 2 \cdot 10 = 20.$$

D'après cela, il n'y a pas de valeurs réelles de x et de y qui puissent donner pour la somme $x + y$ une valeur au-dessous de 20, et par conséquent le minimum de cette somme est ce dernier nombre.

La valeur $z = 20$ correspond à

$$x = \frac{z}{2} = 10,$$

et, par suite, il vient

$$y \left(= \frac{100}{x} \right) = 10.$$

Deuxième méthode. — Supposons que l'on prenne les deux nombres x et y égaux, et par conséquent que l'on pose

$$x = y = \sqrt{100} = 10.$$

On a alors

$$x + y = 20.$$

Si, maintenant, on désigne par α et β deux nombres

positifs, inégaux, dont la somme soit tout au plus égale
à 20, on aura

$$\alpha\beta < 10.10 = 100,$$

et, par conséquent, deux nombres positifs dont le produit
égale 100, ne peuvent avoir pour somme un nombre inférieur à 20.

D'après cela, le minimum de $x + y$ est donc 20, et il
correspond à

$$x = y = 10.$$

XI.

Parmi tous les rectangles que l'on peut inscrire dans
un cercle donné, quel est celui dont le périmètre est maximum?

(Fac. des Sc. de Toulouse.)

Solution. — Désignons par R le rayon du cercle, et
par x et y les deux côtés d'un rectangle quelconque inscrit
dans ce cercle.

Il s'agit de trouver le maximum de la somme

$$x + y,$$

ou, ce qui revient au même, de son carré

$$x^2 + y^2 + 2xy,$$

et comme on a

$$(1) \qquad x^2 + y^2 = (2R)^2 = 4R^2,$$

il suffit de trouver le maximum du produit xy, ou, ce
qui revient au même, du carré

$$x^2 y^2$$

de ce produit.

Or, comme d'après la relation (1) la somme des deux
facteurs x^2 et y^2 du produit $x^2 y^2$ est toujours la même,
pour tous les rectangles inscrits dans le cercle de rayon R,
son maximum a lieu pour

$$x^2 = y^2,$$

c'est-à-dire pour

$$x = y.$$

Le rectangle de périmètre maximum que l'on peut inscrire dans un cercle donné est donc le carré.

Scolie. — Comme, d'après ce qui précède, le maximum de xy a lieu pour $x = y$, il en résulte que le rectangle de surface maximum inscrit dans un cercle donné est aussi le carré.

XII.

n nombres positifs x_1, x_2, $x_3, \ldots, x_n$ étant supposés variables, et leur somme étant constamment égale à un nombre donné a, le produit de ces n nombres variables est maximum lorsqu'ils sont tous égaux.

Démonstration. — **D'abord, comme chacun des n nombres variables** x_1, x_2, $x_3, \ldots, x_n$ est moindre que a, le produit de ces n nombres est toujours moindre que a^n, et par conséquent il a un maximum.

De plus, si dans ce produit on suppose que deux des n facteurs, par exemple x_1 et x_2, soient inégaux, on pourra le rendre plus grand en remplaçant chacun de ces deux facteurs par le nombre $\dfrac{x_1 + x_2}{2}$ (VIe Partie, VI, *Coroll.*), ce qui ne changera pas la somme des n facteurs.

Il suit donc de là que le maximum du produit en question a lieu pour

$$x_1 = x_2 = x_3 = \ldots = x_n = \frac{a}{n}.$$

Donc...

Corollaire. — m_1, m_2, $m_3, \ldots, m_n$ étant n nombres positifs qui ne sont pas tous égaux entre eux, on a

$$m_1 m_2 m_3 \ldots m_n < \left(\frac{m_1 + m_2 + m_3 + \ldots + m_n}{n} \right)^n,$$

car dans chacun des deux produits

$$m_1 m_2 m_3 \ldots m_n, \qquad \left(\frac{m_1 + m_2 + m_3 + \ldots + m_n}{n} \right)^n,$$

la somme des n facteurs est la même, et dans le second les n facteurs sont égaux.

L'inégalité précédente donne

$$\sqrt[n]{m_1 m_2 m_3 \ldots m_n} < \frac{m_1 + m_2 + m_3 + \ldots + m_n}{n},$$

et dans cette dernière inégalité, le premier membre et le second membre sont respectivement appelés la *moyenne géométrique* et la *moyenne arithmétique* entre les n nombres m_1, m_2, m_3, ..., m_n.

XIII.

Parmi tous les triangles de même périmètre, quel est le plus grand en surface?

(Fac. des Sc. de Poitiers.)

Solution. — Désignons par $2p$ le périmètre commun de tous les triangles considérés, par x, y, z les trois côtés de l'un d'eux, et par S la surface de ce triangle.

On sait que l'on a

$$S^2 = p\,(p - x)\,(p - y)\,(p - z),$$

et par conséquent la surface S est la plus grande possible quand le produit

$$(p - x)\,(p - y)\,(p - z)$$

est maximum.

Or, comme dans ce produit la somme des trois facteurs $p - x$, $p - y$ et $p - z$, c'est-à-dire $3p - (x + y + z)$, est constamment égale à p, pour tous les triangles considérés, il s'ensuit que son maximum a lieu quand on a

$$p - x = p - y = p - z,$$

c'est-à-dire

$$x = y = z.$$

Ainsi, parmi tous les triangles de même périmètre, le plus grand en surface est celui qui est équilatéral.

Cette propriété pourrait être présentée comme corollaire de la proposition établie au n° VI (VIe Partie).

Car, d'après cette proposition, si l'on suppose un triangle dont les trois côtés soient les trois longueurs a, b, c, les deux dernières étant inégales, on peut immédiatement en construire un second de même périmètre et de surface plus grande, en lui donnant pour côtés les trois longueurs

$$a, \quad \frac{1}{2}(b + c), \quad \frac{1}{2}(b + c).$$

XIV.

Inscrire dans une sphère donnée le cône circulaire droit de surface totale maximum.

(Fac. des Sc. de Poitiers.) (*)

Solution. — Soit R le rayon de la sphère.

Considérons un demi-grand cercle ACB de cette sphère,

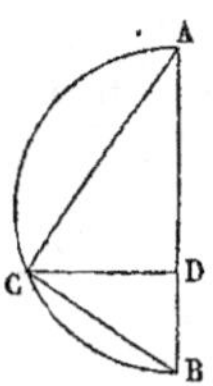

et dans ce demi-grand cercle une corde AC partant de l'une de ses extrémités.

Du point C abaissons la droite CD perpendiculaire sur le diamètre AB.

En même temps que le demi-cercle ACB tournant autour de son diamètre AB engendre la sphère, le triangle

---

(*) La *Revue de l'Instruction publique* a inscrit cette question au nombre de celles qui ont été proposées par la Faculté des Sciences de Poitiers; cependant, à cause de la difficulté qu'elle peut présenter communnément aux candidats au grade de bachelier ès sciences, nous doutons de l'exactitude des renseignements de la *Revue* à cet égard. En traitant ici cette question, c'est peut-être pour la première fois qu'elle se trouve exposée d'une manière tout à fait élémentaire.

rectangle ACD engendre un cône circulaire droit inscrit dans cette sphère, et en désignant les longueurs CD et AC respectivement par x et y, la surface totale de ce cône est égale à $\pi\,(x^2 + xy)$.

Il s'agit donc de déterminer le maximum de la quantité

$$x^2 + xy.$$

Pour cela, joignons le point C au point B, et si l'on observe que le double de la surface du triangle rectangle ABC est égale à chacun des deux produits AB.CD, AC.BC, il vient l'égalité

$$\mathrm{AB.CD} = \mathrm{AC.BC}\left(= \mathrm{AC}.\sqrt{\overline{\mathrm{AB}}^2 - \overline{\mathrm{AC}}^2}\right)$$

qui se transforme immédiatement en l'équation

$$2\mathrm{R}x = y\sqrt{4\mathrm{R}^2 - y^2},$$

de laquelle on tire

$$x^2 = \frac{y^2(4\mathrm{R}^2 - y^2)}{4\mathrm{R}^2},$$

$$xy = \frac{y^2\sqrt{4\mathrm{R}^2 - y^2}}{2\mathrm{R}},$$

et, par conséquent,

$$x^2 + xy = \frac{y^2\sqrt{4\mathrm{R}^2 - y^2}\left(\sqrt{4\mathrm{R}^2 - y^2} + 2\mathrm{R}\right)}{4\mathrm{R}^2}.$$

Maintenant, si l'on désigne par z le radical $\sqrt{4\mathrm{R}^2 - y^2}$, ce qui donne

$$y^2 = 4\mathrm{R}^2 - z^2 = (2\mathrm{R} + z)(2\mathrm{R} - z),$$

il vient

$$x^2 + xy = \frac{z(2\mathrm{R} + z)^2(2\mathrm{R} - z)}{4\mathrm{R}^2},$$

d'où il suit que la recherche du maximum de $x^2 + xy$ revient à chercher celui du produit

$$z(2\mathrm{R} + z)^2(2\mathrm{R} - z)$$

qui peut évidemment, dans cette recherche, être remplacé par le suivant

$$(1) \qquad \lambda z . \left[\frac{\lambda'(2R + z)}{2} \right]^2 . (2R - z),$$

λ et λ' étant deux nombres quelconques positifs ou négatifs. Cela posé, si l'on choisit les deux nombres λ, λ' de
manière qu'on ait

$$(2) \qquad \lambda + \lambda' - 1 = 0,$$

et aussi de telle sorte que, substitués dans les deux équations

$$(3) \qquad \lambda z = \frac{\lambda'(2R + z)}{2} = 2R - z,$$

ils donnent la même valeur z_1 pour z (*), on aura, dans
le produit (1), pour toute valeur de z,

$$\lambda z + \lambda'(2R + z) + (2R - z) = (\lambda' + 1)2R,$$

c'est-à-dire que, dans ce produit, la somme des quatre
facteurs

$$\lambda z, \quad \frac{\lambda'(2R + z)}{2}, \quad \frac{\lambda'(2R + z)}{2}, \quad 2R - z$$

sera constante, et de plus, pour $z = z_1$, on aura égalité
entre ces quatre facteurs.

La valeur $z = z_1$ rendra donc alors le produit (1)
maximum.

Pour déterminer cette valeur de z, des équations (3)
on tire

$$\lambda = \frac{2R - z}{z}, \quad \lambda' = \frac{4R - 2z}{2R + z},$$

et portant ces deux valeurs de λ et λ' dans l'équation (2),
il vient, toutes réductions faites, l'équation

$$2z^2 - Rz - 2R^2 = 0 .$$

(*) Les deux nombres λ, λ' choisis comme on le dit ici, et la valeur z_1
de z, forment alors la solution du système des trois équations (2) et (3)
aux trois inconnues λ, λ', z.

qui donne

$$z_1 = \frac{R}{4}\left(1 + \sqrt{17}\right),$$

et, par suite,

$$y^2 = 4R^2 - z_1^2 = \frac{R^2}{8}\left(23 - \sqrt{17}\right),$$

$$y = \frac{R}{4}\sqrt{46 - 2\sqrt{17}},$$

$$x^2 = \frac{y^2 z_1^2}{4R^2} = \frac{R^2\left(190 + 14\sqrt{17}\right)}{256},$$

$$x = \frac{R}{16}\sqrt{190 + 14\sqrt{17}}.$$

Telles sont les valeurs qui correspondent au cône de surface totale maximum.

XV.

n nombres positifs x_1, x_2, x_3,..., x_n étant supposés variables, et leur produit étant constamment égal à un nombre donné a, la somme de ces n nombres variables est minimum lorsqu'ils sont tous égaux.

Démonstration. — D'abord lorsque les n nombres x_1, x_2, x_3,..., x_n sont tous égaux, on a

$$x_1^n = x_2^n = x_3^n = \ldots = x_n^n = a,$$

c'est-à-dire

$$x_1 = x_2 = x_3 = \ldots = x_n = \sqrt[n]{a},$$

et, par conséquent,

$$x_1 + x_2 + x_3 + \ldots + x_n = n\sqrt[n]{a}.$$

Supposons, maintenant, que les n nombres en question ne soient pas tous égaux, et que, ayant formé leur somme S, on ait

$$S < n\sqrt[n]{a}.$$

On sait (VIe Partie, XII) que le plus grand produit susceptible d'être formé avec n nombres positifs variables dont la somme égale constamment S, est $\left(\dfrac{S}{n}\right)^n$, et comme

on a $\dfrac{S}{n} < \sqrt[n]{a}$, ce plus grand produit est moindre que a.

Il suit de là que les deux relations

$$x_1 x_2 x_3 \ldots x_n = a,$$
$$x_1 + x_2 + x_3 + \ldots + x_n < n\sqrt[n]{a},$$

ne peuvent pas avoir lieu simultanément.

Donc, etc.

XVI.

Deux nombres positifs x et y étant supposés variables, et leur somme étant constamment égale à un nombre donné a, le produit de ces deux nombres variables élevés respectivement aux deux puissances entières et positives m et n, est maximum lorsqu'on a

$$(1) \qquad \frac{x}{m} = \frac{y}{n}.$$

Démonstration. — La recherche du maximum de $x^m y^n$ revient à chercher le maximum de

$$\frac{x^m y^n}{m^m n^n},$$

ou, ce qui revient au même, de

$$\left(\frac{x}{m}\right)^m \left(\frac{y}{n}\right)^n,$$

et comme dans ce produit la somme des $m + n$ facteurs égale $x + y \left(= m \cdot \dfrac{x}{m} + n \cdot \dfrac{y}{n}\right)$, c'est-à-dire a, son maximum a lieu, comme on sait (VIe Partie, XII), pour

$$\frac{x}{m} = \frac{y}{n}.$$

Donc, etc.

Scolie. — L'égalité (1) étant supposée avoir lieu, on

en tire

$$\frac{x}{m} = \frac{y}{n} = \frac{x+y}{m+n} = \frac{a}{m+n},$$

et, par conséquent,

$$x = \frac{am}{m+n}, \quad y = \frac{an}{m+n}.$$

La valeur maximum du produit $x^m y^n$ est donc

$$\left(\frac{am}{m+n}\right)^m \left(\frac{an}{m+n}\right)^n.$$

Corollaire. — Les mêmes choses étant posées que précédemment, si l'on désigne par p et q deux nombres entiers positifs, le produit

$$(2) \qquad \sqrt[p]{x^m} \cdot \sqrt[q]{y^n}$$

est maximum lorsqu'on a

$$p \cdot \frac{x}{m} \qquad \cdot \frac{y}{n}.$$

Car la théorie du calcul des radicaux donne

$$\sqrt[p]{x^m} \cdot \sqrt[q]{y^n} = \sqrt[pq]{x^{mq}} \cdot \sqrt[pq]{y^{np}} = \sqrt[pq]{x^{mq} y^{np}},$$

d'où il suit que le produit (2) est maximum lorsque le produit $x^{mq} y^{np}$ l'est, c'est-à-dire lorsqu'on a

$$\frac{x}{mq} = \frac{y}{np},$$

ou, ce qui revient au même,

$$p \cdot \frac{x}{m} = q \cdot \frac{y}{n}.$$

Cette dernière égalité étant supposée avoir lieu, il vient

$$\frac{x}{mq} = \frac{y}{np} = \frac{x+y}{mq+np} = \frac{a}{mq+np},$$

et, par conséquent,

$$x = \frac{amq}{mq+np}, \quad y = \frac{anp}{mq+np}.$$

La valeur maximum du produit (2) est donc

$$\sqrt[p]{\left(\frac{amq}{mq+np}\right)^m} \cdot \sqrt[q]{\left(\frac{anp}{mq+np}\right)^n}.$$

XVII.

Parmi tous les triangles isocèles que l'on peut inscrire dans un cercle donné, quel est celui dont la surface est la plus grande ?

(Fac. des Sc. de Poitiers.)

Solution. — Désignons par $2x$ la base du triangle isocèle, et par y sa hauteur : il faut chercher le maximum de xy, ou, ce qui revient au même, de $x^2 y^2$.

Soit R le rayon du cercle donné, on a

$$x^2 = (2R - y)\, y,$$

d'où

$$x^2 y^2 = (2R - y)^1 \cdot (y)^3,$$

et comme

$$(2R - y) + y = \text{une constante},$$

le maximum cherché a lieu pour

$$\frac{2R - y}{1} = \frac{y}{3},$$

d'où l'on tire

$$y = 3\,\frac{R}{2},$$

ce qui indique que le triangle isocèle maximum est le triangle équilatéral.

Scolie. — La solution de ce problème pourrait être présentée comme conséquence immédiate du théorème suivant :

Théorème. — De tous les triangles que l'on peut inscrire dans un cercle donné, celui dont la surface est la plus grande est le triangle équilatéral.

Démonstration. — ABC étant un triangle inscrit dans

le cercle donné, je dis que si ce triangle a deux côtés inégaux, par exemple $AC > BC$, on peut inscrire dans le

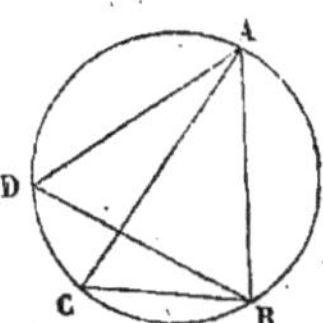

même cercle un second triangle dont la surface soit plus
grande que celle du premier.

En effet, on voit très-facilement que de tous les points
d'un arc de cercle, le plus éloigné de sa corde est le point
milieu de cet arc, et que, par conséquent, des deux triangles qui ont pour base commune la corde AB et pour sommets, le premier le point C, le second le point D milieu de
l'arc ACB, ce dernier est celui qui a la plus grande hauteur, ou, ce qui revient au même, la plus grande surface.

Il suit de là que de tous les triangles que l'on peut inscrire dans un cercle donné, celui dont la surface est la
plus grande est celui qui n'a pas deux côtés inégaux,
c'est-à-dire que c'est le triangle équilatéral.

XVIII.

Inscrire dans un cercle le triangle isocèle de surface
maximum.

Solution. — Soit R le rayon du cercle.

Supposons qu'on ait inscrit un triangle isocèle quelconque dans ce cercle, et désignons par $2x$ sa base, et par
y sa hauteur.

La surface de ce triangle est égale au produit xy, et
par conséquent il faut chercher le maximum de ce produit, ou, ce qui revient au même, de son carré $x^2 y^2$.

On sait que la moitié de la corde $2x$ est moyenne proportionnelle entre les deux segments du diamètre perpen-

diculaire sur cette corde, lesquels ont pour valeurs y et $2R - y$.

On a donc
$$x^2 = y(2R - y).$$

d'où
$$x^2 y^2 = y^3 (2R - y)^1,$$

et comme la somme $y + (2R - y)$ est toujours la même pour tous les triangles isocèles inscrits dans le cercle de rayon R, on conclut de là (VIe Partie, XVI) que le maximum de $x^2 y^2$ a lieu pour

$$\frac{y}{3} = \frac{2R - y}{1} = \frac{y + (2R - y)}{3 + 1} = \frac{R}{2},$$

c'est-à-dire pour
$$y = 3\frac{R}{2}.$$

Par suite, on a
$$x\left[= \sqrt{y(2R - y)}\right] = \frac{1}{2} R \sqrt{3}.$$

Cette valeur de x, comme celle de y, montre que le triangle isocèle de surface maximum inscrit dans un cercle est le triangle équilatéral.

XIX.

Inscrire dans une sphère le cône de surface latérale maximum.

Solution. — Soit R le rayon de la sphère.

Supposons qu'on ait inscrit un cône quelconque dans cette sphère, et désignons par x le rayon de sa base, par y son côté et par z sa hauteur.

La surface latérale de ce cône est égale au produit πxy, et, par conséquent, il faut chercher le maximum de xy ou, ce qui revient au même, de $x^2 y^2$.

On a
$$x^2 = z(2R - z),$$
$$y^2 = 2R \cdot z,$$

d'où l'on déduit

$$x^2 = \frac{y^2}{2\,\mathrm{R}}\left(2\,\mathrm{R} - \frac{y^2}{2\,\mathrm{R}}\right) = \frac{y^2\,(4\,\mathrm{R}^2 - y^2)}{4\,\mathrm{R}^2},$$

et, par suite,

$$x^2 y^2 = \frac{(y^2)^2\,(4\,\mathrm{R}^2 - y^2)^2}{4\,\mathrm{R}^2}.$$

D'après le théorème du n° XVI (VIe Partie), cette dernière équation montre que le maximum cherché a lieu pour

$$\frac{y^2}{2} = \frac{4\,\mathrm{R}^2 - y^2}{1} = \frac{4\,\mathrm{R}^2}{3},$$

c'est-à-dire pour

$$y = \frac{2\,\mathrm{R}}{3}\sqrt{6}.$$

La valeur de x correspondante à cette valeur de y est

$$x = \frac{2\,\mathrm{R}}{3}\sqrt{2}.$$

XX.

Le produit de deux nombres positifs variables x et y élevés respectivement aux puissances entières et positives m et n étant supposé constamment égal à un nombre donné a, la somme de ces deux nombres est minimum lorsqu'on a

$$(1) \qquad \frac{x}{m} = \frac{y}{n}.$$

Démonstration. — Car l'égalité constante

$$x^m y^n = a$$

peut être remplacée par la suivante

$$\left(\frac{x}{m}\right)^m \left(\frac{y}{n}\right)^n = \frac{a}{m^m n^n},$$

et, par suite (VIe Partie, XV), le minimum de la somme des $m + n$ facteurs du produit $\left(\dfrac{x}{m}\right)^m \left(\dfrac{y}{n}\right)^n$, c'est-à-dire de la somme $x + y$, a lieu pour

$$\frac{x}{m} = \frac{y}{n}.$$

Scolie. — La relation (1) étant supposée avoir lieu, on a

$$\frac{x}{m} = \frac{y}{n} = \sqrt[m+n]{\left(\frac{x}{m}\right)^m \left(\frac{y}{n}\right)^n} = \sqrt[m+n]{\frac{a}{m^m n^n}} = \frac{x+y}{m+n},$$

et, par conséquent, le minimum de la somme $x + y$ est

$$(m+n)\sqrt[m+n]{\frac{a}{m^m n^n}}.$$

XXI.

Le produit des racines d'indices p et q (p et q sont deux nombres entiers positifs) de deux nombres positifs variables x et y élevés respectivement aux puissances entières et positives m et n, étant supposé constamment égal à un nombre donné a, la somme de ces deux nombres est minimum lorsqu'on a

$$(1) \qquad p \cdot \frac{x}{m} = q \cdot \frac{y}{n}.$$

Démonstration. — Car, à cause des égalités

$$\sqrt[p]{x^m}\,\sqrt[q]{y^n} = \sqrt[pq]{x^{mq}}\,\sqrt[pq]{y^{np}} = \sqrt[pq]{x^{mq} \cdot y^{np}},$$

la relation constante

$$\sqrt[p]{x^m}\,\sqrt[q]{y^n} = a$$

peut être remplacée par la suivante,

$$x^{mq} \cdot y^{np} = a^{pq},$$

et, par suite (VIe Partie, XX), le minimum de la somme $x + y$ a lieu pour

$$\frac{x}{mq} = \frac{y}{np},$$

c'est-à-dire pour

$$p \cdot \frac{x}{m} = q \cdot \frac{y}{n}.$$

Scolie. — La relation (1) étant supposée avoir lieu, on a

$$\frac{x}{mq} = \frac{y}{np} = \sqrt[mq+np]{\left(\frac{x}{mq}\right)^{mq}\left(\frac{y}{np}\right)^{np}} = \sqrt[mq+np]{\frac{a^{pq}}{(mq)^{mq}.(np)^{np}}}$$

$$= \frac{x+y}{mq+np},$$

et, par conséquent, le minimum de la somme $x+y$ est

$$(mq+np)\sqrt[mq+np]{\frac{a^{pq}}{(mq)^{mq}.(np)^{np}}}.$$

XXII.

x et y étant deux nombres positifs variables assujettis à vérifier constamment l'égalité

$$ax^{\alpha} + by^{\beta} = c,$$

dans laquelle a, b, c, α, β désignent des nombres positifs, les trois premiers quelconques et les deux derniers entiers, le produit de ces deux nombres variables élevés respectivement aux puissances entières et positives m et n est maximum lorsqu'on a

$$(1) \qquad \alpha.\frac{ax^{\alpha}}{m} = \beta.\frac{by^{\beta}}{n}.$$

Démonstration. — Représentons les quantités ax^{α}, by^{β} respectivement par x_1 et y_1.

La recherche du maximum de $x^m y^n$ revient à chercher le maximum de

$$\sqrt[\alpha]{x_1^{m}}\ \sqrt[\beta]{y_1^{n}},$$

et comme on a

$$\sqrt[\alpha]{x_1^{m}}\ \sqrt[\beta]{y_1^{n}} = \sqrt[\alpha\beta]{x_1^{m\beta}}\ \sqrt[\alpha\beta]{y_1^{n\alpha}} = \sqrt[\alpha\beta]{x_1^{m\beta} y_1^{n\alpha}},$$

la recherche de ce dernier maximum revient à déterminer celui de $x_1^{m\beta}$, $y_1^{n\alpha}$, lequel a lieu, comme on sait

(VIe Partie, XVI), pour

$$\frac{x_1}{m\beta} = \frac{y_1}{n\alpha},$$

ou, ce qui revient au même, pour

$$\alpha . \frac{x_1}{m} = \beta . \frac{y_1}{n}.$$

Donc, etc.

Scolie. — L'égalité (1) étant supposée avoir lieu, on en tire

$$\frac{ax^\alpha}{m\beta} = \frac{by^\beta}{n\alpha} = \frac{ax^\alpha + by^\beta}{m\beta + n\alpha} = \frac{c}{m\beta + n\alpha},$$

et, par conséquent,

$$x = \sqrt[\alpha]{\frac{cm\beta}{a(m\beta + n\alpha)}}, \quad y = \sqrt[\beta]{\frac{cn\alpha}{b(m\beta + n\alpha)}}.$$

La valeur maximum du produit $x^m y^n$ est donc

$$\sqrt[\alpha]{\left[\frac{cm\beta}{a(m\beta + n\alpha)}\right]^m} \sqrt[\beta]{\left[\frac{cn\alpha}{b(m\beta + n\alpha)}\right]^n}.$$

Corollaire. — Les mêmes choses étant posées que précédemment, si l'on désigne par p et q deux nombres entiers positifs, le produit

$$(2) \qquad \sqrt[p]{x^m} \sqrt[q]{y^n}$$

est maximum lorsqu'on a

$$p\alpha \frac{ax^\alpha}{m} = q\beta \frac{by^\beta}{n}.$$

Car la théorie du calcul des radicaux donne

$$\sqrt[p]{x^m} \sqrt[q]{y^n} = \sqrt[pq]{x^{mq}} \sqrt[pq]{y^{np}} = \sqrt[pq]{x^{mq} y^{np}},$$

ce qui indique que le produit (2) est maximum lorsque le produit $x^{mq} y^{np}$ l'est, c'est-à-dire lorsqu'on a

$$\alpha . \frac{ax^\alpha}{mq} = \beta . \frac{by^\beta}{np},$$

où, ce qui revient au même,

$$p\alpha . \frac{ax^\alpha}{m} = q\beta . \frac{by^\beta}{n}.$$

Cette dernière égalité étant supposée avoir lieu, il vient

$$\frac{ax^\alpha}{mq\beta} = \frac{by^\beta}{np\alpha} = \frac{ax^\alpha + by^\beta}{mq\beta + np\alpha} = \frac{c}{mq\beta + np\alpha},$$

et, par conséquent,

$$x = \sqrt[\alpha]{\frac{cmq\beta}{a(mq\beta + np\alpha)}}, \quad y = \sqrt[\beta]{\frac{cnp\alpha}{b(mq\beta + np\alpha)}}.$$

La valeur maximum du produit (2) est donc

$$\sqrt[p\alpha]{\left[\frac{cmq\beta}{a(mq\beta + np\alpha)}\right]^m} \sqrt[q\beta]{\left[\frac{cnp\alpha}{b(mq\beta + np\alpha)}\right]^n}.$$

XXIII.

Le produit de deux nombres positifs variables x et y élevés respectivement aux puissances entières et positives m et n étant supposé constamment égal à un nombre donné c, la quantité

$$ax^\alpha + by^\beta,$$

dans laquelle a, b, α, β désignent des nombres positifs, les deux premiers quelconques et les deux autres entiers, est minimum lorsqu'on a

$$(1) \qquad \alpha \frac{ax^\alpha}{m} = \beta \frac{by^\beta}{n}.$$

Démonstration. — Car l'égalité constante $x^m y^n = c$ peut être remplacée par la suivante :

$$\sqrt[\alpha]{(ax^\alpha)^m} \sqrt[\beta]{(by^\beta)^n} = c \sqrt[\alpha]{a^m} \sqrt[\beta]{b^n},$$

et, par suite (VIe Partie, XXI), le minimum de la somme

$ax^{\alpha} + by^{\beta}$ a lieu pour

$$\alpha\,\frac{ax^{\alpha}}{m} = \beta\,\frac{by^{\beta}}{n}.$$

Donc, etc.

Scolie. — La relation (1) étant supposée avoir lieu, on a

$$\frac{ax^{\alpha}}{m\beta} = \frac{by^{\beta}}{n\alpha} = \sqrt[m\beta+n\alpha]{\left(\frac{ax^{\alpha}}{m\beta}\right)^{m\beta}\left(\frac{by^{\beta}}{n\alpha}\right)^{n\alpha}}$$

$$= \sqrt[m\beta+n\alpha]{\frac{a^{m\beta}\,b^{n\alpha}\,c^{\alpha\beta}}{(m\beta)^{m\beta}(n\alpha)^{n\alpha}}} = \frac{ax^{\alpha}+by^{\beta}}{m\beta+n\alpha},$$

et, par conséquent, la valeur minimum de la quantité $ax^{\alpha} + by^{\beta}$ est

$$(m\beta + n\alpha)\sqrt[m\beta+n\alpha]{\frac{a^{m\beta}\,b^{n\alpha}\,c^{\alpha\beta}}{(m\beta)^{m\beta}(n\alpha)^{n\alpha}}}.$$

XXIV.

a, b, m et n étant des nombres positifs, les deux premiers quelconques et les deux autres entiers, on demande quel est le minimum de la quantité

$$ax^{m} + \frac{b}{x^{n}},$$

dans laquelle x désigne un nombre variable pouvant recevoir des valeurs positives quelconques, et aucune autre.

Solution. — Si l'on représente $\frac{1}{x}$ par y, cette quantité peut s'écrire sous la forme

$$ax^{m} + by^{n},$$

et comme on a constamment, pour toute valeur de x,

$$xy = 1,$$

le théorème du n° **XXIII** (**VI**ᵉ Partie) permet de conclure immédiatement que le minimum demandé a lieu pour

$$max^m = nby^n,$$

c'est-à-dire pour

$$max^m = \frac{nb}{x^n}.$$

Cette dernière équation donne

$$\frac{ax^m}{n} = \frac{\left(\dfrac{b}{x^n}\right)}{m} = \frac{ax^m + \dfrac{b}{x^n}}{m + n},$$

$$x^{m+n} = \frac{nb}{ma},$$

et, par conséquent,

$$ax^m + \frac{b}{x^n} = (m + n) \sqrt[m+n]{\frac{a^n b^m}{m^m n^n}}.$$

Tel est le minimum demandé.

XXV.

Le produit des racines d'indices p et q (p et q sont deux nombres entiers positifs) de deux nombres positifs variables x et y élevés respectivement aux puissances entières et positives m et n étant supposé constamment égal à un nombre donné c, la quantité

$$ax^\alpha + by^\beta,$$

dans laquelle a, b, α, β désignent des nombres positifs, les deux premiers quelconques et les deux autres entiers, est minimum lorsqu'on a

$$(1) \qquad p\alpha \frac{ax^\alpha}{m} = q\beta \frac{by^\beta}{n}.$$

Démonstration. — Car l'égalité constante

$$\sqrt[p]{x^m} \sqrt[q]{y^n} = c$$

peut être remplacée par la suivante :

$$\sqrt[p\alpha]{(ax^\alpha)^m} \sqrt[q\beta]{(by^\beta)^n} = \sqrt[p\alpha]{a^m} \cdot \sqrt[q\beta]{b^n} \cdot c,$$

et, par suite (VIe Partie, XXIII), le minimum de la quantité $ax^\alpha + by^\beta$ a lieu pour

$$p\alpha \cdot \frac{ax^\alpha}{m} = q\beta \frac{by^\beta}{n}.$$

Donc, etc.

Scolie. — La relation (1) étant supposée avoir lieu, on a

$$\frac{ax^\alpha}{mq\beta} = \frac{by^\beta}{np\alpha} = \sqrt[\scriptstyle mq\beta + np\alpha]{\left(\frac{ax^\alpha}{mq\beta}\right)^{mq\beta}\left(\frac{by^\beta}{np\alpha}\right)^{np\alpha}}$$

$$= \sqrt[\scriptstyle mq\beta + np\alpha]{\frac{a^{mq\beta}\,b^{np\alpha}\cdot c^{pq\alpha\beta}}{(mq\beta)^{mq\beta}(np\alpha)^{np\alpha}}} = \frac{ax^\alpha + by^\beta}{mq\beta + np\alpha},$$

et, par conséquent, la valeur minimum de la quantité $ax^\alpha + by^\beta$ est

$$(mq\beta + np\alpha)\sqrt[\scriptstyle mq\beta + np\alpha]{\frac{a^{mq\beta}\,b^{np\alpha}\,c^{pq\alpha\beta}}{(mq\beta)^{mq\beta}(np\alpha)^{np\alpha}}}.$$

Observation. — Les théorèmes des n°s XVI, XX, XXI, XXII, XXIII, XXV peuvent être étendus facilement au cas où, au lieu de deux nombres positifs variables x et y, on en considère un plus grand nombre.

XXVI.

a, b, a', b', m et m' étant des nombres positifs, les quatre premiers quelconques et les deux autres entiers, si l'on désigne par x un nombre variable pouvant prendre successivement et indéfiniment toutes les valeurs comprises entre les limites $-\dfrac{a}{b}$ et $\dfrac{a'}{b'}$, et aucune autre, l'équation

$$(1) \qquad \frac{b'(a + bx)}{m} = \frac{b(a' - b'x)}{m'}$$

est vérifiée par l'une de ces valeurs, et le produit

$$(2) \qquad (a + bx)^m (a' - b'x)^{m'}$$

est maximum lorsque cette équation se trouve ainsi vérifiée.

Démonstration. — $1°$ Soit α la valeur de x tirée de l'équation (1).

On a

$$\alpha = \frac{mba' - m'ab'}{(m + m')bb'},$$

et, par suite,

$$a + b\alpha = \frac{m(ab' + ba')}{(m + m')b'} > 0.$$

La quantité $a + b\alpha$ étant positive, l'équation (1) indique immédiatement qu'il en est de même de la quantité $a' - b'\alpha$, et les deux inégalités

$$a + b\alpha > 0, \quad a' - b'\alpha > 0$$

donnent

$$-\frac{a}{b} < \alpha < \frac{a'}{b'}.$$

$2°$ Le nombre x variant entre les limites $-\frac{a}{b}$ et $\frac{a'}{b'}$, les deux quantités $a + bx$, $a' - b'x$ sont deux nombres variables constamment positifs; et par conséquent, pour que la seconde partie du théorème soit démontrée, il suffit de faire voir que, dans l'hypothèse où ces deux quantités, par suite de variations arbitraires du nombre x, varient de toutes les manières possibles, en restant toujours positives, le produit (2) est maximum pour $x = \alpha$.

Or, dans cette hypothèse, si l'on représente par λ et λ' deux nombres positifs quelconques donnant, pour toute valeur de x,

$$\lambda(a + bx) + \lambda'(a' - b'x) = \lambda a + \lambda'a',$$

c'est-à-dire

$$\lambda b - \lambda'b' = 0.$$

on voit immédiatement, d'après un théorème déjà établi (VIe Partie, XXII), que le produit (2) est maximum lorsqu'on a

$$\frac{\lambda\,(a + bx)}{m} = \frac{\lambda'\,(a' - b'x)}{m'},$$

c'est-à-dire (à cause de $\lambda b = \lambda' b'$)

$$\frac{b'\,(a + bx)}{m} = \frac{b\,(a' - b'x)}{m'}.$$

Donc, etc.

Scolie. — On a

$$\frac{b'\,(a + b\alpha)}{m} = \frac{b\,(a' - b'\alpha)}{m'} = \frac{ab' + ba'}{m + m'},$$

et, par conséquent,

$$a + b\alpha = \frac{m\,(ab' + ba')}{(m + m')\,b'}, \qquad a' - b'\alpha = \frac{m'\,(ab' + ba')}{(m + m')\,b}.$$

La valeur maximum du produit (2) est donc

$$\frac{m^m\, m'^{m'}\,(ab' + ba')^{m+m'}}{(m + m')^{m+m'}\cdot b^{m'} b'^{m}}.$$

Observation. — Le théorème précédent peut être étendu très-facilement au cas où dans le produit (2) on considère un plus grand nombre de facteurs de chacune des deux formes $a + bx$, $a' - b'x$, les facteurs de la seconde forme pouvant n'être pas en même nombre que ceux de la première.

XXVII.

Si l'on désigne par a_1, a_2, a_3, ..., a_n, b_1, b_2, b_3, ..., b_n, $2n$ nombres quelconques positifs ou négatifs, et respectivement par A, B, C les sommes

$$a_1^2 + a_2^2 + a_3^2 + \ldots + a_n^2,$$
$$b_1^2 + b_2^2 + b_3^2 + \ldots + b_n^2,$$
$$a_1 b_1 + a_2 b_2 + a_3 b_3 + \ldots + a_n b_n,$$

on a
$$AB = C^2$$
ou bien
$$AB > C^2,$$
selon que les rapports
$$\frac{a_1}{b_1}, \frac{a_2}{b_2}, \frac{a_3}{b_3}, \dots, \frac{a_n}{b_n}$$
sont ou ne sont pas tous égaux entre eux.

Démonstration. — Car on a l'identité
$$AB = C^2 + (a_1 b_2 - b_1 a_2)^2 + (a_1 b_3 - b_1 a_3)^2 + \dots + (a_1 b_n - b_1 a_n)^2$$
$$+ (a_2 b_3 - b_2 a_3)^2 + (a_2 b_4 - b_2 a_4)^2 + \dots + (a_2 b_n - b_2 a_n)^2$$
$$+ \dots\dots\dots\dots\dots\dots\dots\dots\dots\dots\dots\dots\dots$$
$$+ (a_{n-1} b_n - b_{n-1} a_n)^2,$$

et, par conséquent, il vient
$$AB = C^2$$
ou bien
$$AB > C^2,$$
selon que toutes les égalités
$$a_1 b_2 = b_1 a_2, \quad a_1 b_3 = b_1 a_3, \dots, \quad a_1 b_n = b_1 a_n,$$
$$a_2 b_3 = b_2 a_3, \quad a_2 b_4 = b_2 a_4, \dots, \quad a_2 b_n = b_2 a_n,$$
$$\dots\dots\dots\dots\dots\dots\dots\dots\dots\dots\dots\dots$$
$$a_{n-1} b_n = b_{n-1} a_n,$$
qui reviennent aux suivantes
$$\frac{a_1}{b_1} = \frac{a_2}{b_2} = \dots = \frac{a_n}{b_n},$$
ont lieu ou n'ont pas lieu.

Donc, etc.

Corollaire. — Lorsque les n nombres $a_1, a_2, a_3, \dots,$ a_n ne sont pas tous égaux entre eux, et que l'on a
$$b_1 = b_2 = b_3 = \dots = b_n = 1,$$
le théorème précédent donne
$$n(a_1^2 + a_2^2 + a_3^2 + \dots + a_n^2) > (a_1 + a_2 + a_3 + \dots + a_n)^2,$$

et, par conséquent,

$$\frac{a_1^2 + a_2^2 + a_3^2 + \ldots + a_n^2}{n} > \left(\frac{a_1 + a_2 + a_3 + \ldots + a_n}{n}\right)^2.$$

Lorsque $a_1 = a_2 = a_3 = \ldots = a_n$, on a

$$\frac{a_1^2 + a_2^2 + a_3^2 + \ldots + a_n^2}{n} = \left(\frac{a_1 + a_2 + a_3 + \ldots + a_n}{n}\right)^2.$$

XXVIIII.

Parmi tous les parallélipipèdes rectangles de même surface a^2, quel est celui qui a la plus petite diagonale (*).

Solution. — Désignons par x, y, z les trois arêtes d'un parallélipipède rectangle quelconque de surface a^2, et par D sa diagonale.

On a

$$(1) \qquad\qquad xy + xz + yz = \frac{1}{2} a^2,$$

$$D^2 = x^2 + y^2 + z^2,$$

et si dans la relation, objet du théorème XXVII (VIe Partie), on pose

$$n = 3, \quad a_1 = x, \quad a_2 = z, \quad a_3 = y, \quad b_1 = y, \quad b_2 = x, \quad b_3 = z,$$

il vient

$$(x^2 + y^2 + z^2)^2 = \text{ou} > (xy + xz + yz)^2,$$

c'est-à-dire

$$D^2 = \text{ou} > \frac{1}{2} a^2,$$

selon que les rapports

$$\frac{x}{y}, \quad \frac{z}{x}, \quad \frac{y}{z}$$

sont ou ne sont pas tous égaux entre eux.

(*) On sait que dans tout parallélipipède rectangle les quatre diagonales sont égales ; c'est pourquoi nous parlons ici comme si un tel parallélipipède n'avait qu'une diagonale.

D'après cette dernière relation, on voit que le minimum de D a lieu pour

$$\frac{x}{y} = \frac{z}{x} = \frac{y}{z} = \frac{x+z+y}{y+x+z} = 1,$$

c'est-à-dire pour

$$x = y = z,$$

et dans ce cas l'équation (1) donne

$$x = y = z = \frac{a}{6}\sqrt{6}.$$

Le parallélipipède demandé est donc le cube dont l'arête égale $\frac{a}{6}\sqrt{6}$.

Scolie. — Les mêmes choses étant posées que ci-dessus, comme on a

$$(x+y+z)^2 = x^2+y^2+z^2+2(xy+xz+yz) = D^2+a^2,$$

on en conclut que le minimum de $x+y+z$ a lieu lorsque D est minimum, et réciproquement.

XXIX.

Parmi tous les parallélipipèdes rectangles de même diagonale D, quel est celui qui a la plus grande surface?

Solution. — Désignons par x, y, z les trois arêtes d'un parallélipipède rectangle quelconque de diagonale D, et par $2S$ sa surface.

On a

$$(1) \qquad x^2+y^2+z^2 = D^2,$$
$$S = xy + xz + yz,$$

et de plus, comme dans le problème précédent,

$$(xy + xz + yz)^2 = \text{ou} < (x^2+y^2+z^2)^2,$$

c'est-à-dire

$$S = \text{ou} < D^2,$$

selon que les rapports

$$\frac{x}{y}, \; \frac{z}{x}, \; \frac{y}{z}$$

sont ou ne sont pas tous égaux entre eux.

D'après cette dernière relation, on voit que le maximum de S a lieu pour

$$\frac{x}{y} = \frac{z}{x} = \frac{y}{z} = \frac{x+z+y}{y+x+z} = 1,$$

c'est-à-dire pour

$$x = y = z,$$

et, dans ce cas, l'équation (1) donne

$$x = y = z = \frac{D}{3}\sqrt{3}.$$

Le parallélipipède demandé est donc le cube dont l'arête égale $\frac{D}{3}\sqrt{3}$.

XXX.

$A, a_1, a_2, \ldots, a_n, \alpha_1, \alpha_2, \ldots, \alpha_n$ étant $2n+1$ nombres positifs ou négatifs, et $x_1, x_2, \ldots, x_n$, n nombres variables pouvant recevoir des valeurs quelconques positives ou négatives, si on a constamment la relation

$$a_1^2 x_1^2 + a_2^2 x_2^2 + \ldots + a_n^2 x_n^2 = A^2,$$

la valeur absolue de la somme

$$(1) \qquad \alpha_1 x_1 + \alpha_2 x_2 + \ldots + \alpha_n x_n$$

est maximum lorsque les équations

$$(2) \qquad \frac{a_1^2 x_1}{\alpha_1} = \frac{a_2^2 x_2}{\alpha_2} = \ldots = \frac{a_n^2 x_n}{\alpha_n}$$

se trouvent vérifiées.

Démonstration. — Car, d'après le théorème XXVII (VIᵉ Partie), selon que les équations (2) se trouvent ou ne se trouvent pas vérifiées, on a

$$(\alpha_1 x_1 + \alpha_2 x_2 + \ldots + \alpha_n x_n)^2 = \text{ou} < (a_1^2 x_1^2 + a_2^2 x_2^2 + \ldots + a_n^2 x_n^2)$$
$$\times \left(\frac{\alpha_1^2}{a_1^2} + \frac{\alpha_2^2}{a_2^2} + \ldots + \frac{\alpha_n^2}{a_n^2} \right),$$

c'est-à-dire

$$(\alpha_1 x_1 + \alpha_2 x_2 + \ldots + \alpha_n x_n)^2 = \text{ou} < A^2 \left(\frac{\alpha_1^2}{a_1^2} + \frac{\alpha_2^2}{a_2^2} + \ldots + \frac{\alpha_n^2}{a_n^2} \right).$$

Donc, etc.

Scolie. — Lorsque les équations (2) se trouvent vérifiées, le maximum de la valeur absolue de la somme (1) est

$$A^2 \left(\frac{\alpha_1^2}{a_1^2} + \frac{\alpha_2^2}{a_2^2} + \ldots + \frac{\alpha_n^2}{a_n^2} \right).$$

XXXI.

A, α_1, α_2, ..., α_n, a_1, a_2, ..., a_n étant $2n + 1$ nombres positifs ou négatifs, et x_1, x_2, ..., x_n n nombres variables pouvant recevoir des valeurs quelconques positives ou négatives, si on a constamment la relation

$$\alpha_1 x_1 + \alpha_2 x_2 + \ldots + \alpha_n x_n = A,$$

la somme

$$(1) \qquad a_1^2 x_1^2 + a_2^2 x_2^2 + \ldots + a_n^2 x_n^2$$

est minimum lorsque les équations

$$(2) \qquad \frac{a_1^2 x_1}{\alpha_1} = \frac{a_2^2 x_2}{\alpha_2} = \ldots = \frac{a_n^2 x_n}{\alpha_n}$$

se trouvent vérifiées.

Démonstration. — Car, d'après le théorème XXVII (VIe Partie), selon que les équations (2) se trouvent ou ne se trouvent pas vérifiées, on a

$$\left(a_1^2 x_1^2 + a_2^2 x_2^2 + \ldots + a_n^2 x_n^2 \right) \left(\frac{\alpha_1^2}{a_1^2} + \frac{\alpha_2^2}{a_2^2} + \ldots + \frac{\alpha_n^2}{a_n^2} \right)$$
$$= \text{ou} > (\alpha_1 x_1 + \alpha_2 x_2 + \ldots + \alpha_n x_n)^2,$$

c'est-à-dire

$$a_1^2 x_1^2 + a_2^2 x_2^2 + \ldots + a_n^2 x_n^2 = \text{ ou } > \frac{\mathrm{A}^2}{\left(\dfrac{\alpha_1^2}{a_1^2} + \dfrac{\alpha_2^2}{a_2^2} + \ldots + \dfrac{\alpha_n^2}{a_n^2} \right)}.$$

Donc, etc.

Scolie. — Lorsque les équations (2) se trouvent vérifiées, le minimum de la somme (1) est

$$\frac{\mathrm{A}^2}{\left(\dfrac{\alpha_1^2}{a_1^2} + \dfrac{\alpha_2^2}{a_2^2} + \ldots + \dfrac{\alpha_n^2}{a_n^2} \right)}.$$

XXXII.

a, b, c, a', b', c', a'', b'', c'' étant des nombres positifs ou négatifs, et x, y deux nombres variables pouvant recevoir des valeurs quelconques positives ou négatives, on demande quel est le minimum de la somme

(1) $(ax + by + c)^2 + (a'x + b'y + c')^2 + (a''x + b''y + c'')^2$.

Solution. — Désignons respectivement par P, P', P'' les trois trinômes

$$ax + by + c, \quad a'x + b'y + c', \quad a''x + b''y + c'',$$

et par λ, λ', λ'' trois nombres quelconques positifs ou négatifs, satisfaisant aux relations

(2) $\begin{cases} \lambda a + \lambda' a' + \lambda'' a'' = 0, \\ \lambda b + \lambda' b' + \lambda'' b'' = 0. \end{cases}$

On a constamment, pour toutes les valeurs de x et de y,

(3) $\lambda \mathrm{P} + \lambda' \mathrm{P}' + \lambda'' \mathrm{P}'' = \lambda c + \lambda' c' + \lambda'' c''$,

et, par conséquent, d'après le théorème XXXI (VIᵉ Partie), la somme (1) est minimum lorsque les équations

$$\frac{\mathrm{P}}{\lambda} = \frac{\mathrm{P}'}{\lambda'} = \frac{\mathrm{P}''}{\lambda''}$$

se trouvent vérifiées.

Ces dernières équations étant supposées avoir lieu,

elles donnent, en ayant égard à la relation (3),

$$\frac{\lambda\,P}{\lambda^2} = \frac{\lambda'\,P'}{\lambda'^2} = \frac{\lambda''\,P''}{\lambda''^2} = \frac{\lambda c + \lambda' c' + \lambda'' c''}{\lambda^2 + \lambda'^2 + \lambda''^2},$$

$$\frac{P^2}{\lambda^2} = \frac{P'^2}{\lambda'^2} = \frac{P''^2}{\lambda''^2} = \frac{P^2 + P'^2 + P''^2}{\lambda^2 + \lambda'^2 + \lambda''^2},$$

et, par suite, il vient

$$\frac{P^2 + P'^2 + P''^2}{\lambda^2 + \lambda'^2 + \lambda''^2} = \left(\frac{\lambda c + \lambda' c' + \lambda'' c''}{\lambda^2 + \lambda'^2 + \lambda''^2}\right)^2,$$

c'est-à-dire

$$P^2 + P'^2 + P''^2 = \frac{(\lambda c + \lambda' c' + \lambda'' c'')^2}{\lambda^2 + \lambda'^2 + \lambda''^2}.$$

Maintenant, si l'on observe que cette valeur de

$$P^2 + P'^2 + P''^2$$

peut s'écrire sous la forme

$$\frac{\left(\dfrac{\lambda}{\lambda''}c + \dfrac{\lambda'}{\lambda''}c' + c''\right)^2}{\left(\dfrac{\lambda}{\lambda''}\right)^2 + \left(\dfrac{\lambda'}{\lambda''}\right)^2 + 1},$$

et que les relations (2) donnent

$$\frac{\lambda}{\lambda''} = \frac{a'b'' - b'a''}{ab' - ba'}, \quad \frac{\lambda'}{\lambda''} = \frac{ba'' - ab''}{ab' - ba'},$$

on en conclut que l'on a

$$P^2 + P'^2 + P''^2 = \frac{(ab'c'' - ac'b'' + ca'b'' - ba'c'' + bc'a'' - cb'a'')^2}{(ab' - ba')^2 + (ab'' - ba'')^2 + (a'b'' - b'a'')^2}.$$

Telle est la valeur minimum de la somme (1).

Scolie. — La méthode de solution que nous venons d'employer pour la question précédente peut s'appliquer à la recherche du minimum d'une somme de $n+1$ carrés de fonctions entières et du premier degré de n nombres variables, n étant un nombre entier quelconque aussi grand que l'on veut.

NOTE

RELATIVE AUX QUESTIONS DE MAXIMUM ET DE MINIMUM QUI PEUVENT SE RÉSOUDRE PAR LES ÉQUATIONS DU SECOND DEGRÉ (*).

DÉFINITIONS.

On appelle *variable* une quantité x qui, entrant dans une expression algébrique, peut recevoir différentes valeurs, soit positives, soit négatives, que nous supposerons ici toujours réelles.

L'expression algébrique qui renferme cette variable se nomme *fonction* de la variable.

Lorsque la fonction est d'un degré supérieur au premier, il peut arriver que les valeurs de la fonction qui correspondent à une valeur réelle de la variable soient comprises entre deux limites au delà desquelles x devient imaginaire; dans ce cas on appelle *maximum* et *minimum* la plus grande et la plus petite valeur que l'on peut attribuer à la fonction.

Quelquefois les valeurs de la fonction qui correspondent à une valeur réelle de x forment plusieurs séries séparées entre elles par des valeurs de la fonction qui rendent x imaginaire; dans ce cas, la plus grande et la plus petite valeur de chacune de ces séries est un maximum et un minimum de la fonction relativement à la série.

Lorsque x est réel pour toutes les valeurs attribuées à la fonction, cette dernière n'a ni maximum ni minimum.

Le but de cette théorie est de faire connaître si une expression algébrique du second degré a un maximum ou un minimum, et, s'il existe, d'en déterminer la valeur.

Supposons donc que nous ayons une expression du second

(*) Cette Note m'a été fournie par le R. P. L. Claude, de notre Compagnie, et je pense qu'elle ne sera pas inutile aux élèves des cours élémentaires de Mathématiques.

degré en x. Si nous représentons par y la valeur inconnue du maximum ou du minimum que nous cherchons, nous aurons une équation du second degré en x, qui, étant résolue par rapport à cette variable, renfermera sous le radical la quantité y; pour déterminer cette quantité nous n'aurons plus qu'à chercher entre quelles limites elle doit varier pour que la quantité sous le radical soit positive : ces limites seront les maximums ou les minimums demandés.

y peut entrer sous le radical, soit au premier, soit au second degré.

De là deux cas que nous allons considérer successivement.

Premier cas. — y entre au premier degré sous le radical.

La valeur de la variable sera alors de la forme

$$x = A \pm \sqrt{ay + b} = A \pm \sqrt{a(y + p)}.$$

a pouvant être positif ou négatif, examinons successivement chacune de ces circonstances.

$1°$ a est positif.

Pour que x soit réel, le facteur $y + p$ doit être positif; or, il le sera tant que nous aurons $y \geqq - p$; la fonction ne saurait donc avoir de maximum. Pour $y < - p$, $y + p$ est négatif; la plus petite valeur que puisse recevoir y est donc $- p$ ou $- \dfrac{b}{a}$, c'est-à-dire la valeur de y tirée de la quantité sous le radical égalée à zéro.

$2°$ a est négatif.

Pour que x soit réel, il faut que le facteur $y + p$ soit négatif; par conséquent le raisonnement précédent nous montre que la fonction n'a qu'un maximum, qui est encore $- p$ ou $- \dfrac{b}{a}$.

Ainsi, en résumé, lorsque y n'entre qu'au premier degré sous le radical, la fonction n'a qu'un maximum ou un minimum (suivant que le coefficient de y est négatif ou positif) qui n'est autre que la valeur de y tirée de la quantité sous le radical égalée à zéro.

Deuxième cas. — y entre au second degré sous le radical.

Nous aurons alors

$$x = A \pm \sqrt{ay^2 + by + c} = A \pm \sqrt{a(y^2 + py + q)}.$$

Si les racines de l'équation $y^2 + py + q = 0$ sont imaginaires, la quantité entre parenthèses est la somme de deux carrés, et par conséquent essentiellement positive; donc, quelque valeur que nous donnions à y, x sera réel ou imaginaire suivant que a sera positif ou négatif; la fonction n'a donc ni maximum ni minimum.

La conclusion est la même si les racines sont réelles et égales puisqu'alors la quantité entre parenthèses est égale à un carré.

Il n'y a donc qu'à examiner le cas où les racines sont réelles et inégales. Soient y', y'' les deux racines; et pour fixer les idées, soit $y' < y''$. La quantité sous le radical peut se mettre sous la forme $a(y - y')(y - y'')$, a pouvant être positif ou négatif. Nous examinerons successivement ces deux cas.

1° a est positif.

Pour que x soit réel, il faut que le produit $(y - y')(y - y'')$ soit positif, et par conséquent que les facteurs $y - y'$, $y - y''$ soient de même signe. C'est ce qui arrive si nous prenons $y < y'$ ou $y > y''$, car dans le premier cas les deux facteurs sont négatifs, et positifs dans le second. Si nous donnons à y une valeur comprise entre y' et y'', le premier facteur sera négatif, le second positif, et x sera imaginaire.

Il existe donc deux séries de valeurs de y qui rendent x réel: la première peut décroître depuis $y = y'$ jusqu'à $y = -\infty$; elle a donc y' pour maximum et n'a pas de minimum. La seconde peut croître depuis $y = y''$ jusqu'à $y = \infty$; elle a donc y'' pour minimum et n'a pas de maximum.

2° a est négatif.

Pour que x soit réel, le produit $(y - y')(y - y'')$ doit être négatif, et par conséquent les facteurs $y - y'$, $y - y''$ doivent être de signes contraires. Le raisonnement précédent nous montre donc qu'il n'y a plus qu'une série de valeurs de y qui rendent x réel, et qu'elle a y' pour minimum et y'' pour maximum.

Ainsi, en résumé, lorsque les racines du trinôme sous le radical égalé à zéro sont réelles et inégales, il y a toujours un maximum et un minimum qui sont ces racines elles-mêmes.

FIN.

LIBRAIRIE DE GAUTHIER-VILLARS
SUCCESSEUR DE MALLET-BACHELIER,
QUAI DES GRANDS-AUGUSTINS, 55, A PARIS.

CHASLES, Membre de l'Institut. — **Les trois Livres de Porismes d'Euclide**, rétablis pour la première fois, d'après la Notice et les Lemmes de Pappus, et conformément au sentiment de R. Simson sur la forme des énoncés de ces propositions. In-8, avec 259 figures; 1860. . . . . 10 fr.

FATON (le **P.**), de la Compagnie de Jésus. — **Traité d'Arithmétique théorique et pratique**, en rapport avec les nouveaux *Programmes* d'enseignement, terminé par une petite Table de Logarithmes disposée comme les Tables de Callet. Chaque théorie est suivie d'un choix d'Exercices gradués de calcul et d'un grand nombre de Problèmes. 3e édition, revue et corrigée. In-12; 1861. *(L'introduction de cet ouvrage dans les Écoles publiques a été autorisée par décision du Ministre de l'Instruction publique et des Cultes.)* . . . . 2 fr. 75 c.

JOUBERT (le **P.**), de la Compagnie de Jésus. — **Sur la Théorie des fonctions elliptiques et son application à la Théorie des nombres**. In-4; 1860. 2 fr.

JULLIEN (le **P.**), de la Compagnie de Jésus. — **Problèmes de Mécanique rationnelle** disposés pour servir d'application aux principes enseignés dans les Cours. Cet ouvrage renferme les questions nouvellement introduites dans le Programme de la Licence et de nombreuses applications pratiques. 2 vol. in-8, avec figures dans le texte; 1855. . . . . 12 fr.

LECOINTE (le **P. I.-L.-A.**), de la Compagnie de Jésus, Professeur au Collége Sainte-Marie à Toulouse. — **Leçons sur la Théorie des fonctions circulaires et la Trigonométrie**. Cet ouvrage est destiné à la préparation aux Écoles du Gouvernement, et spécialement à l'École Polytechnique. Il renferme un grand nombre d'Exercices. In-8, avec figures dans le texte; 1858. . . . . . 6 fr.

LE COINTE (**I.-L.-A.**), de la Compagnie de Jésus, Professeur à l'École préparatoire Sainte-Marie, à Toulouse. — **Notions élémentaires sur les Courbes usuelles**. Ouvrage destiné à la préparation au Baccalauréat ès Sciences et à l'École spéciale militaire de Saint-Cyr. In-8, avec figures dans le texte; 1864. . . . . 2 fr. 75 c.

REYNAUD. — **Théorèmes et problèmes de Géométrie**, suivis de la **Théorie des Plans et des Préliminaires de la Géométrie descriptive**, comprenant la partie exigée pour l'admission à l'École Polytechnique, à l'usage des élèves qui se destinent à l'École Polytechnique, à la Marine, à l'École militaire de Saint-Cyr et à l'École Forestière. 10e édition, augmentée des problèmes de Géométrie qui ont été proposés dans les concours des Colléges royaux; in-8, avec planches; 1835. *(Adopté par l'Université.)* . . . . 4 fr.

ROUCHÉ (Eugène), Professeur au Lycée Charlemagne, Répétiteur à l'École Polytechnique, etc., et **DE COMBEROUSSE** (Charles), Professeur au Collége Chaptal, Répétiteur à l'École Centrale, etc. — **Traité de Géométrie élémentaire**, conforme aux Programmes officiels, renfermant un très-grand nombre d'exercices et plusieurs Appendices consacrés à l'exposition des principales méthodes de la Géométrie moderne. In-8, avec figures dans le texte, 1864. Première Partie *(Géométrie plane.)* . . . . 4 fr.

En se bornant aux parties imprimées en caractères ordinaires, le lecteur aura à sa disposition un Traité entièrement conforme aux *Programmes officiels*. Les candidats aux Écoles spéciales trouveront dans les parties en petits caractères d'utiles développements. Enfin, les *Appendices* qui terminent les différents Livres sont consacrés à l'exposition des nouvelles méthodes géométriques.

Nous avons indiqué, pour les élèves studieux, un très-grand nombre d'*Exercices* classés par paragraphes.

La seconde Partie de ce Traité *(Géométrie de l'espace et courbes usuelles)* paraîtra prochainement.

IMPRIMERIE DE GAUTHIER-VILLARS, SUCCESSEUR DE MALLET-BACHELIER.
Paris, rue de Seine-Saint-Germain, 10, près l'Institut.

www.ingramcontent.com/pod-product-compliance
Lightning Source LLC
LaVergne TN
LVHW010841060726
842526LV00002B/352